U0276746

中央高水平医院临床科研业务费（2022-PUMCH-B-010）
中央高水平医院临床科研业务费（2022-PUMCH-C-028）

肾上腺疾病

临床病例 100 例

Adrenal Disorders　100 Cases from the Adrenal Clinic

原　著　［美］威廉·F. 杨（William F. Young）

　　　　［美］伊丽娜·班科什（Irina Bancos）

主　译　张玉石　童安莉

中国协和医科大学出版社

北　京

图书在版编目（CIP）数据

肾上腺疾病：临床病例100例 / (美) 威廉·F.杨
(William F. Young), (美) 伊丽娜·班科什
(Irina Bancos) 著；张玉石, 童安莉译. -- 北京：中
国协和医科大学出版社, 2025.1. -- ISBN 978-7-5679-
2002-6

Ⅰ. R586

中国国家版本馆CIP数据核字第2024N6Z975号

著作权合同登记：图字01-2024-3953号

原　　著	威廉·F.杨　伊丽娜·班科什
主　　译	张玉石　童安莉
责任编辑	李元君　白　兰
封面设计	锋尚设计
责任校对	张　麓
责任印制	黄艳霞
出版发行	**中国协和医科大学出版社**
	（北京市东城区东单三条9号　邮编100730　电话010-65260431）
网　　址	www.pumcp.com
印　　刷	北京联兴盛业印刷股份有限公司
开　　本	787mm×1092mm　1/16
印　　张	22
字　　数	470千字
版　　次	2025年1月第1版
印　　次	2025年1月第1次印刷
定　　价	199.00元

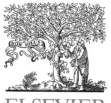

Elsevier (Singapore) Pte Ltd.
3 Killiney Road, #08-01 Winsland House I, Singapore 239519
Tel: (65) 6349-0200; Fax: (65) 6733-1817

This Translation of Adrenal Disorders: 100 Cases from the Adrenal Clinic by William F. Young and Irina Bancos was undertaken by Peking Union Medical College Press and is published by arrangement with Elsevier (Singapore) Pte Ltd.

Adrenal Disorders: 100 Cases from the Adrenal Clinic by William F. Young and Irina Bancos由中国协和医科大学出版社进行翻译，并根据中国协和医科大学出版社与爱思唯尔（新加坡）私人有限公司的协议约定出版。

肾上腺疾病：临床病例100例（张玉石 童安莉 译）

ISBN: 9787567920026

译者名单

主　译

张玉石　北京协和医院泌尿外科

童安莉　北京协和医院内分泌科

译　者（按姓氏笔画排序）

王　旭　北京协和医院泌尿外科

王　宇　北京协和医院内分泌科

王　站　北京协和医院泌尿外科

王文达　北京协和医院泌尿外科

卢　毅　北京协和医院泌尿外科

刘　义　北京协和医院泌尿外科

李天翊　北京协和医院内分泌科

李亚囡　北京协和医院泌尿外科

李泽文　北京协和医院内分泌科

邱东旭　北京协和医院泌尿外科

张文倩　北京协和医院内分泌科

张玉石　北京协和医院泌尿外科

周　玥　北京协和医院内分泌科

郑国洋　北京协和医院泌尿外科

赵　扬　北京协和医院泌尿外科

高寅洁　北京协和医院内分泌科

崔云英　北京协和医院内分泌科

童安莉　北京协和医院内分泌科

廖章诚　中南大学湘雅医院泌尿外科

译者前言

非常高兴能够把梅奥医学中心William F. Young和Irina Bancos博士的专著《肾上腺疾病：临床病例100例》译本奉献给大家。在临床诊治过程中我们发现肾上腺疾病患者的诊治过程充满挑战，复杂曲折，需要医生拥有丰富的专业知识和临床经验。尽管指南和共识为我们提供了诊疗方向，但真正的实际临床病例对医生来说更有参考价值。全书分为肾上腺偶发瘤、原发性醛固酮增多症、非促肾上腺皮质激素依赖性库欣综合征、肾上腺皮质癌和嗜酸细胞瘤、嗜铬细胞瘤/副神经节瘤、ACTH依赖性皮质醇增多症、其他肾上腺占位、肾上腺和卵巢病变引起的雄激素过多、妊娠期肾上腺疾病九个部分。这100个病例的诊治及随访过程为我们提供了重要的临床参考资料。通过这100个病例的学习，有助于肾上腺相关专业医生把握肾上腺疾病的诊疗规范，为实际临床诊疗过程提供重要的借鉴。

相信这本书一定会成为泌尿外科、内分泌科及其他相关专业医生的良师益友。也再次感谢William F. Young和Irina Bancos博士为我们提供了这么多精彩的病例，同时感谢译者团队及编辑老师为出版此译本付出的辛勤劳动。

张玉石
北京协和医院泌尿外科
童安莉
北京协和医院内分泌科

我们将此书献我们亲爱的患者。肾上腺疾病可以表现出临床上最具挑战性的症状和体征，许多患者在确诊肾上腺疾病之前经历了漫长的诊断过程。该书的所有病例都体现出患者个人坚持不懈的毅力和不屈不挠的精神。我们的患者自愿将他们的故事呈现于此书中，奉献于梅奥医学中心肾上腺疾病的研究事业。

William F. Young，医学博士，理学硕士

Irina Bancos，医学博士

（王文达　译）

作者前言

我们为何在循证医学和临床研究占据主导地位的当下编写这样一本有关病例报道的书籍？难道单一的病例报道已不再流行，已无法从中学到什么了吗？答案显然是否定的。在这本书中，我们展现了大样本队列或是临床研究无法提供的宝贵视角和临床细节。许多肾上腺疾病非常罕见，不易于进行更高级别的临床研究；而某些在临床诊治上具有挑战性的病例同样也可以作为优秀的教学资源。因此，我们对数十年关于罕见且复杂的肾上腺疾病患者的诊治经验进行汇总，并遴选出这100例患者的诊疗经过分享给大家。

William F. Young

Irina Bancos

（王文达　译）

致谢

本书中涉及的患者并非仅由本书作者进行评估和治疗，只有多学科团队的共同协作才能实现复杂肾上腺疾病患者的成功诊治。我们的团队包括内分泌外科医生（Benzon M. Dy，医学博士；David R. Farley，医学博士；Trenton R. Foster，医学博士；Clive S. Grant，医学博士；Melanie L. Lyden，医学博士；Travis J. McKenzie，医学博士；Geoffrey B. Thompson，医学博士；Jon van Heerden，医学博士），肝胆胰腺外科医生（Michael L. Kendrick，医学博士；David M. Nagorney，医学博士），垂体神经外科医生（John L. D. Atkinson，医学博士；Jamie J. Van Gompel，医学博士；Fredric B. Meyer，医学博士），心胸外科医生（Peter C. Pairolero，医学博士；Hartzell V. Schaff，医学博士；K. Robert Shen，医学博士），耳鼻咽喉头颈外科医生（Jan L. Kasperbauer，医学博士），血管外科医生（Thomas C. Bower，医学博士），妇产科医生（Norman P. Davies，全科医学学士，医学博士；Carl H. Rose，医学博士；C. Robert Stanhope，医学博士），放射介入科医生（James C. Andrews，医学博士；Thomas D. Atwell，医学博士；Patrick W. Eiken，医学博士；Anthony W. Stanson，医学博士），神经放射科医生（Harry Cloft，医学博士，哲学博士；David F. Kallmes，医学博士；Jonathan M. Morris，医学博士），内分泌病理医生（J. Aidan Carney，医学博士，哲学博士；Lori A. Erickson，医学博士；Ricardo V. Lloyd，医学博士，哲学博士；Michael Rivera，医学博士），肿瘤内科医生（Keith C. Bible，医学博士，哲学博士；Ashish V. Chintakuntlawar，全科医学学士，哲学博士；Ronald L. Richardson，医学博士；Steven I. Robinson，全科医学学士；Mabel Ryder，医学博士），以及内分泌检验科医生（Alicia Algeciras-Schimnich，哲学博士；Stefan K. Grebe，医学博士，哲学博士；Ravinder J. Singh，哲学博士）。

在梅奥医学中心"内分泌–糖尿病–代谢及营养"科，我们设立了特别关注小组，即"核心小组"。在我们的"垂体–性腺–肾上腺"核心小组中，许多医生参与了本书所记录的患者数十年的诊疗工作，包括：Charles F. Abboud，医学学士，外科学学士；Paul C. Carpenter，医学博士；Alice Y. Chang，医学博士；Caroline Davidge-Pitts，医学学士，外科学学士；Dana Erickson，医学博士；Neena Natt，医学博士；Todd B. Nippoldt，医学博士；Robert C. Northcutt，医学博士；Raymond V. Randall，医学博士；Robert M. Salassa，医学博士；Richard E. Weeks，医学博士。这些病例诊治管理相关临床经验的积累，不仅要基于我们的患者，同样也有赖于我们团队各同事之间的协作互助。

William F. Young，医学博士，理学硕士

Irina Bancos，医学博士

（王文达 译）

关于作者

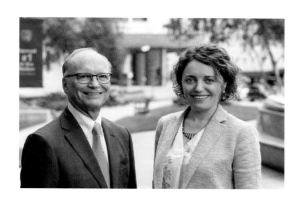

William F. Young，医学博士，理学硕士，美国明尼苏达州罗切斯特市梅奥医学院，梅奥医学中心内科教授，泰森家族内分泌临床中心荣誉教授。于密歇根州大学获医学学士和博士学位，于明尼苏达大学获理学硕士学位，于密歇根州罗亚尔奥克市威廉·博蒙特医院内科完成住院医师培训，并于明尼苏达州罗切斯特市梅奥医院内分泌及代谢科完成专科培训，自1984年起于梅奥医学中心工作。多次获得教育和领导力相关奖项，担任美国内分泌学会前任主席以及梅奥医学中心内分泌科前任主任。重点研究原发性醛固酮增多症和嗜铬细胞瘤。曾发表内分泌相关高血压、肾上腺疾病、垂体疾病相关论文350篇以上，受邀作为命名讲座讲师超30次，在国家及国际会议发言超650次，于150多个医疗机构担任客座教授。

Irina Bancos，医学博士，美国明尼苏达州罗切斯特市梅奥医学院，梅奥医学中心内科副教授，同时是内分泌科专科培训项目副主任。于罗马尼亚克鲁日市律路哈蒂耶加努医药大学获医学博士学位，于美国康涅狄格州丹伯里医院完成内科住院医师培训，于明尼苏达州罗切斯特市梅奥医院内分泌及代谢科完成专科培训，并于英国伯明翰大学进行了为期2年的肾上腺研究培训（由梅奥基金会奖学金资助）。2015年返回梅奥医学中心工作，临床及研究方向为肾上腺和垂体肿瘤、嗜铬细胞瘤/副神经节瘤、原发性醛固酮增多症、肾上腺功能不足、先天性肾上腺增生、库欣综合征，以及类固醇激素调节人体生理、疾病的机制。2015—2018年，担任梅奥医学中心肾上腺应用转化团队的首席研究员和领导者。曾获包括年度教学奖、内分泌荣誉奖及肾上腺腺瘤研究ENSAT奖在内的多个奖项。发表科学论文140余篇，现主持数项类固醇激素影响人体健康的研究课题。

（王文达　译）

目录

肾上腺偶发瘤

肾上腺偶发瘤（adrenal incidentaloma，AI）

肾上腺偶发瘤是患者在进行腹部影像学检查时偶然发现的肾上腺肿块。在过去的20年中，肾上腺肿瘤的发病率增加了10倍，这很可能与CT成像技术的广泛应用有关。在一项针对接受腹部CT成像的成年人的前瞻性研究中，肾上腺肿瘤的患病率为7%。肾上腺肿瘤在儿童和青壮年中较为罕见，通常在50～59岁时被发现和诊断。肾上腺肿瘤的病因大致可以分为五类：①肾上腺皮质腺瘤（85%）；②其他良性肾上腺肿块（4%～6%）；③嗜铬细胞瘤（1%～3%）；④肾上腺皮质癌（<3%）；⑤其他恶性肾上腺肿块（3%～8%）（表A.1）。对于任何有肾上腺肿块的患者，都需要进行一系列检查以确定该肿块是否为恶性及是否具有激素分泌功能。

表A.1　肾上腺肿瘤的临床表现

	良性肾上腺肿块	恶性肾上腺肿块	嗜铬细胞瘤
患病率（人群）	90%	9%	1%
患病率（内分泌门诊）	80%～85%	5%～10%	5%～10%
发现方式	主要：偶然发现	偶然发现：40% 非偶然发现（癌症分期、激素过量、腹痛、B症状[a]）：60%	偶然发现：60% 激素过量：30% 遗传筛查：10%
肿瘤大小	通常 <4cm	肾上腺皮质癌：通常 >6cm 其他恶性肿瘤：变化不定	通常 >4cm，变化不定（临床前和遗传筛查发现的往往较小）
肿瘤侧别	15%～20%双侧	肾上腺皮质癌双侧比例 <0.1% 其他恶性肿瘤：20%～40%双侧	5%～10%双侧（如果存在遗传倾向，例如VHL、MENⅡ、NFⅠ）
平扫CT值，HU	HU<10HU：50%～60% HU10～20HU：20%～30% HU>20HU：10%～20%	>20HU （通常 >30HU）	>20HU （通常 >30HU）
MRI	化学位移：60%～80%存在 化学位移：20%～40%不存在	化学位移：不存在	化学位移：不存在
^{18}F-FDG正电子发射断层扫描	^{18}F-FDG摄取：通常不存在	^{18}F-FDG摄取：存在	^{18}F-FDG摄取：存在
肿瘤增长	通常每年增长 <1cm	通常3～6个月增长 >1cm	通常每年增长 <1cm

注：[a]，B症状是描述发热、体重减轻及其他与恶性肿瘤相关症状的常见方式；[18]F-FDG，[18]F-氟代脱氧葡萄糖；HU，亨氏单位（Hounsfield unit）；MENⅡ，多发性内分泌腺瘤病Ⅱ型；NFⅠ，神经纤维瘤病Ⅰ型；VHL，希佩尔-林道综合征。

恶性肾上腺肿块的诊断

肿瘤大小、肿瘤增长速度、肾上腺外恶性肿瘤的病史及影像学特征有助于诊断肾上腺恶性肿瘤（表A.1）。

肿瘤大小和肿瘤增长

在三级内分泌中心所见的肾上腺肿瘤中，直径＞4cm的肾上腺肿瘤占17%。在较大体积的肾上腺肿瘤中，恶性肾上腺肿瘤和嗜铬细胞瘤的比例较高，分别为31%和22%。肿瘤增长加速（3～6个月内大小增长超过20%）提示可能是恶性肾上腺肿瘤，而无增长或增长极小则提示可能是良性肾上腺肿瘤。嗜铬细胞瘤通常生长缓慢，每年＜1cm。根据一项针对2023例肾上腺皮质腺瘤患者的系统综述报告，2.5%的腺瘤可能在3～5年内显示增长超过1cm，这取决于肿瘤被首次发现时正处于自然病程中的哪个阶段；然而恶性转化的风险为0。

影像学特征

在平扫CT中，对肾上腺肿块进行Hounsfield Unit（HU）测量是区分良性肾上腺肿块、恶性肿瘤或嗜铬细胞瘤的重要诊断步骤。大约60%的肾上腺皮质腺瘤富含脂肪（CT值＜10HU），20%～25%的病例CT值为10～20HU，而15%～20%的病例CT值＞20HU（脂质含量低）。肾上腺皮质癌（adrenocortical carcinoma，ACC）、其他恶性肾上腺肿瘤（肉瘤、转移瘤）和嗜铬细胞瘤通常表现的CT值为20～30HU，偶尔为10～20HU（比例2%～5%）。因此，一个均质性的肾上腺肿块，如果CT值＜10HU，则可排除恶性肾上腺肿瘤和嗜铬细胞瘤，在大多数情况下不需要进行影像学随访。对于脂质含量较低的肾上腺肿块，应该进行切除或通过持续的影像学检查进行密切跟踪。

MRI化学位移分析在诊断准确性上与CT值相似。^{18}F-氟代脱氧葡萄糖（^{18}F-FDG或FDG）正电子发射断层扫描（PET）也可用于诊断恶性肾上腺肿瘤，如果肾上腺肿块中的FDG摄取量大于肝脏中的摄取量，则提示有恶性可能。然而，FDG-PET的敏感性和特异性为85%～90%，存在假阳性（功能性肾上腺腺瘤、嗜铬细胞瘤）和假阴性（小转移瘤）结果。

尿类固醇分析

最近尿类固醇分析被证明为一种准确的肾上腺皮质癌（ACC）诊断方法。对于那些影像学特征不明确的较大肾上腺肿瘤，尿类固醇分析在诊断上非常有用，可以避免不必要的活检或手术。

肾上腺活检

在肾上腺肿块的检查中，很少需要进行肾上腺活检。它适用于那些在排除嗜铬细胞瘤后，肾上腺肿瘤影像学特征不明确（例如，平扫CT值＞10HU）的患者，以及那些可能患有肾上腺转移瘤的患者。对于有肾上腺转移瘤病史的患者，如果出现不明确的肾上腺肿块，应怀疑肾上腺转移。在一项针对579名肾上腺转移瘤患者的回顾性研究中，59%发现于癌症分期影像中，36%在进行其他原因的检查时偶然发现，5%因其他症状而被检出。肾上腺转移瘤可以起源于肺部（39%）、泌尿生殖系统（28%）、胃肠道（14%）和其他（20%）器官或系统。

肾上腺活检在区分肾上腺皮质癌和肾上腺皮质腺瘤方面并不准确，不应以此为目的使用。肾上腺活检的不可诊断率约为5%，并发症发生率为3%。

肾上腺激素过量的诊断

每位肾上腺肿块患者都需要仔细评估肾上腺激素是否过量分泌。评估包括自主皮质醇分泌的检查、原发性醛固酮增多症的检查及儿茶酚胺过量的检查（表A.2）。

本书后面章节将具体讨论原发性醛固酮增多症、库欣综合征和嗜铬细胞瘤。

表A.2　肾上腺肿瘤的激素评估

肾上腺激素过量	检查适应证	首选检查	补充或者确证性检查
肾上腺皮质醇增多症（明显或轻微）	任何有肾上腺肿块的患者	1mg过夜地塞米松抑制试验（异常：数值>1.8μg/dl；注：1μg/dl=0.01μg/ml）	ACTH、DHEA-S、24小时尿皮质醇重复1mg或8mg地塞米松抑制试验
肾上腺醛固酮增多症	任何有高血压或自发性低钾血症的患者	早晨的PAC和PRA或PRC（异常：醛固酮>10ng/dl且肾素被抑制；注：1ng/dl=0.01ng/ml）	如果是自发性低钾血症，PAC>20ng/dl，且PRA<1.0ng/（ml·h），则无需进行口服钠负荷试验或生理盐水滴注试验
儿茶酚胺过量	任何有不确定肾上腺肿块（CT值>10HU）的患者	血浆或24小时尿甲氧基肾上腺素	通常不需要，除非怀疑有干扰药物

注：ACTH，adrenocorticotropic hormone，促肾上腺皮质激素；DHEA-S，硫酸脱氢表雄酮；HU，亨氏单位；PAC，plasma aldosterone concentration，血浆醛固酮浓度；PRA，plasma renin activity，血浆肾素活性；PRC，plasma renin concentration，血浆肾素浓度。

轻度自主皮质醇分泌

在肾上腺偶发瘤患者中诊断出的最常见激素异常是轻度自主皮质醇分泌（mild autonomous cortisol secretion，MACS）。MACS被定义为异常的1mg过夜地塞米松抑制试验（dexamethasone suppression test，DST）结果，即DST>1.8μg/dl，在多达50%的肾上腺皮质腺瘤患者中可以被检测到。患有MACS的患者有更多的心血管风险因素（例如，高血压、2型糖尿病、肥胖、血脂异常），更高的心血管事件和死亡率、骨量减少、骨质疏松症和骨折的发生率。在对MACS患者进行肾上腺切除术与保守治疗的系统评价和meta分析中，接受肾上腺切除术的患者，其2型糖尿病和高血压症状均有所改善。然而，研究质量较低，不足以进行系统评价，并且对于MACS和共病改善的定义存在异质性，如何使得患者在远期结局中获益仍具有挑战性，因此需要根据个体情况决定是否进行肾上腺切除术。关于肾上腺切除术与保守治疗的决定需要根据患者年龄、共病情况、肿瘤影像、当地外科专业技能和患者偏好进行个性化考虑。

（卢　毅　译）

参考文献

1. Ebbehoj A, Li D, Kaur RJ, et al. Epidemiology of adrenal tumours in Olmsted County, Minnesota, USA: a population-based cohort study. *Lancet Diabetes Endocrinol*. 2020;8(11):894–902.

2. Reimondo G, Castellano E, Grosso M, et al. Adrenal incidentalomas are tied to increased risk of diabetes: findings from a prospective study. *J Clin Endocrinol Metab*. 2020;105(4).

3. Bancos I, Arlt W. Diagnosis of a malignant adrenal mass: the role of urinary steroid metabolite profiling. *Curr Opin*

Endocrinol Diabetes Obes. 2017;24(3):200–207.

4. Canu L, Van Hemert JAW, Kerstens MN, et al. CT Characteristics of pheochromocytoma: relevance for the evaluation of adrenal incidentaloma. *J Clin Endocrinol Metab.* 2019;104(2):312–318.

5. Dinnes J, Bancos I, Ferrante di Ruffano L, et al. management of endocrine disease: imaging for the diagnosis of malignancy in incidentally discovered adrenal masses: a systematic review and meta-analysis. *Eur J Endocrinol.* 2016;175(2):R51–R64.

6. Gruber LM, Strajina V, Bancos I, et al. Not all adrenal incidentalomas require biochemical testing to exclude pheochromocytoma: Mayo Clinic experience and a meta-analysis. *Gland Surg.* 2020;9(2):362–371.

7. Iniguez-Ariza NM, Kohlenberg JD, Delivanis DA, et al. Clinical, biochemical, and radiological characteristics of a single-center retrospective cohort of 705 large adrenal tumors. *Mayo Clin Proc Innov Qual Outcomes.* 2018;2(1):30–39.

8. Elhassan YS, Alahdab F, Prete A, et al. Natural history of adrenal incidentalomas with and without mild autonomous cortisol excess: a systematic review and meta- analysis. *Ann Intern Med.* 2019;171(2):107–116.

9. Bancos I, Taylor AE, Chortis V, et al. Urine steroid metabolomics for the differential diagnosis of adrenal incidentalomas in the EURINE-ACT study: a prospective test validation study. *Lancet Diabetes Endocrinol.* 2020;8(9):773–781.

10. Delivanis DA, Bancos I, Atwell TD, et al. Diagnostic performance of unenhanced computed tomography and (18) F-fluorodeoxyglucose positron emission tomography in indeterminate adrenal tumours. *Clin Endocrinol (Oxf).* 2018;88(1):30–36.

11. Mao JJ, Dages KN, Suresh M, Bancos I. Presentation, disease progression and outcomes of adrenal gland metastases. *Clin Endocrinol (Oxf).* 2020;93(5):546–554.

12. Chortis V, Bancos I, Nijman T, et al. Urine steroid metabolomics as a novel tool for detection of recurrent adrenocortical carcinoma. *J Clin Endocrinol Metab.* 2020;105(3).

13. Fassnacht M, Arlt W, Bancos I, et al. Management of adrenal incidentalomas: European Society of Endocrinology Clinical Practice Guideline in collaboration with the European Network for the Study of Adrenal Tumors. *Eur J Endocrinol.* 2016;175(2):G1–G34.

14. Vaidya A, Hamrahian A, Bancos I, Fleseriu M, Ghayee HK. The evaluation of incidentally discovered adrenal masses. *Endocr Pract.* 2019;25(2):178–192.

15. Bancos I, Tamhane S, Shah M, et al. diagnosis of endocrine disease: the diagnostic performance of adrenal biopsy: a systematic review and meta-analysis. *European Journal of Endocrinology.* 2016;175(2):R65–R80.

16. Delivanis DA, Erickson D, Atwell TD, et al. Procedural and clinical outcomes of percutaneous adrenal biopsy in a high-risk population for adrenal malignancy. *Clin Endocrinol (Oxf).* 2016;85(5):710–716.

17. Zhang CD, Delivanis DA, Eiken PW, Atwell TD, Bancos I. Adrenal biopsy: performance and use. *Minerva Endocrinol.* 2019;44(3):288–300.

18. Delivanis DA, Athimulam S, Bancos I. Modern management of mild autonomous cortisol secretion. *Clin Pharmacol Ther.* 2019;106(6):1209–1221.

19. Athimulam S, Bancos I. Evaluation of bone health in patients with adrenal tumors. *Curr Opin Endocrinol Diabetes Obes.* 2019;26(3):125–132.

20. Bancos I, Alahdab F, Crowley RK, et al. therapy of endocrine disease: improvement of cardiovascular risk factors after adrenalectomy in patients with adrenal tumors and subclinical Cushing's syndrome: a systematic review and meta-analysis. *Eur J Endocrinol.* 2016;175(6):R283–R295.

45 岁女性，偶然发现肾上腺巨大肿块

摘要

就诊于内分泌第三中心的肾上腺肿瘤病例中，约有17%为直径＞4cm的肾上腺肿瘤，在大体积肾上腺肿瘤中，恶性肿瘤和嗜铬细胞瘤占比较高，分别为31%和22%，通过平扫CT测量肾上腺肿块的CT值，即"亨氏单位"（HU），是区分良性肾上腺肿瘤与恶性肿瘤或嗜铬细胞瘤的重要诊断步骤。

关键词

肾上腺肿块；肾上腺结节；诊断；亨氏单位；影像学；肿瘤大小

病例报道

45岁女性患者，因腹痛行CT检查时偶然发现左肾上腺一最大径约4.9cm肿块。既往病史包括肾结石，偏头痛，纤维肌痛综合征，胃旁路手术后10年。患者就诊时体重正常，无高血压和糖尿病，否认儿茶酚胺增多症或库欣综合征相关症状。

辅助检查

平扫CT影像提示左肾上腺可见一枚富脂质肿块，密度均匀，最大径约4.9cm，CT值为–13HU（图1.1），右肾上腺正常。追查患者8年前的CT影像提示左肾上腺最大径约3.7cm肿块（CT值为–14HU）（图1.2）。

基线实验室检查结果如表1.1所示。血清促肾上腺皮质激素（ACTH）和硫酸脱氢表雄酮（DHEA-S）水平不低，1mg过夜小剂量地塞米松抑制试验（DST）结果提示皮质醇可被正常抑制（表1.1）。因此患者肾上腺肿瘤无自主分泌皮质醇功能。

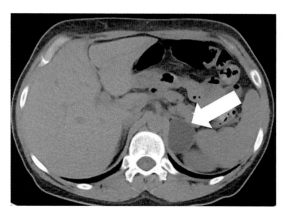

图1.1 平扫CT影像（轴位）显示左肾上腺可见一枚4.9cm×3.2cm富脂质（CT值为–13HU）肿块（箭头所示），右肾上腺未见异常

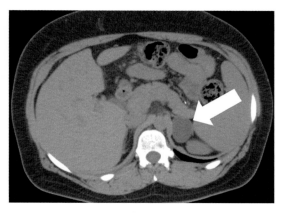

图1.2 8年前平扫CT影像（轴位）显示左肾上腺3.7cm×3.1cm富脂质（CT值为–14HU）肿块（箭头所示）

表1.1　实验室检查

生化检测	结果	参考区间
1mg过夜小剂量DST（μg/dl）	1.1	<1.8
ACTH（pg/ml，注：1pg=0.000001μg）	28	7.2～63
DHEA-S（μg/dl）	178	18～284
醛固酮（ng/dl，注：1ng=0.001μg）	6.2	<21
血浆肾素活性［ng/（ml·h）］	3.2	2.9～10.8
血浆甲氧基肾上腺素（nmol/L）	0.22	<0.5
血浆甲氧基去甲肾上腺素（nmol/L）	0.7	<0.9
尿游离皮质醇（μg/24h）	21	3.5～45

注：ACTH，促肾上腺皮质激素；DHEA-S，硫酸脱氢表雄酮；DST，地塞米松抑制试验。

讨论

梅奥医学中心于2018年发表的一项研究纳入了705例肿瘤最大径＞4cm的肾上腺肿瘤患者，结果显示31%为良性肾上腺肿瘤。嗜铬细胞瘤（约占22%）和恶性肾上腺肿瘤（约占31%）的CT值均＞10HU，其最低的CT值分别为18HU和14HU。根据一项针对2023例腺瘤患者的系统性评价，2.5%的腺瘤表现为直径增大超过1cm，这取决于肿瘤被首次发现时所处的自然病程阶段。

治疗

该患者被告知其是一种良性无功能的肾上腺腺瘤，这是根据肾上腺肿块的CT影像学表现所得出的诊断，该肿块平扫CT值较低，而且8年内仅增大1.2cm。患者被告知无需进一步的内分泌随访。

要点

- 恶性肾上腺肿瘤和嗜铬细胞瘤的风险与肿瘤大小成正比。
- 在内分泌临床实践中，直径＞4cm的肾上腺肿瘤中有30%为恶性肿瘤，22%为嗜铬细胞瘤。
- 平扫CT值<10HU的密度均匀的肾上腺肿块通常可排除恶性肾上腺肿瘤和嗜铬细胞瘤。

（郑国洋　译）

参考文献

1. Iniguez-Ariza NM, Kohlenberg JD, Delivanis DA, et al. Clinical, biochemical, and radiological characteristics of a single-center retrospective cohort of 705 large adrenal tumors. *Mayo Clin Proc Innov Qual Outcomes*. 2018;2:30–39.
2. Elhassan YS, Alahdab F, Prete A, et al. Natural history of adrenal incidentalomas with and without mild autonomous cortisol excess: a systematic review and meta-analysis. *Ann Intern Med*. 2019;171:107–116.

肾上腺外恶性肿瘤病史患者发现肾上腺肿块：影像学的作用

摘要

任何有肾上腺外恶性肿瘤病史且肾上腺肿块性质不明确的患者都应怀疑肾上腺转移瘤的可能性。即使肾上腺转移瘤可能性很高，也应重视全面的内分泌化验和影像学评估。嗜铬细胞瘤也可能会表现出类似的不确定的影像学表现，如果被误认为是肾上腺转移瘤，则可能因进行不必要的活检而导致潜在的严重不良反应。肾上腺肿块的影像学特点有助于排除恶性肿瘤的可能（如富含脂质肿瘤），并且可避免肾上腺活检等过度检查。最后，发现皮质醇、醛固酮、雄激素等肾上腺激素分泌过量，有助于诊断肾上腺皮质腺瘤或皮质癌，排除其他不能分泌类固醇激素的肾上腺肿瘤病因。

关键词

肾上腺肿块；肾上腺结节；诊断；亨氏单位；影像学；转移

病例报道

66岁女性患者，因评估乳腺癌分期行腹部增强CT检查时新发现左肾上腺2.2cm肿块，遂进行进一步评估。除了近期诊断为左侧局部晚期乳腺癌，患者既往史还包括高血压和原发性甲状腺功能减退，目前用药包括氢氯噻嗪和左甲状腺素。评估检查提示该患者无任何肾上腺激素过量分泌的相关症状，各项检查结果均为阴性。患者体重指数（BMI）为27.38kg/m^2，血压为135/80mmHg，心率为98次/分。

辅助检查

基线实验室检查结果排除了嗜铬细胞瘤和原发性醛固酮增多症，然而过夜DST结果异常，提示该患者有轻度自主皮质醇分泌（MACS）（表2.1）。平扫CT影像（图2.1）提示左肾上腺有一2.2cm×2.0cm×1.8cm肿块，CT值为-15HU。为评估乳腺癌分期行^{18}F-氟代脱氧葡萄糖（^{18}F-FDG或FDG）正电子发射断层显像（PET），同时发现左肾上腺肿块可见FDG摄取，最大标准单位值（SUV$_{max}$）为5.3（图2.2）。

治疗和随访

患者被告知患有富脂质的肾上腺腺瘤，具有自主分泌皮质醇功能，经考虑后患者最终选择保守治疗，定期随访评估MACS引起的合并症。

影像学随访

尽管不建议对肾上腺肿块进行常规的影像学随访，但该患者因乳腺癌随访进行的影像学检查可同时评估肾上腺肿块。经过8年

表2.1　实验室检查

生化检测	基线	1年后	2年后	6年后	参考区间
1mg DST后血清皮质醇（μg/dl）	2.6	3.1	2.5	2.9	<1.8
ACTH（pg/ml）	30		54.2	21	10~60
DHEA-S（μg/dl）	34			51	15~157
醛固酮（ng/dl）	8.1				<21
血浆肾素活性［ng/（ml·h）］	1.3				<0.6~3
血浆甲氧基肾上腺素（nmol/L）	0.2				<0.5
血浆甲氧基去甲肾上腺素（nmol/L）	0.63				<0.9

注：ACTH，促肾上腺皮质激素；DHEA-S，硫酸脱氢表雄酮；DST，地塞米松抑制试验。

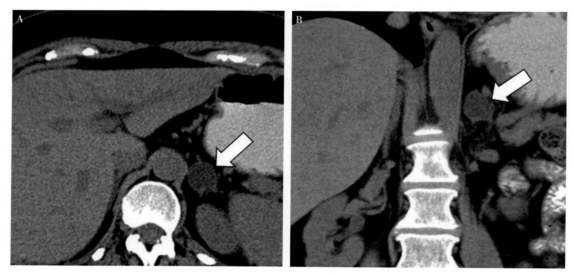

图2.1　平扫CT轴位（A）和冠状位（B）影像显示左肾上腺肿块（箭头所示）大小为2.2cm×2.0cm×1.8cm，平扫CT值为-15HU

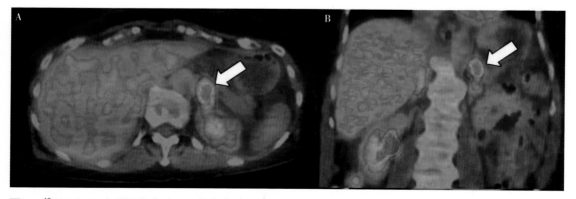

图2.2　^{18}F FDG-PET扫描轴位（A）和冠状位（B）图像显示左肾上腺肿块（箭头所示）可见FDG摄取，SUV$_{max}$为5.3，未见其他代谢异常增高病灶

的随访，该患者肾上腺肿块大小稳定且FDG摄取无明显变化。

生化检测随访

患者多年来反复进行1mg地塞米松抑制试验，结果均提示轻度自主皮质醇分泌且无明显差异（表2.1）。

临床表现随访

患者5年后复查骨密度，结果与5年前的基线值相比没有骨质疏松或骨质减少的情况，骨密度也没有显著下降。患者就诊时进行血脂化验和2型糖尿病相关检测，基线结果正常；6年后评估结果显示糖尿病前期。患者BMI在22.4～27.6kg/m²波动，没有上升趋势。

讨论

乳腺癌肾上腺转移较少见，在所有肾上腺转移瘤中占比<2%。任何有肾上腺外恶性肿瘤病史且肾上腺肿块性质不确定的患者都应怀疑肾上腺转移瘤的可能性。如果肾上腺肿块富含脂质（即平扫CT值<10HU），则可基本排除肾上腺转移瘤（即使患者有肾上腺外恶性肿瘤病史）。FDG-PET扫描对恶性肿瘤具有诊断价值，然而仍会出现假阳性结果（功能性肾上腺腺瘤、嗜铬细胞瘤）和假阴性结果（小转移瘤）。这种情况下的FDG阳性可能是由肾上腺腺瘤自主分泌皮质醇所致。

由于地塞米松抑制试验结果异常，患者被诊断为MACS。该患者有轻度高血压并最终发展为糖尿病前期，但并没有肥胖、体重增加、骨质疏松或其他MACS表现。如该病例所示，稳定的肾上腺腺瘤相关的MACS不会出现皮质醇自主分泌功能

的恶化，也不会进展为明显的库欣综合征，但与接受肾上腺切除术治疗的患者相比较，MACS相关的合并症通常确实会有进展，MACS患者也有更高的心血管事件风险和死亡风险。该病例报道中的患者决定不进行肾上腺切除术，是因为MACS表现轻微和患者的个人偏好。对于选择保守随访的患者，建议每年对心血管危险因素和骨骼健康进行评估和治疗。

要点

- 如果肾上腺肿块密度均匀且平扫CT值<10HU，则可排除肾上腺恶性肿瘤和嗜铬细胞瘤。
- 功能性肾上腺腺瘤的FDG-PET扫描结果可能为假阳性。
- 单侧肾上腺腺瘤引起的MACS通常不会发展为明显的库欣综合征，但心血管事件、脆性骨折和死亡的风险更高。
- 对未接受肾上腺切除术治疗的MACS患者应进行MACS相关合并症的临床监测和治疗。

（郑国洋　译）

参考文献

1. Fassnacht M, Arlt W, Bancos I, et al. Management of adrenal incidentalomas: European Society of Endocrinology Clinical Practice Guideline in collaboration with the European Network for the Study of Adrenal Tumors. *Eur J Endocrinol*. 2016;175(2):G1–G34.
2. Vaidya A, Hamrahian A, Bancos I, Fleseriu M, Ghayee HK. The evaluation of incidentally discovered adrenal masses. *Endocr Pract*. 2019;25(2):178–192.
3. Delivanis DA, Erickson D, Atwell TD, et al. Procedural and clinical outcomes of percutaneous adrenal biopsy in a high-risk population for adrenal malignancy. *Clin Endocrinol (Oxf)*. 2016;85(5):710–716.
4. Iniguez-Ariza NM, Kohlenberg JD, Delivanis DA, et al. Clinical, biochemical, and radiological characteristics

of a single-center retrospective cohort of 705 large adrenal tumors. *Mayo Clin Proc Innov Qual Outcomes.* 2018;2(1):30–39.

5. Delivanis DA, Bancos I, Atwell TD, et al. Diagnostic performance of unenhanced computed tomography and (18) F-fluorodeoxyglucose positron emission tomography in indeterminate adrenal tumours. *Clin Endocrinol (Oxf).* 2018;88(1):306.

6. Dinnes J, Bancos I, Ferrante di Ruffano L, et al. Management of endocrine disease: Imaging for the diagnosis of malignancy in incidentally discovered adrenal masses: a systematic review and meta-analysis. *Eur J Endocrinol.* 2016;175(2):R51–R64.

7. Mao JJ, Dages KN, Suresh M, Bancos I. Presentation, disease progression and outcomes of adrenal gland metastases. *Clin Endocrinol (Oxf).* 2020;93(5):546–554.

8. Ebbehoj A, Li D, Kaur RJ, et al. Epidemiology of adrenal tumours in Olmsted County, Minnesota, USA: a population-based cohort study. *Lancet Diabetes Endocrinol.* 2020;8(11):894–902.

9. Delivanis DA, Athimulam S, Bancos I. Modern management of mild autonomous cortisol secretion. *Clin Pharmacol Ther.* 2019;106(6):1209–1221.

10. Elhassan YS, Alahdab F, Prete A, et al. Natural history of adrenal incidentalomas with and without mild autonomous cortisol excess: a systematic review and meta-analysis. *Ann Intern Med.* 2019;171(2):107–116.

11. Bancos I, Alahdab F, Crowley RK, et al. THERAPY OF ENDOCRINE DISEASE: Improvement of cardiovascular risk factors after adrenalectomy in patients with adrenal tumors and subclinical Cushing's syndrome: a systematic review and meta-analysis. *Eur J Endocrinol.* 2016;175(6):R283–R95.

12. Debono M, Bradburn M, Bull M, Harrison B, Ross RJ, Newell-Price J. Cortisol as a marker for increased mortality in patients with incidental adrenocortical adenomas. *J Clin Endocrinol Metab.* 2014;99(12):4462–4470.

13. Bancos I, Taylor AE, Chortis V, et al. Urine steroid metabolomics for the differential diagnosis of adrenal incidentalomas in the EURINE-ACT study: a prospective test validation study. *Lancet Diabetes Endocrinol.* 2020;8(9):773–781.

肾上腺外恶性肿瘤病史患者偶然发现肾上腺肿块：肾上腺活检的作用

摘要

任何有肾上腺外恶性肿瘤病史且肾上腺肿块性质不确定的患者都应怀疑肾上腺转移瘤的可能。最常见的转移到肾上腺的恶性肿瘤包括肺癌、肾癌和胃肠道癌，其次是黑色素瘤、淋巴瘤、乳腺癌等。在该病例中，阐述了肾上腺活检在肾上腺肿块检查中的作用，并讨论了此类患者肾上腺功能不全的可能性。

关键词

准确性；肾上腺活检；肾上腺功能不全；肾上腺肿块；肾上腺结节；并发症；转移；诊断

病例报道

77岁女性患者，因高血压和高钾血症行肾脏超声检查时偶然发现左肾上腺肿块。患者随后进行了CT扫描，结果显示左肾上腺可见密度不均匀肿块，大小约12.3cm×8.3cm×9.1cm（图3.1），未发现其他病变。

患者12年前因右肾细胞癌接受根治性右肾切除术和右肾上腺切除术治疗。术后定期随访至5年前未见复发，本次就诊时患者无肾上腺激素过量分泌相关症状，系统回顾结果呈阴性。

患者有高血压、血脂异常和2型糖尿病病史，平时用药包括氨氯地平、氯沙坦、琥珀酸美托洛尔、阿托伐他汀和二甲双胍。患者BMI为42.8kg/m^2，体格检查未见其他异常。

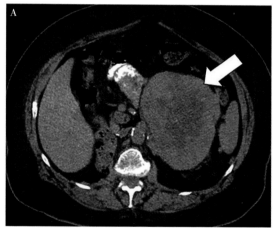

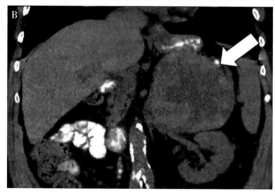

图3.1 平扫CT轴位（A）和冠状位（B）影像显示左肾上腺可见一巨大的密度不均匀肿块，大小约12.3cm×8.3cm×9.1cm。非坏死区域CT值为41HU，右肾和右肾上腺缺如

辅助检查

基线实验室检查结果排除了功能性嗜铬细胞瘤可能（表3.1），同时初步化验结果发现原发性肾上腺皮质功能不全可能，表现为血促肾上腺皮质激素（ACTH）水平升高和血清皮质醇水平降低。ACTH刺激试验结果异常，血清皮质醇峰值浓度为9μg/dl。

表3.1　实验室检查

生化检测	结果	参考区间
钠（mmol/L）	134, 138	135~145
钾（mmol/L）	5.0, 5.2	3.6~5.2
8AM 血清皮质醇（μg/dl）	5.3, 8.0	7~25
ACTH（pg/ml）	116	10~60
DHEA-S（μg/dl）	<15	15~157
血浆甲氧基肾上腺素（nmol/L）	<0.2	<0.5
血浆甲氧基去甲肾上腺素（nmol/L）	0.88	<0.9

注：ACTH，促肾上腺皮质激素；DHEA-S，硫酸脱氢表雄酮。

患者被告知可能患有肾上腺转移性疾病。既往有肾上腺外恶性肿瘤病史，新发现性质不明的肾上腺肿块，生化检测证实为原发性肾上腺皮质功能不全。结合上述依据，初步诊断为对侧肾上腺切除术后左肾上腺浸润性转移性疾病。患者接受CT引导下左肾上腺肿块活检后，结果证实为转移性肾细胞癌，肿瘤细胞对配对盒基因8（*PAX8*）免疫染色呈阳性，对抑制素染色和人黑色素瘤45（*HMB45*）染色呈阴性。

治疗和随访

患者接受氢化可的松替代治疗原发性肾上腺功能不全，口服帕唑帕尼治疗转移性肾

细胞癌。1年后患者接受了腹部转移瘤手术治疗，包括14cm的肾上腺转移瘤切除术、胰腺远端切除术和脾切除术。术后在氢化可的松治疗基础上加用氟氢可的松。初次就诊3年后，患者转移性疾病缓慢进展。

讨论

任何有肾上腺外恶性肿瘤病史且肾上腺肿块性质不明确的患者都应怀疑肾上腺转移的可能性。一项纳入了579名肾上腺转移瘤患者的回顾性研究显示，59%的肾上腺转移是在癌症分期影像学检查中发现的，36%在因其他原因进行的检查中偶然发现，5%由于其他症状检查发现。肾上腺转移瘤主要来源于肺（39%）、泌尿生殖系统（28%）、胃肠道（14%）和其他器官或系统（20%）。值得注意的是，43%的患者在初诊时为双侧肾上腺转移，或在随访中进展为双侧肾上腺转移。虽然肾上腺皮质功能检查并不作为常规检查，但12.4%的双侧肾上腺转移瘤患者和20%的直径＞4cm的肾上腺转移瘤患者被诊断为原发性肾上腺皮质功能不全。

肾上腺活检在肾上腺肿块的检查中应用较少，只适用于排除嗜铬细胞瘤后的肾上腺肿块性质不明确的患者（如平扫CT值＞10HU），以及怀疑肾上腺转移的患者。肾上腺活检并不能准确区分肾上腺皮质癌和肾上腺皮质腺瘤，因此不应用于此目的。肾上腺活检的诊断失败率约为5%，并发症发生率为3%。

要点
....
- 肾上腺活检仅适用于排除嗜铬细胞瘤后的肾上腺肿块性质不明确的患者（如平扫CT值＞10HU）。

- 肾上腺活检在区分良性和恶性肾上腺皮质

病变方面并不准确，针对这些病例应尝试采用无创诊断方法或考虑肾上腺切除术。

- 12.4%的双侧肾上腺转移患者和20%的转移瘤大于4cm的患者可能会出现原发性肾上腺皮质功能不全。

- 既往有对侧肾上腺切除术病史的肾上腺转移患者可能会出现原发性肾上腺皮质功能不全。

（郑国洋　译）

参考文献

1. Mao JJ, Dages KN, Suresh M, Bancos I. Presentation, disease progression and outcomes of adrenal gland metastases. *Clin Endocrinol (Oxf)*. 2020;93(5):546–554.

2. Fassnacht M, Arlt W, Bancos I, et al. Management of adrenal incidentalomas: European Society of Endocrinology Clinical Practice Guideline in collaboration with the European Network for the Study of Adrenal Tumors. *Eur J Endocrinol*. 2016;175(2):G1–G34.

3. Vaidya A, Hamrahian A, Bancos I, Fleseriu M, Ghayee HK. The evaluation of incidentally discovered adrenal masses. *Endocr Pract*. 2019;25(2):178–192.

4. Delivanis DA, Bancos I, Atwell TD, et al. Diagnostic performance of unenhanced computed tomography and (18) F-fluorodeoxyglucose positron emission tomography in indeterminate adrenal tumours. *Clin Endocrinol (Oxf)*. 2018;88(1):30–36.

5. Bancos I, Tamhane S, Shah M, et al. Diagnosis of endocrine disease: the diagnostic performance of adrenal biopsy: a systematic review and meta-analysis. *European Journal of Endocrinology*. 2016;175(2):R65–R80.

6. Delivanis DA, Erickson D, Atwell TD, et al. Procedural and clinical outcomes of percutaneous adrenal biopsy in a high-risk population for adrenal malignancy. *Clin Endocrinol (Oxf)*. 2016;85(5):710–716.

7. Zhang CD, Delivanis DA, Eiken PW, Atwell TD, Bancos I. Adrenal biopsy: performance and use. *Minerva Endocrinol*. 2019;44(3):288–300.

8. Bancos I, Taylor AE, Chortis V, et al. Urine steroid metabolomics for the differential diagnosis of adrenal incidentalomas in the EURINE-ACT study: a prospective test validation study. *Lancet Diabetes Endocrinol*. 2020;8(9):773–781.

富含脂质的无功能肾上腺皮质腺瘤：随访的作用

摘要

任何肾上腺肿块都需要评估肾上腺激素是否过量及其良恶性。影像学特征有助于排除恶性肿瘤。肾上腺激素相关检查包括皮质醇、醛固酮和儿茶酚胺的评估。本例为一例肾上腺偶发瘤的病例，确诊为良性且无功能，不需要进一步行影像学检查和生化检测。

关键词

肾上腺偶发瘤；肾上腺肿块；肾上腺结节；亨氏单位

病例报道

59岁女性患者，因左侧腹痛行腹部CT扫描检查偶然发现右侧肾上腺肿块，大小为1.6cm×2.0cm×1.2cm，平扫CT值为5.5HU（图4.1）。患者已完善部分检查，排除了嗜铬细胞瘤，到梅奥医学中心进一步评估。

患者有6年的高血压和2型糖尿病病史，4年前诊断为血脂异常，骨密度检查结果正常。平素用药包括赖诺普利、氢氯噻嗪、格列吡嗪和胰岛素。患者无明显肾上腺功能异常相关症状，无恶性肿瘤病史，体重无明显变化。体格检查提示患者BMI为33.67kg/m^2，血压为132/82mmHg，心率为94次/分。患者无库欣综合征临床表现。

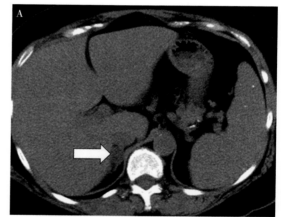
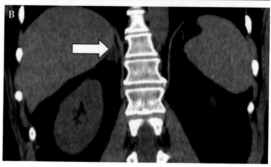

图4.1 平扫CT轴位（A）和冠状位（B）影像显示右侧肾上腺1.6cm×2.0cm×1.2cm肿块（箭头所示），平扫CT值为5.5HU。左侧肾上腺不明显

辅助检查

基线实验室检查结果如表4.1所示，结果正常。

随访和预后

患者被告知肾上腺肿块为良性无功能肾上腺皮质腺瘤。这是基于肾上腺肿块的

表4.1　实验室检查

生化检测	结果	参考区间
4PM血清皮质醇（μg/dl）	2.5	1.4~7
1mg DST血清皮质醇（μg/dl）	<1	<1.8
ACTH（pg/ml）	40	10~60
醛固酮（ng/dl）	8.5	≤21
血浆肾素活性[ng/（ml·h）]	15.3	≤0.6~3
DHEA-S（μg/dl）	95	16~195
血浆甲氧基肾上腺素（nmol/L）	0.1	<0.5
血浆甲氧基去甲肾上腺素（nmol/L）	0.56	<0.9

注：ACTH，促肾上腺皮质激素；DHEA-S，硫酸脱氢表雄酮；DST，地塞米松抑制试验。

影像学表现得出的结论，该肿块具有较低的平扫CT值。患者被告知无须进一步的内分泌随访。

讨论

通过平扫CT测量CT值有助于明确肾上腺肿块的性质。60%的肾上腺皮质腺瘤表现为富含脂质（CT值<10HU），20%~25%的平扫CT值为10~20HU，15%~20%表现为乏脂肪（CT值>20HU）。肾上腺皮质癌、其他恶性肾上腺肿瘤（如肉瘤、转移瘤）和嗜铬细胞瘤通常表现为平扫CT值>20HU，很少表现为10~20HU的区域（2%~5%）。因此CT值<10HU的密度均匀的肾上腺肿块通常可排除恶性肾上腺肿瘤和嗜铬细胞瘤，并且不需要影像学随访。此外，平扫CT值<10HU的肾上腺肿瘤通常不需要进行嗜铬细胞瘤相关检查。据一项纳入了2023例肾上腺腺瘤患者的系统性评价，2.5%的腺瘤表现为直径增大超过1cm，这取决于肿瘤被首次发现时所处的自然病程阶段，转化为恶性

病变的风险为0。在无功能肾上腺皮质腺瘤患者（1mg DST后血清皮质醇浓度<1.8μg/dl）或有轻度自主皮质醇分泌（MACS）的患者中（1mg DST后血清皮质醇浓度>1.8μg/dl），约0.2%（2745例中有6例）表现出明显的激素过量分泌症状（原发性醛固酮增多症、儿茶酚胺增多症或库欣综合征）。平均随访20.3个月，有4.3%的无功能肾上腺皮质腺瘤患者进展为MACS（2083例中有149例）。可以考虑在双侧肾上腺结节患者或新出现MACS相关症状的患者中重复进行地塞米松抑制试验。

要点

- 平扫CT值<10HU的密度均匀的肾上腺肿块通常可排除恶性肿瘤和嗜铬细胞瘤。
- 2.5%的肾上腺皮质腺瘤直径生长>1cm，但转变为恶性肿瘤的风险为0，因此不需要对富含脂质的密度均匀的肾上腺腺瘤进行影像学随访。
- 单侧无功能肾上腺皮质腺瘤新出现激素过量分泌的风险约为0.2%。
- 无功能腺瘤新出现MACS的风险为4.3%，因此可以考虑在特定的患者中重复进行DST，特别是双侧肾上腺腺瘤患者、双侧肾上腺大结节性增生患者，以及患有MACS相关合并症（如骨质疏松症、糖尿病、高血压、肥胖）的患者。

（郑国洋　译）

参考文献

1. Fassnacht M, Arlt W, Bancos I, et al. Management of adrenal incidentalomas: European Society of Endocrinology Clinical Practice Guideline in collaboration with the European Network for the Study of Adrenal Tumors. *Eur J Endocrinol*. 2016;175(2):G1–G34.

2. Vaidya A, Hamrahian A, Bancos I, Fleseriu M, Ghayee HK. The evaluation of incidentally discovered adrenal masses. *Endocr Pract*. 2019;25(2):178–192.

3. Dinnes J, Bancos I, Ferrante di Ruffano L, et al. Management of endocrine disease: Imaging for the diagnosis of malignancy in incidentally discovered adrenal masses: a systematic review and meta-analysis. *Eur J Endocrinol*. 2016;175(2):R51–R64.

4. Ebbehoj A, Li D, Kaur RJ, et al. Epidemiology of adrenal tumours in Olmsted County, Minnesota, USA: a population-based cohort study. *Lancet Diabetes Endocrinol*. 2020;8(11):894–902.

5. Iniguez-Ariza NM, Kohlenberg JD, Delivanis DA, et al. Clinical, biochemical, and radiological characteristics of a single-center retrospective cohort of 705 large adrenal tumors. *Mayo Clin Proc Innov Qual Outcomes*. 2018;2(1):30–39.

6. Bancos I, Taylor AE, Chortis V, et al. Urine steroid metabolomics for the differential diagnosis of adrenal incidentalomas in the EURINE-ACT study: a prospective test validation study. *Lancet Diabetes Endocrinol*. 2020;8(9):773–781.

7. Canu L, Van Hemert JAW, Kerstens MN, et al. CT Characteristics of pheochromocytoma: relevance for the evaluation of adrenal incidentaloma. *J Clin Endocrinol Metab*. 2019;104(2):312–318.

8. Delivanis DA, Bancos I, Atwell TD, et al. Diagnostic performance of unenhanced computed tomography and (18) F-fluorodeoxyglucose positron emission tomography in indeterminate adrenal tumours. *Clin Endocrinol (Oxf)*. 2018;88(1):30–36.

9. Gruber LM, Strajina V, Bancos I, et al. Not all adrenal incidentalomas require biochemical testing to exclude pheochromocytoma: Mayo Clinic experience and a meta-analysis. *Gland Surg*. 2020;9(2):362–371.

10. Mao JJ, Dages KN, Suresh M, Bancos I. Presentation, disease progression and outcomes of adrenal gland metastases. *Clin Endocrinol (Oxf)*. 2020;93(5):546–554.

11. Elhassan YS, Alahdab F, Prete A, et al. Natural history of adrenal incidentalomas with and without mild autonomous cortisol excess: a systematic review and meta-analysis. *Ann Intern Med*. 2019;171(2):107–116.

54岁女性偶然发现肾上腺肿块和地塞米松抑制试验结果异常：肾上腺切除术的作用

摘要

　　轻度自主皮质醇分泌（MACS）被定义为地塞米松抑制试验（DST）后的皮质醇浓度异常（DST后血清皮质醇＞1.8μg/dl），在高达50%的肾上腺皮质腺瘤患者中可见。MACS患者的心血管事件风险较高，骨质减少和骨质疏松的发生率较高，骨折风险增加。肾上腺切除术可改善20%～70%患者的症状，但在肾上腺切除术前预测术后的改善程度仍是一项挑战。

关键词

　　肾上腺切除术；心血管危险因素；DST；MACS

病例报道

　　54岁女性患者，5～7年内体重进行性增加23kg。此外患者还被诊断为糖尿病前期（糖化血红蛋白6%，未用药）和高血压，服用酒石酸美托洛尔25mg bid和硝苯地平30mg qd。两年前被诊断为骨质疏松症。数月前患者行胸部CT检查时偶然发现左肾上腺有2.2cm肿块，并在行腹部CT时进一步明确（图5.1）。体格检查提示患者BMI为39.8kg/m²，血压为138/86mmHg，但无库欣综合征临床表现。

辅助检查

　　平扫CT结果显示左侧肾上腺有一富含脂质肿块（CT值6HU），最大径为2.2cm

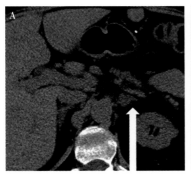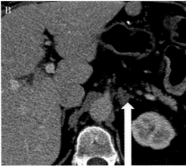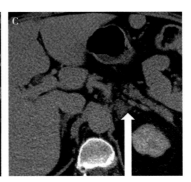

未增强
HU=6

增强
HU=43

延迟增强
HU=22

图5.1　平扫CT和增强CT的轴位影像显示左肾上腺可见一2.2cm×1.4cm富含脂质的肿块。（A）平扫CT值为6HU；（B）增强CT值为43HU；（C）延迟增强CT值为22HU

（图5.1），右侧肾上腺正常。基线实验室检查结果如表5.1所示。血清促肾上腺皮质激素（ACTH）水平降低，硫酸脱氢表雄酮（DHEA-S）浓度处于正常范围低值，1mg过夜小剂量DST结果显示皮质醇不能被正常抑制（表5.1）。患者被诊断为MACS。

表5.1　实验室检查

生化检测	结果	参考区间
1mg过夜DST（μg/dl）	2.3	<1.8
ACTH（pg/ml）	<5	7.2~63
DHEA-S（μg/dl）	26	15~200
醛固酮（ng/dl）	8	<21
血浆肾素活性 [ng/（ml·h）]	4.1	2.9~10.8
尿甲氧基肾上腺素（μg/24h）	236	<400
尿甲氧基去甲肾上腺素（μg/24h）	712	<900
尿游离皮质醇（μg/24h）	7.5	3.5~45

注：ACTH，促肾上腺皮质激素；DHEA-S，硫酸脱氢表雄酮；DST，地塞米松抑制试验。

治疗

患者被告知患有良性肾上腺皮质腺瘤，可自主分泌皮质醇。根据影像学表现（CT值<10HU）排除恶性肿瘤，根据小剂量DST结果异常（皮质醇>1.8μg/dl）及ACTH降低诊断MACS。告知患者MACS与心血管合并症（如高血压、糖尿病前期、肥胖）的可能关系，讨论保守治疗与肾上腺切除术之间的效果对比，并最终决定行肾上腺切除术。病理结果显示肾上腺皮质腺瘤大小为3.1cm×2.5cm×1.7cm。

随访

患者术后第二天早晨血清皮质醇结果为5.7μg/dl，提示术后肾上腺皮质功能不全，予其补充氢化可的松并按计划定期评估肾上腺皮质功能。术后随访6个月，在6个月的随访中，患者下丘脑-垂体-肾上腺轴内分泌功能恢复正常，并停用氢化可的松。在临床表现上，患者体重减轻了15磅（约6.8kg），高血压也有所改善。

讨论

正如一项纳入了601例接受CT扫描患者的前瞻性研究所报道的，肾上腺偶发瘤的发生率为7%，其中高达50%的患者被诊断为MACS。一项样本量更大的评估肾上腺肿瘤的多中心研究显示，进行DST的肾上腺腺瘤患者中有48%表现为MACS。MACS患者的心血管危险因素（高血压、2型糖尿病、肥胖、血脂异常）较高危，心血管事件和死亡率、骨质减少、骨质疏松和骨折的发生率均较高。在一项关于肾上腺切除术与保守治疗MACS的系统性评价和荟萃分析中，接受肾上腺切除术的患者在高血压和糖尿病方面得到改善，然而该研究纳入的研究文献质量为低至中等，并且对MACS及合并症改善的定义不一致（此处指的是两个定义：一是MACS的概念，二是合并症改善的标准）。确定最有可能获得长期疗效的患者是一项挑战，因此肾上腺切除术的决策需要个性化。

要点

- 无论症状如何，任何肾上腺肿块患者均须进行DST。
- 高达50%的肾上腺腺瘤患者被诊断为MACS（地塞米松抑制试验后皮质醇水平>1.8μg/dl）。
- MACS患者的心血管危险因素较高危、心血管事件、骨质减少、骨质疏松和骨折的发生率均较高。

- 肾上腺切除术可改善患者心血管危险因素，但改善程度存在个体差异。
- 肾上腺切除术与保守治疗的决策需要根据患者的年龄、合并症、肿瘤影像学表现、术者经验和患者偏好进行个性化选择。

（郑国洋　译）

参考文献

1. Reimondo G, Castellano E, Grosso M, et al. Adrenal Incidentalomas are tied to increased risk of diabetes: findings from a prospective study. *J Clin Endocrinol Metab*. 2020:105.

2. Bancos I, Taylor AE, Chortis V, et al. Urine steroid metabolomics for the differential diagnosis of adrenal incidentalomas in the EURINE-ACT study: a prospective test validation study. *Lancet Diabetes Endocrinol*. 2020;8:773–781.

3. Elhassan YS, Alahdab F, Prete A, et al. Natural history of adrenal incidentalomas with and without mild autonomous cortisol excess: a systematic review and meta-analysis. *Ann Intern Med*. 2019;171:107–116.

4. Delivanis DA, Athimulam S, Bancos I. Modern management of mild autonomous cortisol secretion. *Clin Pharmacol Ther*. 2019;106:1209–1221.

5. Athimulam S, Bancos I. Evaluation of bone health in patients with adrenal tumors. *Curr Opin Endocrinol Diabetes Obes*. 2019;26:125–132.

6. Bancos I, Alahdab F, Crowley RK, et al. Therapy of endocrine disease: improvement of cardiovascular risk factors after adrenalectomy in patients with adrenal tumors and subclinical Cushing's syndrome: a systematic review and meta-analysis. *Eur J Endocrinol*. 2016;175:R283–R295.

乏脂性肾上腺肿块：须积极处理的病例

摘要

乏脂性肾上腺肿块是肾上腺疾病中的一个陷阱。尽管乏脂性肾上腺肿块多是良性、非功能性的皮脂腺瘤，但其与体积小的肾上腺皮质癌（ACC）（病例23）和静止型嗜铬细胞瘤（病例36）的鉴别诊断有时非常困难。选择非手术治疗方式或可导致严重的临床风险。在此讨论该类型的一个病例。

关键词

肾上腺皮质癌；肾上腺偶发瘤；肾上腺肿块；肾上腺结节

病例报道

82岁女性患者，5月前曾患社区获得性肺炎。为排除肺栓塞，患者行胸部CT肺动脉造影（computed tomographic pulmonary angiography，CTPA）检查，偶然发现右肾上腺肿块。遂进一步行肾上腺CT扫描，结果显示肿块大小2.3cm×2.5cm×3.2cm，平扫CT值为28HU（图6.1A）。5个月后复查CT结果提示右肾上腺肿块增大至2.8cm×2.5cm×3.5cm（图6.1B）。患者既往合并有高血压和2型糖尿病，并应用钙拮抗剂（氨氯地平10mg qd）和β受体阻滞剂（美托洛尔12.5mg bid）。该患者无明显肾上腺功能异常的临床表现，无恶性肿瘤病史，无明显体重变化。查体显示患者BMI 32kg/m²，血压161/81mmHg，心率81次/分，无库欣外貌及体征。

辅助检查

患者基线实验室检查结果见表6.1。其

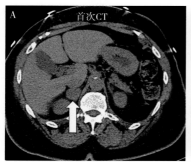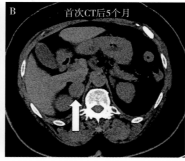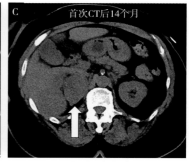

图6.1 平扫CT轴位影像。（A）图首次CT显示右肾上腺可见一大小为2.3cm×2.5cm×3.2cm肿块（箭头所示），平扫CT值为28HU；（B）图为5个月后复查的CT扫描，提示肾上腺肿块增大至2.8cm×2.5cm×3.5cm（箭头所示），非强化CT值为34HU；（C）图为首次检查14个月后CT影像，提示肿块进一步增大至5.2cm×4.1cm×4.5cm（箭头所示），并出现肝脏转移（图6.2）

中原发性醛固酮增多症相关检测为阳性，血清总睾酮和血浆甲氧基去甲肾上腺素轻度升高，其余检测均正常。

表6.1　实验室检查

生化检测	结果	参考区间
钠（mmol/L）	144	135～145
钾（mmol/L）	3.6	3.6～5.2
空腹血糖（mg/dl）	123	70～100
肌酐（mg/dl）	0.9	0.6～1.1
8AM血清皮质醇（μg/dl）	12	7～25
ACTH（pg/ml）	23	10～60
醛固酮（ng/dl）	21	≤21
血浆肾素活性[ng/（ml·h）]	<0.6	≤0.6～3
DHEA-S（μg/dl）	47.3	15～157
总睾酮（ng/dl）	80	8～60
雄烯二酮（ng/dl）	172	30～200
血浆甲氧基肾上腺素（nmol/L）	0.35	<0.5
血浆甲氧基去甲肾上腺素（nmol/L）	1.0	<0.9
24小时尿		
甲氧基肾上腺素（μg）	119	<400
甲氧基去甲肾上腺素（μg）	396	<900
去甲肾上腺素（μg）	72	<80
肾上腺素（μg）	3.5	<20
多巴胺（μg）	170	<400
皮质醇（μg）	28	3.5～45

注：ACTH，促肾上腺皮质激素；DHEA-S，硫酸脱氢表雄酮。

治疗

因考虑患者为肾上腺恶性肿瘤，建议行右侧肾上腺切除术。因患者丈夫疾病复发，随后几个月患者为照顾其丈夫未行手术治疗。

随访和预后

患者直至9个月后才再次就诊进行复查评估。腹部平扫CT（图6.1C）及增强CT（图6.2）显示右肾上腺肿块增至5.2cm×4.1cm×4.5cm，并可见肝脏和淋巴结转移（图6.2）。肝脏病灶活检提示为ACC转移。该患者于首次CT检查后17个月去世。

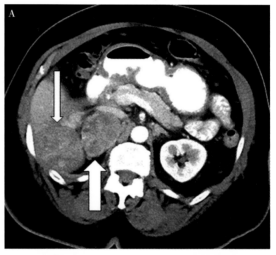

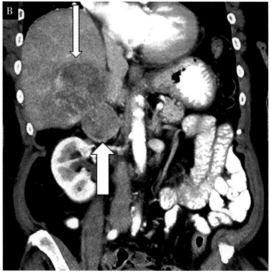

图6.2　首次CT检查后14个月的增强CT轴位（A）及冠状位（B）影像。可见较前增大的右肾上腺巨大不均质肿块（大箭头所示）和大小为9.8cm×8.6cm的右肝叶巨大肿块（小箭头所示）。另外可见多发肿大的腹膜后和肠系膜淋巴结，其中较大者为1.5cm×0.8cm，位于腔静脉右侧

要点

- ACC是内分泌相关肿瘤中恶性程度最高的恶性肿瘤。
- 所有ACC起初体积均较小。
- 乏脂性肾上腺肿块应行切除术或进行密切影像学随访。
- ^{18}F-氟代脱氧葡萄糖（FDG）正电子发射断层显像（PET）和高分辨率精确质谱尿类固醇谱分析可以协助决定是否对乏脂性肾上腺肿块进行切除。

（王文达 译）

参考文献

1. Young Jr WF. Clinical practice. The incidentally discovered adrenal mass. *N Engl J Med*. 2007;356(6):601–610.
2. Young Jr WF. Conventional imaging in adrenocortical carcinoma: update and perspectives. *Horm Cancer*. 2011;2(6):341–347.
3. Delivanis DA, Bancos I, Atwell TD, et al. Diagnostic performance of unenhanced computed tomography and (18) F-fluorodeoxyglucose positron emission tomography in indeterminate adrenal tumours. *Clin Endocrinol (Oxf)*. 2018;88(1):30–36.
4. Hines JM, Bancos I, Bancos C, et al. High-resolution, accurate-mass (HRAM) mass spectrometry urine steroid profiling in the diagnosis of adrenal disorders. *Clin Chem*. 2017;63(12):1824–1835.

原发性醛固酮增多症

高血压、肾上腺醛固酮分泌增加和肾素抑制是原发性醛固酮增多症（primary aldosteronism，PA）的特征。PA在高血压患者中的占比为5%～10%，在难治性高血压患者中的占比可高达20%～50%。当按年龄、性别和血压匹配时，与原发性高血压患者相比，PA患者的心脑血管疾病的发病率和死亡率更高。早期诊断PA提供了治愈高血压或指导针对性药物治疗的机会，这两者都可以预防终末期PA，包括终末期肾病和不可逆的心血管损害。

PA患者中只有28%存在低钾血症，而几乎所有的PA均有高血压。高血压的程度通常是中度至重度，并且可能对常规降压药有耐药性。肾上腺醛固酮腺瘤（adrenal aldosterone-producing，APA）和双侧特发性醛固酮增多症（idiopathic hyperaldosteronism，IHA）是PA最常见的两种亚型（表B.1）。一般来说，APA患者的醛固酮水平和血压往往比IHA患者更高。几项研究已经证明了PA对生活质量的负面影响，并且手术治愈在恢复正常生活质量方面比长期药物治疗更为有效。

表B.1 原发性醛固酮增多症的类型

亚型	在全部PA中的占比（%）
肾上腺醛固酮腺瘤（APA）	30
双侧特发性增生（IHA）	60
单侧/原发性肾上腺增生（unilateral adrenal hyperplasia，UNAH /primary adrenal hyperplasia，PAH）	4
分泌醛固酮的肾上腺皮质癌	<1
家族性醛固酮增多症（familial hypercholesterolemia，FH）	
可的松可治性醛固酮增多症（FH I 型）（生殖细胞CYP11B1/CYP11B2嵌合基因）	<1
FH II 型（APA或IHA）（生殖细胞CLCN2病理变异）	<6
FH III 型（生殖细胞KCNJ5病理变异）	<1
FH IV 型（生殖细胞CACNA1H病理变异）	<0.1
异位醛固酮生成肿瘤	<0.1

注：APA, adrenal aldosterone- producing; IHA, idiopathic hyperaldosteronism; PAH, primary adrenal hyperplasia; UNAH, unilateral adrenal hyperplasia; FH, familialhypercholesterolemia。

PA的诊断始于病例检测，随后是确诊性测试，最后是亚型评估（图B.1）。只要肾素被抑制，每个步骤都可以在患者服用降压药物的情况下完成。尽管用于治疗高血压的药物可能会在轻度 PA 患者中造成假阴性测试结果，但只要采用血浆醛固酮浓度（PAC）的截断值（例如，PAC＞10ng/dl），就不会产生药物导致的假阳性结果。

　　病例检测测试是在随机早晨血样中测量血浆醛固酮浓度（PAC）和血浆肾素活性（PRA）[或血浆肾素浓度（PRC）]。如果 PRA 被抑制到＜1.0ng/（ml·h）（或 PRC＜8mU/L），并且 PAC＞10ng/dl，则应怀疑 PA（图 B.1）。

　　除自发性低钾血症、肾素抑制和 PAC＞20ng/dl 的临床情况（在这种情况下，PA 的诊断是肯定的）外，所有其他患者都应通过

醛固酮抑制测试来确认 PA，该测试有两种方式：①采用高钠饮食或口服氯化钠并测量尿醛固酮排泄；②静脉给予氯化钠溶液并测量 PAC。

　　亚型测试的目的是确定醛固酮过量的来源是右侧、左侧还是双侧肾上腺。当局限于一侧肾上腺时，单侧肾上腺切除术可以使所有患者的低钾血症恢复正常，使所有患者的高血压都有所改善，并且在 30% ~ 60% 的病例中可以治愈。肾上腺定向 CT 扫描应是 PA 亚型评估的首选测试（图 B.1）。然而，由于与年龄相关的无功能肾上腺皮质结节的普遍性及 APA 可能因其太小而无法在 CT 上被检

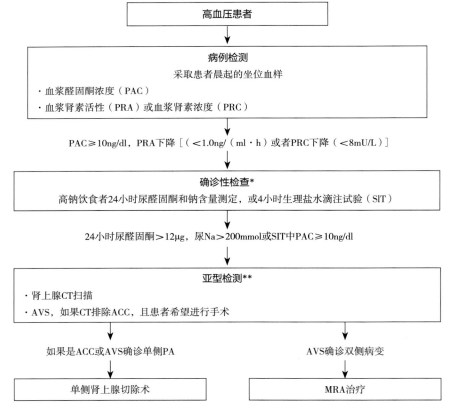

图B.1　评估和治疗原发性醛固酮增多症的流程图

　　注：*如果患者有自发性低钾血症和血浆醛固酮浓度（PAC）＞20ng/dl，则不需要确诊性的测试。**对于年轻患者（＜35岁），如果有明显的 PA（例如，自发性低钾血症和 PAC＞30ng/dl），可能不需要进行肾上腺静脉取血（AVS）。ACC，肾上腺皮质癌；AVS，肾上腺静脉取血；CT，计算机断层扫描；MRA，mineralcorticoid recept antagonist，盐皮质激素受体拮抗剂；PAC，血浆醛固酮浓度；PRA，血浆肾素活性；PRC，血浆肾素浓度；SIT，saline infusion test，生理盐水滴注试验。

测到，CT在定位APA方面的可靠性较差。肾上腺CT无法准确区分APA和IHA。肾上腺静脉取血（adrenal vein sampling，AVS）是区分PA患者属于单侧或双侧病变的标准检查。AVS是一项在技术上要求很高的程序，由于右肾上腺静脉很短，可能难以定位和插管，成功率取决于介入放射科医生的专业程度和熟练程度。

　　PA患者的治疗目标包括：①解决低钾血症；②保持正常血压；③预防醛固酮特异性的进行性慢性肾脏疾病和心血管损害。PA的类型决定了最佳治疗选择。临床医生必须明白，血压的正常化并非唯一的目标。在钠存在的情况下，过度的自主醛固酮分泌与心血管疾病和发病风险增加相关。因此，根治性手术或优化的盐皮质激素受体阻断应成为所有PA患者治疗计划的一部分。

（卢　毅　译）

参考文献

1. Young Jr WF. Diagnosis and treatment of primary aldosteronism: practical clinical perspectives. *J Intern Med*. 2019;285(2):126–148.

2. Brown JM, Siddiqui M, Calhoun DA, et al. The unrecognized prevalence of primary aldosteronism: a cross-sectional study. *Ann Intern Med*. 2020;173(1):10–20.

3. Funder JW, Carey RM, Mantero F, et al. The management of primary aldosteronism: case detection, diagnosis, and treatment: an Endocrine Society clinical practice guideline. *J Clin Endocrinol Metab*. 2016;101(5):1889–1916.

4. Mulatero P, Stowasser M, Loh KC, et al. Increased diagnosis of primary aldosteronism, including surgically correctable forms, in centers from five continents. *J Clin Endocrinol Metab*. 2004;89(3):1045–1050.

5. Velema M, Dekkers T, Hermus A, et al. Quality of life in primary aldosteronism: a comparative effectiveness study of adrenalectomy and medical treatment. *J Clin Endocrinol Metab*. 2018;103(1):16–24.

原发性醛固酮增多症：单侧肾上腺切除无需行肾上腺静脉取血术

摘要

在部分原发性醛固酮增多症（PA）患者（约占5%）中，可以进行外科手术治疗而无需行肾上腺静脉取血（AVS）。这些患者具有以下特征：年轻群体（≤35岁），自发性低钾血症和血浆醛固酮浓度>30ng/dl，以及肾上腺CT扫描结果显示单侧有较大腺瘤。

关键词

肾上腺肿瘤；肾上腺结节；肾上腺静脉取血；内分泌性高血压；高醛固酮血症；原发性醛固酮增多症

病例报道

35岁男性患者，有4年的高血压史。接受了三种药物治疗方案：中枢性α2受体激动剂（可乐定0.2mg qd）、钙通道阻滞剂（氨氯地平10mg qd）和血管紧张素受体拮抗剂（缬沙坦80mg qd）。这三种药物能有效控制血压。然而，自发性低钾血症已成为一个主要问题，两次住院进行氯化钾输注治疗。在转诊至梅奥医学中心时，每天服用80mg的氯化钾以维持正常血清钾浓度。除了高血压和低钾血症外，患者健康状况良好，无库欣综合征的迹象或症状，无一级亲属被诊断为高血压。

辅助检查

实验室检查结果如表7.1所示。该患者PA相关检测呈阳性，血浆醛固酮浓度（PAC）>10ng/dl，血浆肾素活性（PRA）<1.0ng/（ml·h）。此外，由于患者存在自发性低钾血症且PAC>20ng/dl，除PA外无其他疾病的可能性。因此，针对该患者不需通过口服钠负荷或静脉生理盐水滴注试验进行确诊。血清硫酸脱氢表雄酮（DHEA-S）浓度处于中等正常水平，并且1mg过夜地塞米松抑制试验（DST）表现为皮质醇被正常抑制。因此，肾上腺腺瘤未分泌皮质醇。肾上腺CT显示右侧肾上腺有一2.0cm×1.0cm的富含脂质肿块。左侧肾上腺CT显示正常。

表7.1 实验室检查

生化检测	结果	参考区间
钠（mmol/L）	142	135～145
钾（mmol/L）	4.1	3.6～5.2
肌酐（mg/dl）	1.2	0.8～1.3
醛固酮（ng/dl）	54	≤21
肾素 [ng/（ml·h）ml]	<0.6	≤0.6～3
DHEA-S（μg/dl）	290	57～522
1mg过夜DST	<1.0	<1.8

注：DHEA-S，硫酸脱氢表雄酮；DST，地塞米松抑制试验。

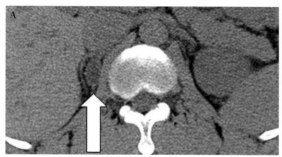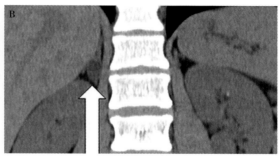

图7.1　肾上腺平扫CT轴位（A）和冠状位（B）图像显示右侧肾上腺有一富含脂质的结节，大小为2.0cm×1.0cm（箭头所示）。左侧肾上腺在所有图像上均呈正常状态

鉴于患者年轻且PA症状严重，右侧肾上腺肿块很可能（＞95%的概率）是醛固酮瘤（APA）。该结论基于以下证据：非功能性肾上腺结节在年轻人中很少见，且出现严重PA症状需要一个明显病因——通常是较大的肾上腺腺瘤。在2014年梅奥医学中心发表的一项研究中，尽管CT和磁共振成像在检测PA患者的单侧肾上腺疾病时总体准确性较差，仅为58.6%，但在35岁以下的患者中，肾上腺成像的准确率达到100%。由于患者高血压的时间较短且无高血压家族史，因此手术治愈高血压是一个合理的目标。

治疗

醛固酮瘤或PA单侧肾上腺增生的最佳治疗方法是手术治疗，因为所有患者的高血压都能得到控制，并且30%～60%的个体无须降血压药物。此外，与盐皮质激素受体拮抗剂治疗相比，手术治愈的患者生活质量更佳。在一项回顾性临床研究中，针对705例接受手术治疗的PA患者进行了调查，其中259例（37%）治愈，334例（47%）病情好转。女性和年轻患者更易得到完全缓解。单侧肾上腺切除后持续存在高血压的高危因素包括：一级亲属有一个以上的高血压患者，

使用两种以上的降压药物，年龄较大，血清肌酐水平升高和高血压持续时间较长。

患者接受了腹腔镜右侧肾上腺切除术。右侧肾上腺重7.9g（正常肾上腺重量为4～5g），含一个2.3cm×1.6cm×1.1cm的黄色皮质腺瘤（图7.2）。手术后第1天的PAC为1.2ng/dl，第2天停止氯化钾和洛地沙坦的治疗。氨氯地平和可乐定的剂量减少了50%。患者在手术后的第1个月每天监测血压，并根据需要调整降压药物。

随访和预后

手术后4周，患者每周血钾浓度保持在正常高值水平，血清肌酐水平正常。术后2年，患者的血压正常，无须降压药物。

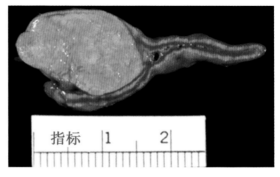

图7.2　右肾上腺重7.9g（正常肾上腺重量为4～5g），切面显示了一个2.3cm×1.6cm×1.1cm的黄色皮质腺瘤

要点

- 几乎所有手术治疗的 PA 患者都应于术前行 AVS，但是也存在例外。一般来说，由 APA 引起的 PA 患者的症状比双侧原发性肾上腺增生更严重。

- 肾上腺无功能腺瘤患病率与年龄相关：在 35 岁以下的患者中很少见，但在 70 岁以上的患者中相对常见。

- 在 35 岁以下的 PA 患者中，如出现严重 PA 症状（自发性低钾血症和 PAC>30ng/dl）和 CT 扫描结果显示单侧肾上腺存在较大腺瘤（最大径>1cm），且在对侧肾上腺的 CT 结果显示形态正常的情况下，临床医生可以考虑不行 AVS，直接行单侧腹腔镜肾上腺切除术。

- 在 PA 患者中，单侧肾上腺切除术后高血压完全缓解的术前因素包括：无高血压家族史，使用两种或更少的降压药物，年轻，血清肌酐水平正常和高血压患病时间较短（如患病时间<10 年）。

（邱东旭　译）

参考文献

1. Young WF Jr. Diagnosis and treatment of primary aldosteronism: practical clinical perspectives. *J Intern Med.* 2019;285(2):126–148.

2. Funder JW, Carey RM, Mantero F, et al. The management of primary aldosteronism: case detection, diagnosis, and treatment: an Endocrine Society Clinical Practice Guideline. *J Clin Endocrinol Metab.* 2016;101(5):1889–1916.

3. Young WF Jr. Clinical practice. The incidentally discovered adrenal mass. *N Engl J Med.* 2007;356(6):601–610.

4. Lim V, Guo Q, Grant CS, et al. Accuracy of adrenal imaging and adrenal venous sampling in predicting surgical cure of primary aldosteronism. *J Clin Endocrinol Metab.* 2014;99(8):2712–2719.

5. Sawka AM, Young WF, Thompson GB, et al. Primary aldosteronism: factors associated with normalization of blood pressure after surgery. *Ann Intern Med.* 2001;135(4):258–261.

6. Benham JL, Eldoma M, Khokhar B, Roberts DJ, Rabi DM, Kline GA. Proportion of patients with hypertension resolution following adrenalectomy for primary aldosteronism: a systematic review and meta-analysis. *J Clin Hypertens* (Greenwich). 2016;18:1205–1212.

7. Velema M, Dekkers T, Hermus A, et al. Quality of life in primary aldosteronism: a comparative effectiveness study of adrenalectomy and medical treatment. *J Clin Endocrinol Metab.* 2018;103(1):16–24.

8. Williams TA, Lenders JWM, Mulatero P, et al. Outcomes after adrenalectomy for unilateral primary aldosteronism: an international consensus on outcome measures and analysis of remission rates in an international cohort. *Lancet Diabetes Endocrinol.* 2017;5:689–699.

CT 提示单侧肾上腺结节的原发性醛固酮增多症

摘要

横断面计算机成像对是由单侧还是双侧肾上腺疾病导致的原发性醛固酮增多症（PA）的判断缺乏足够的准确性。如果腹部CT结果未显示符合肾上腺皮质癌表现的大型肾上腺肿块，则肾上腺静脉取血（AVS）是确诊PA的患者在外科治疗前对患病侧进行定位的重要步骤。唯一例外是确诊PA的年轻患者的肾上腺CT上可见单侧孤立的较大肾上腺腺瘤（病例7）。

关键词

肾上腺肿块；肾上腺结节；肾上腺静脉取血；内分泌性高血压；高醛固酮血症；原发性醛固酮增多症

病例报道

68岁女性患者，患高血压40年。6个月前高血压症状加重，使用利尿剂后引起低钾血症。既往通过服用血管紧张素转换酶抑制剂和氢氯噻嗪能很好地控制血压，但由于低钾血症，医生将降压方案更改为美托洛尔（12.5mg bid）和氨氯地平（5mg qd）。同时每天服用20mg的氯化钾以纠正低钾血症。未出现库欣综合征的体征或症状。

辅助检查

实验室检查结果如表8.1所示。该患者进行了PA的相关检测，血浆醛固酮浓度（PAC）>10ng/dl，血浆肾素活性（PRA）<1.0ng（ml·h）。由于无自发性低钾血症，遂进行了钠盐负荷确诊试验。患者在3天内接受高钠饮食，从第3天到第4天收集24小时尿液，每天监测血压并检测血清钾浓度。通过24小时尿醛固酮含量及24小时尿钠排泄量确诊PA。24小时尿钠排泄量的截止值（200mg）只能作为参考值，应结合临床进行判断。这位患者24小时尿钠排泄量为190mg，硫酸脱氢表雄酮（DHEA-S）正常，1mg过夜地塞米松抑制试验（DST）正常（表8.1）。CT扫描结果显示左侧肾上腺可见一大小约1.6cm的富含脂质结节（图8.1）。

与患者沟通病情后，选择通过手术治愈低钾血症，并在减少药物的情况下能更好地控制高血压。患者理解高血压已持续超过10年，不可能完全通过手术治愈。患者接受了AVS检查。AVS的成功依据是肾上腺静脉至下腔静脉的皮质醇比值大于5∶1。

采用连续促肾上腺皮质激素（ACTH）输注方案（在AVS前30分钟开始静脉给药，剂量为50μg/h，并持续整个过程），肾上腺静脉与下腔静脉的皮质醇比值远大于5∶1（在本例中，右侧比值为25∶1，左侧比值为

表8.1 实验室检查

生化检测	结果	参考区间
钠（mmol/L）	138	135～145
钾（mmol/L）	4.2	3.6～5.2
肌酐（mg/dl）	0.8	0.8～1.3
eGFR [ml/（min·BSA）]	>60	>60
醛固酮（ng/dl）	18	≤21
血浆肾素活性 [ng/（ml·h）]	<0.6	≤0.6～3
DHEA-S（mg/dl）	48.9	9.7～159
1mg过夜DST（mg/dl）	<1.0	<1.8
24小时尿醛固酮（mg）	20	<12（当24小时尿钠>200）
24小时尿钠（mg）	190	>200（口服钠盐负荷试验下）

注：eGFR，估测肾小球滤过率；BSA，体表面积；DHEA-S，硫酸脱氢表雄酮；DST，地塞米松抑制试验。

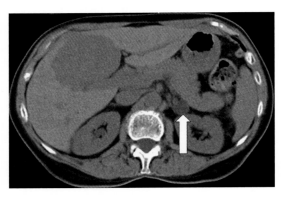

图8.1 肾上腺平扫CT轴位图像显示左侧肾上腺一大小约1.6cm富含脂质的结节（箭头所示），平扫CT值为−1HU

9.2：1）。每个肾上腺静脉的醛固酮（A）浓度除以相应的皮质醇（C）浓度得到A/C比（表8.2）。从优势肾上腺中获得的A/C值除以从非优势肾上腺中获得的A/C值，以确定醛固酮侧化比率。在本例中，右侧的A/C比为5.4，左侧的A/C比为3.3，得出醛固酮侧化比率为1.7。当醛固酮侧化比率小于3，并且每个肾上腺静脉的A/C值大于下腔静脉的A/C值时，可以推断患者患有双侧特发性肾上腺增

表8.2 肾上腺静脉取血[a]

	右侧肾上腺静脉	下腔静脉	左侧肾上腺静脉
醛固酮（ng/dl）	3110	38	690
皮质醇（μg/dl）	576	23	212
醛固酮/皮质醇比值[b]	5.4	1.7	3.3

注：醛固酮侧别指数为1.7。
双侧醛固酮/皮质醇比值大于下腔静脉醛固酮/皮质醇比值。
[a] 在持续促肾上腺皮质激素50μg/h静脉输注下完成AVS。
[b] 每侧肾上腺醛固酮浓度除以相应的皮质醇浓度得到A/C比。优势肾上腺的A/C比除以非优势肾上腺的A/C比得到醛固酮侧化比率。在这种情况下，右侧的A/C比5.4除以左侧的A/C比3.3，得出醛固酮侧化比率为1.7（右/左）。当醛固酮侧化比率小于3，并且两个肾上腺静脉的A/C比大于下腔静脉的A/C比时，数据与双侧特发性肾上腺增生一致。

生，建议进行药物治疗。因此，左侧肾上腺中1.6cm的结节不是醛固酮过多的来源，AVS避免了基于CT扫描结果的手术治疗方案。

治疗

建议患者开始每日服用50mg螺内酯，停止氯化钾和美托洛尔治疗。建议患者每天监测血压，并进行随访，及时调整药物，目标平均血压控制在135/85mmHg以内。螺内酯的剂量不是基于血压水平来决定的，而是由血清钾浓度决定。建议每周检查一次血清钾，并根据需要增加螺内酯剂量，使血清钾浓度达到4.5mmol/L的目标值。

随访和预后

为使血清钾达到4.5mmol/L的目标，患者服用螺内酯剂量增加至每日100mg。随着血压改善，氨氯地平剂量减至每日2.5mg。1年后CT结果显示左肾上腺腺瘤大小无明显变化，1mg DST提示正常皮质醇抑制。建议患者不再对无功能左肾上腺腺瘤进行进一步的随访。

要点

- 肾上腺CT无法确定PA的病因是单侧肾上腺疾病还是双侧肾上腺疾病。

- 在解释PA的确诊结果时要结合临床症状。

- 盐皮质激素拮抗剂的药物剂量应在不使用补钾药物的情况下，使血清钾达到4.5mmol/L。

（邱东旭　译）

参考文献

1. Young WF Jr. Diagnosis and treatment of primary aldosteronism: practical clinical perspectives. *J Intern Med*. 2019;285(2):126–148.

2. Funder JW, Carey RM, Mantero F, et al. The management of primary aldosteronism: case detection, diagnosis, and treatment: an Endocrine Society Clinical Practice Guideline. *J Clin Endocrinol Metab*. 2016;101(5):1889–1916.

3. Sawka AM, Young WF, Thompson GB, et al. Primary aldosteronism: factors associated with normalization of blood pressure after surgery. *Ann Intern Med*. 2001;135(4):258–261.

4. Young WF, Stanson AW, Thompson GB, Grant CS, Farley DR, van Heerden JA. Role for adrenal venous sampling in primary aldosteronism. *Surgery*. 2004;136(6):1227–1235.

5. Young WF, Stanson AW. What are the keys to successful adrenal venous sampling (AVS) in patients with primary aldosteronism? *Clin Endocrinol (Oxf)*. 2009;70(1):14–17.

原发性醛固酮增多症伴 CT 提示双侧肾上腺结节

摘要

在原发性醛固酮增多症（PA）患者的肾上腺CT图像中发现双侧肾上腺皮质结节时的鉴别诊断包括：双侧特发性结节性增生、双侧醛固酮瘤、单侧醛固酮瘤和对侧无功能性结节，以及肾上腺醛固酮–皮质醇共分泌瘤。所有在CT中发现肾上腺结节的患者应进行皮质醇分泌的相关评估，包括血清硫酸脱氢表雄酮（DHEA-S）浓度和过夜地塞米松抑制试验（DST）。是否行肾上腺静脉取血（AVS）需要与患者共同讨论决定。如果患者希望进行外科治疗并且有手术指征，则可行AVS。

关键词

肾上腺肿块；肾上腺结节；肾上腺静脉取血；内分泌性高血压；高醛固酮血症；原发性醛固酮增多症

病例报道

69岁男性患者，非洲裔美国人，患高血压15年。接受三种药物治疗：β受体阻滞剂（卡维地洛25mg bid）、直接血管舒张剂（肼屈嗪100mg tid）和血管紧张素受体拮抗剂（氯沙坦50mg qd）。血压控制不佳，收缩压通常在150mmHg左右。7年前首次发现自发性低钾血症，血清钾浓度为3.2mmol/L和3.1mmol/L，但一直未对PA进行相关检查。在转诊至梅奥医学中心时，患者每天服用160mg氯化钾以维持正常血钾浓度。除了高血压和慢性肾脏病（CKD）外，患者健康，没有任何库欣综合征的体征或症状。

辅助检查

实验室检查结果如表9.1所示。血清肌酐浓度与3a期CKD一致，很可能是PA长期未经治疗的结果。患者PA的相关实验检查结果提示血浆醛固酮浓度（PAC）>10ng/dl和血浆肾素活性（PRA）<0.6ng/（ml·h）。此外，当患者有自发性低钾血症，且PAC>20ng/dl时，不需要再进行PA确诊试验，如口服钠负荷或静脉生理盐水滴注试验。血清硫酸脱氢表雄酮（DHEA-S）和促肾上腺皮质激素（ACTH）的下降表明可能存在亚临床库欣综合征的可能，可通过2mg过夜DST未能正常抑制血清皮质醇浓度而确认（表9.1）。肾上腺平扫CT显示右侧有一1.2cm×1.6cm富含脂质的肾上腺结节和左侧有一乏脂的1.0cm肾上腺结节（图9.1）。

经过与患者讨论，患者希望通过手术治愈低钾血症并减少治疗高血压的药物。同时理解通过手术治愈高血压不是一个合理的目标，因为有10年的高血压病史并伴有CKD。此外，患者也清楚PA患者肾脏的高滤过使肾功能不断下降，实际上比表面上看起来更严重——PA"掩盖"了潜在 CKD 的程度，在手术或用盐皮质激素受体拮抗剂进行有效治疗后，血清肌酐将升高。

之后，患者进行了 AVS，静脉注射生理盐水以保持体液充足，也限制了造影剂的使用。根据肾上腺静脉–下腔静脉（IVC）皮质醇比值大于 5 : 1（表 9.2），AVS 取得了成功。采用持续的 ACTH 注射方案（从 AVS 开始前 30 分钟开始静脉持续注射 ACTH 50μg/h），肾上腺静脉与下腔静脉皮质醇比值通常远远高于 5 : 1（本病例右侧为 22.8 : 1，左侧为 13.1 : 1）。从优势测肾上腺的 A/C 比比值除以非优势测肾上腺的 A/C 比值得到醛固酮侧化比率（表 9.2）。在本病例中，左侧的 46.8 除以右侧的 1.9，得到醛固酮侧化比率为 24.6（左/右）。当醛固酮侧化比率 >4 : 1 时，单侧肾上腺切除将是可选择的治疗方案。通过将非优势测肾上腺静脉的 A/C 比率与 IVC 的 A/C 比率进行比较，确认了来自非优势测肾上腺醛固酮分泌功能相对受抑制。在本病例中，右侧的 A/C 比率为 1.9，除以 IVC 的 9.4，结果为 0.2。当此值 <1.0 时，确认肾上腺功能被抑制。因此，右肾上腺中较大的结节不是醛固酮过多的来源。

表9.1 实验室检查

生化检测	结果	参考区间
钠（mmol/L）	146	135～145
钾（mmol/L）	4.5	3.6～5.2
肌酐（mg/dl）	1.6	0.8～1.3
eGFR［ml/（min·BSA）］	52	>60
醛固酮（ng/dl）	71	≤21
血浆肾素活性［ng/（ml·h）］	<0.6	≤0.6～3
DHEA-S（μg/dl）	37.3	25～131
ACTH（pg/ml）	12	7.2～63
2mg 过夜 DST（μg/dl）	2.6	<1.8

注：eGFR，估测肾小球滤过率；BSA，体表面积；DHEA-S，硫酸脱氢表雄酮；ACTH，促肾上腺皮质激素；DST，地塞米松抑制试验。

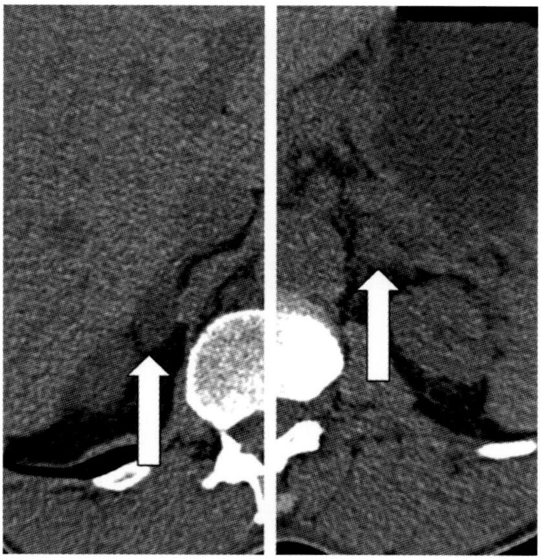

图9.1 肾上腺平扫 CT 显示右侧 1.2cm×1.6cm 富含脂质（−1.9HU）的肾上腺结节（箭头所示）和左侧 1.0cm 乏脂（22.2HU）的肾上腺结节（箭头所示）

表9.2 肾上腺静脉取血[a]

	右侧肾上腺静脉	下腔静脉	左侧肾上腺静脉
醛固酮（ng/dl）	790	170	11 000
皮质醇（μg/dl）	411	18	235
醛固酮/皮质醇比值[b]	1.9	9.4	46.8
醛固酮侧化比率为 24.6			
对侧抑制指数为 0.2			

注：[a]在持续促肾上腺皮质激素 50μg/h 静脉输注下完成 AVS。
[b]每侧肾上腺醛固酮浓度除以相应的皮质醇浓度得到 A/C 比。优势肾上腺的 A/C 比除以非优势肾上腺的 A/C 比得到醛固酮侧化比率。在本例中的 46.8 除以右侧的 1.9，得到醛固酮侧化比率为 24.6（左/右）。当醛固酮侧化比率 >4 时，可行单侧肾上腺切除。非优势测肾上腺静脉 A/C 比值与 IVC 的 A/C 比值比称为非优势测抑制指数。

治疗

患者接受了腹腔镜左肾上腺切除术。左肾上腺重9g，含有一个1.5cm×1.0cm×0.9cm的黄色皮质腺瘤（图9.2）。手术后第2天PAC<4ng/dl。鉴于有轻度的皮质醇自主分泌，患者在围手术期补充了皮质醇，并计划在手术后2周每天早上服用5mg的泼尼松，检查早晨血清皮质醇。术后第2天停止了氯化钾和氯沙坦治疗。建议患者在术后第1个月每天监测血压，根据需要调整正常高值血压的药物剂量。

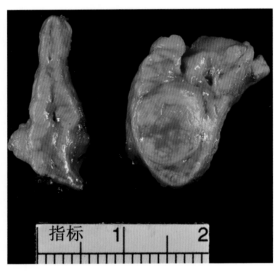

图9.2 左肾上腺重9g（正常肾上腺重4g），含一个1.5cm×1.0cm×0.9cm的黄色皮质腺瘤，如右侧切片所示

随访和预后

患者每周的血钾浓度保持正常（3.7、4.4、4.4和4.2mmol/L），无须氟氢可的松治疗。术后2周，在早晨服用泼尼松前检查的8am血清皮质醇正常（15.2μg/dl），停用泼尼松。术后1个月，如预期一样，血清肌酐升高至1.9mg/dl，eGFR为43（3b期CKD）。术后1年，肾上腺磁共振成像显示右侧肾上腺结节无变化。术后2年，患者每日服用氨

氯地平10mg、卡维地洛6.25mg和每日分2次的肼屈嗪50mg，血清钾浓度保持正常，为4.1mmol/L，血清肌酐稍高，为2.15mg/dl（eGFR 37）。1mg过夜DST正常。

要点

• 大多数PA患者多年来一直未被诊断。这个病例的特点是尽管患有慢性低钾血症，但是这名患者在7年之后才进行了PA的相关检测。

• 为了预防与PA相关的心脏疾病和肾功能障碍，所有高血压患者应至少进行一次PA的相关检测。

• 在自发性低钾血症、PAC>20ng/dl和PRA<1ng/（ml·h）的情况下，不需要进行PA的确诊试验。

• 所有PA患者在CT中发现肾上腺结节时应进行DHEA-S和过夜DST筛查。

• 当亚临床皮质醇自主性分泌为轻度时，不会干扰AVS的结果。

• 当PA患者出现双侧肾上腺结节时，如果患者希望进行手术治愈，AVS是必要的。

• 由于未经治疗的PA伴随肾脏的高滤过，肾功能检查结果较实际情况好，有效治疗PA后，血清肌酐将升高。

• 对于那些患有PA并合并高血压超过10年的患者，合理的手术治疗目标是治愈低钾血症并使高血压药物减少50%以上。

（邱东旭 译）

参考文献

1. Young WF Jr. Diagnosis and treatment of primary aldosteronism: practical clinical perspectives. *J Intern Med.* 2019;285(2):126–148.

2. Funder JW, Carey RM, Mantero F, et al. The management of primary aldosteronism: case detection, diagnosis,

and treatment: an endocrine society clinical practice guideline. *J Clin Endocrinol Metab*. 2016;101(5): 1889–1916.

3. Nishiyama A. Pathophysiological mechanisms of mineralocorticoid receptor-dependent cardiovascular and chronic kidney disease. *Hypertens Res*. 2019;42(3):293–300.

4. Sawka AM, Young WF, Thompson GB, et al. Primary aldosteronism: factors associated with normalization of blood pressure after surgery. *Ann Intern Med*. 2001;135(4):258–261.

5. Kim IY, Park IS, Kim MJ, et al. Change in kidney function after unilateral adrenalectomy in patients with primary aldosteronism: identification of risk factors for decreased kidney function. *Int Urol Nephrol*. 2018;50(10):1887–1895.

6. Young WF, Stanson AW, Thompson GB, Grant CS, Farley DR, van Heerden JA. Role for adrenal venous sampling in primary aldosteronism. *Surgery*. 2004;136(6):1227–1235.

7. Young WF, Stanson AW. What are the keys to successful adrenal venous sampling (AVS) in patients with primary aldosteronism? *Clin Endocrinol* (Oxf). 2009;70(1): 14–17.

单侧肾上腺增生引起的原发性醛固酮增多症

摘要

原发性醛固酮增多症（PA）有6个亚型，最常见的亚型是双侧特发性肾上腺增生（IHA）（约60%的患者）（病例8）；第二种常见亚型（约30%的患者）是单侧醛固酮腺瘤（APA）（病例7、9、12~15）；第三种常见亚型是单侧或原发性肾上腺增生（称为UAH或PAH）。UAH的诊断基于①肾上腺静脉取血（AVS）定位单侧肾上腺病灶；②病理学上缺乏肾上腺腺瘤且存在肾上腺球状带增生；③单侧肾上腺切除术后PA的长期治愈结果。

关键词

肾上腺静脉取血；内分泌性高血压；高醛固酮血症；原发性肾上腺增生；原发性醛固酮增多症；单侧肾上腺增生

病例报道

65岁男性患者，患高血压20年。过去4年出现自发性低钾血症。患者服用氯化钾每日60mg以及5种抗高血压药物：盐酸可乐定（0.3mg bid）、多沙唑嗪（8mg qd）、赖诺普利（40mg qd）、维拉帕米（240mg bid）和肼屈嗪（100mg tid）。6年前曾患蛛网膜下腔出血，出现左侧肢体无力的后遗症。无库欣综合征的任何体征或症状。

辅助检查

实验室检查结果如表10.1所示。患者进行了PA相关检测，醛固酮浓度（PAC）>10ng/dl，血浆肾素活性（PRA）<1.0ng/（ml·h）。由于患者出现自发性低钾血症和PAC>20ng/dl，不需要进行PA的确诊检测。脱氢硫酸表雄酮（DHEA-S）正常（表10.1）。肾上腺增强CT扫描显示左侧肾上腺有结节性增厚（图10.1）。

表10.1　实验室检查

生化检测	结果	参考正常范围
钠（mmol/L）	146	135~145
钾（mmol/L）	3.8	3.6~5.2
肌酐（mg/dl）	1.0	0.8~1.3
eGFR [ml/（min·BSA）]	>60	>60
醛固酮（ng/dl）	36	≤21
血浆肾素活性 [ng/（ml·h）]	<0.6	≤0.6~3
DHEA-S（μg/dl）	146	12~227

注：eGFR，估测肾小球滤过率；BSA，体表面积；DHEA-S，硫酸脱氢表雄酮。

与患者进行了详细讨论后，患者希望通过手术治愈低钾血症，并能在较少药物剂量下更好地控制自己的高血压。考虑到他的高血压已经持续超过10年，手术治愈高血压并不是一个合理的目标。手术前患者

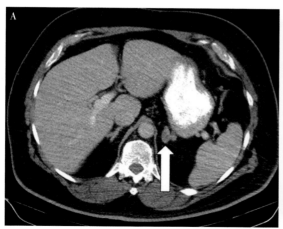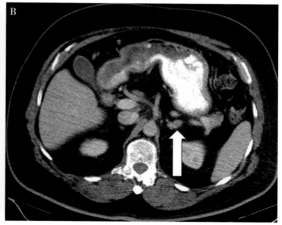

图10.1　腹部增强CT轴位图显示左侧肾上腺有结节性增厚。（A）左侧肾上腺的内侧肢增厚（箭头所示）。（B）左侧肾上腺的外侧支也出现增厚（箭头所示）

进行了AVS（图10.2）检查。AVS成功判定标准为肾上腺静脉对下腔静脉（IVC）皮质醇梯度是否高于5∶1（表10.2）。采用促肾上腺皮质激素（cosyntropin）输注方案［从AVS开始前30分钟持续注射促肾上腺皮质激素（cosyntropin）50μg/h，手术过程中亦持续输注］。肾上腺与IVC皮质醇梯度通常远高于5∶1（本病例右侧为55.5∶1，左侧为30∶1）。每侧肾上腺静脉的醛固酮（A）浓度除以相应的皮质醇（C）浓度得到A/C比（表10.2）。优势测肾上腺的A/C比除以非优势测肾上腺的A/C比以确定醛固酮侧化比率。在本例中，左侧的A/C比为13.8，右侧的A/C比为0.5，得出醛固酮侧化比率为25.5（左侧/右侧）。当醛固酮侧化比率＞4时，可选择单侧肾上腺切除。当非优势测肾上腺的醛固酮分泌相对抑制时，可通过将非优势测肾上腺的A/C比除以IVC的A/C比来确认。在本例中，右侧的A/C比为0.2，除以IVC的A/C比2.4，得到0.08。当此值＜1.0时，确认非优势测肾上腺功能受抑制。

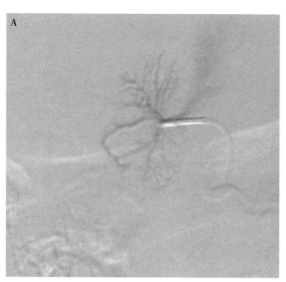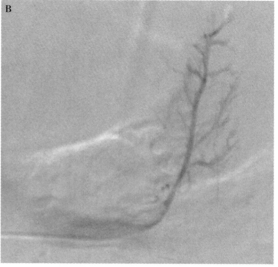

图10.2　肾上腺静脉取血的X线片。（A）显示右侧肾上腺静脉解剖结构及对比剂注入。（B）显示左侧肾上腺静脉解剖结构

表10.2 肾上腺静脉取血[a]

	右侧肾上腺静脉	下腔静脉	左侧肾上腺静脉
醛固酮（ng/dl）	654	53	9280
皮质醇（μg/dl）	1220	22	673
醛固酮/皮质醇比值[b]	0.5	2.4	13.8
醛固酮侧化比率为25.5			
对侧抑制指数为0.08			

注：[a]在持续促肾上腺皮质激素（cosyntropin）50μg/h静脉输注下完成AVS。

[b]每侧肾上腺醛固酮浓度除以相应的皮质醇浓度得到A/C比。优势肾上腺的A/C比除以非优势肾上腺的A/C比得到醛固酮侧化比率。在本例中，左侧的13.8除以右侧的0.5，得到醛固酮侧化比率为25.5（左/右）。当醛固酮侧化比率＞4时，可行单侧肾上腺切除。非优势测肾上腺静脉A/C比值与IVC的A/C比值比称为非优势测抑制指数。

　　患者接受了腹腔镜左侧肾上腺切除术。左侧肾上腺重量为13.2g（正常为4～5g），肾上腺切面均匀呈黄褐色，质软，没有腺瘤。镜下检查显示皮质增生（表10.3）。手术后第2天PAC＜4ng/dl，出院后的药物包括盐酸可乐定（0.3mg bid）、多沙唑嗪（8mg qd）、赖诺普利（20mg qd）、维拉帕米（240mg bid）和肼屈嗪（50mg bid）。停用了氯化钾和多沙唑嗪治疗。建议患者术后第1个月每天监测血压，根据需要调整正常高值血压的药物剂量。

随访和预后

　　患者治疗后4周内血钾浓度均正常，不需要使用氟氢可的松治疗。UAH的潜在病理生理学机制尚不清楚。在2004年发表的关于PA的文章中，203名PA患者中，诊断为UAH的有8名（4%）。手术后，平均随访6.2年，8名患者中有6名（75%）患者在没有使用降压药物的情况下血压正常，无疾病复发。在2019年发表的关于PA的文章中，206

表10.3 原发性醛固酮增多症分类

原发性醛固酮增多症（PA）亚型	PA患者中所占比例（%）
肾上腺醛固酮腺瘤（APA）	30
双侧特发性增生（IHA）	60
单侧（原发性）肾上腺增生（UAH/PAH）	4
分泌醛固酮的肾上腺皮质癌	＜1
家族性高醛固酮血症（FH）	
糖皮质激素可治疗性醛固酮增多症（FH I型）（生殖系CYP11B1/CYP11B2嵌合基因）	＜1
FH Ⅱ型（APA或IHA）（生殖系CLCN2致病性变异）	＜6
FH Ⅲ型（生殖系KCNJ5致病性变异）	＜1
FH Ⅳ型（生殖系CACNA1H致病性变异）	＜0.1
异位醛固酮腺瘤	＜0.1

名PA患者中有33名诊断为UAH。与APA患者相比，UAH患者更多为男性，接受左侧肾上腺切除术，并且AVS醛固酮侧化比率的中位数较低（9.8 *vs.* 19.8，*P*=0.04）。UAH与APA患者在高血压治愈或改善率方面没有显著差异。因此，检查和手术治疗对UAH与APA同样重要。手术后5年，患者血钾正常，高血压仅用两种降压药物（赖诺普利和维拉帕米）就得到很好的控制。

要点

- 尽管UAH比IHA或APA更少见，但重要的是识别UAH患者，因为通过单侧肾上腺切除术可以取得长期治愈的结果（表10.2）。
- UAH的诊断是术后确定的，基于①AVS定位一侧肾上腺病灶；②病理学上缺乏肾上腺腺瘤且存在球状带增生；③单侧肾上腺切除术后PA的长期治愈结果。

（邱东旭 译）

参考文献

1. Young WF Jr. Diagnosis and treatment of primary aldosteronism: practical clinical perspectives. *J Intern Med.* 2019;285(2):126–148.

2. Funder JW, Carey RM, Mantero F, et al. The management of primary aldosteronism: case detection, diagnosis, and treatment: an Endocrine Society Clinical Practice Guideline. *J Clin Endocrinol Metab.* 2016;101(5):1889–1916.

3. Sawka AM, Young WF, Thompson GB, et al. Primary aldosteronism: factors associated with normalization of blood pressure after surgery. *Ann Intern Med.* 2001;135(4):258–261.

4. Young WF, Stanson AW, Thompson GB, Grant CS, Farley DR, van Heerden JA. Role for adrenal venous sampling in primary aldosteronism. *Surgery.* 2004;136(6):1227–1235.

5. Young WF, Stanson AW. What are the keys to successful adrenal venous sampling (AVS) in patients with primary aldosteronism? *Clin Endocrinol* (Oxf). 2009;70(1):14–17.

6. Shariq OA, Mehta K, Thompson GB, et al. Primary aldosteronism: does underlying pathology impact clinical presentation and outcomes following unilateral adrenalectomy? *World J Surg.* 2019;43(10):2469–2476.

双侧大结节性肾上腺皮质增生的原发性醛固酮增多症患者及皮质醇共分泌

摘要

双侧大结节性肾上腺皮质增生症（bilateral macronodular adrenal hyperplasia，BMAH）通常是通过CT扫描诊断。当患者出现原发性醛固酮增多症（PA），并且CT扫描发现BMAH时，醛固酮过度分泌是双侧的，并且通常与皮质醇共分泌相关，导致临床上明显的库欣综合征或亚临床库欣综合征（也称为"轻度自主皮质醇分泌"）。在这种情况下通常不需要进行肾上腺静脉取血（AVS），因为根据定义，该疾病是双侧的。治疗方式是手术。如果患者有亚临床库欣综合征（轻度自主皮质醇分泌），则有机会通过切除较大的肾上腺来减轻疾病的负担。如果患者有临床上明显的库欣综合征表现，最佳治疗方案是切除双侧肾上腺。

关键词

肾上腺静脉取血；双侧大结节性肾上腺皮质增生；库欣综合征；内分泌性高血压；轻度自主皮质醇过多；原发性醛固酮增多症；亚临床库欣综合征

病例报道

69岁男性患者，患高血压34年；9年前出现自发性低钾血症，被诊断为PA。6个月前因为高血压症状加重，前往梅奥医学中心。患者服用4种药物治疗：钙通道阻滞剂（硝苯地平，30mg qd）、β受体阻滞剂（卡维地洛，12.5mg bid）、血管紧张素受体拮抗剂（洛美沙坦，100mg qd）和利尿剂（氯噻酮，25mg qd），血压控制仍不理想。在转诊至梅奥医学中心时，患者每天服用40mg氯化钾以维持正常血钾浓度。除了高血压和低钾血症外，患者身体健康，无明显的库欣综合征体征或症状，无糖尿病或骨质疏松症。一级亲属中有一人患高血压。

辅助检查

实验室检查结果如表11.1所示。患者进行了PA的相关检测，血浆醛固酮浓度（PAC）>10ng/dl，血浆肾素活性（PRA）<1.0ng/（ml·h）。此外，因为患者在使用利尿剂治疗之前出现自发性低钾血症，并且PAC>20ng/dl，所以除了PA无其他疾病的可能性。因此，对这名患者不需要通过口服钠负荷试验或静脉生理盐水滴注试验等确诊。皮质醇分泌自主性的诊断是基于血清促肾上腺皮质激素（ACTH）下降，硫酸脱氢表雄酮（DHEA-S）轻度下降，24小时尿游离皮质醇排泄量轻度升高，以及8mg过夜地塞米松抑制试验（DST）中血清皮质醇未完全被抑制（表11.1）。腹部平扫CT显示双侧大结节性增生（图11.1）。与患者沟通后，

表11.1　实验室检查

生化检测	结果	正常参考区间
钠（mmol/L）	144	135～145
钾（mmol/L）	4.0	3.6～5.2
肌酐（mg/dl）	1.0	0.8～1.3
醛固酮（ng/dl）	24	≤21
血浆肾素活性［ng/（ml·h）］	＜0.6	≤0.6～3
DHEA-S（µg/dl）	39	12～227
ACTH（pg/ml）	13	10～60
1mg过夜DST（µg/dl）	2.5	＜1.8
8mg过夜DST（µg/dl）	3.6	＜1.0
24小时尿皮质醇（µg）	84	＜45

注：DHEA-S，硫酸脱氢表雄酮；ACTH，促肾上腺皮质激素；DST，地塞米松抑制试验。

患者了解到自身双侧肾上腺都产生醛固酮和皮质醇，因为患有亚临床库欣综合征（轻度自主皮质醇过量），可以通过切除较大的右侧肾上腺来进行治疗，如果症状缓解较差，则需要完全切除双侧肾上腺。

治疗

在围手术期使用氢化可的松（100mg）补充糖皮质类固醇后，患者接受了腹腔镜右侧肾上腺切除术。右侧肾上腺重量为39g（正常为4～5g），连续切片显示为金黄色多结节切面（结节直径从0.3～3.0cm不等）（图11.2）。手术后第1天PAC＜4ng/dl，符合手术治愈的标准。停止使用氯化钾、洛美沙

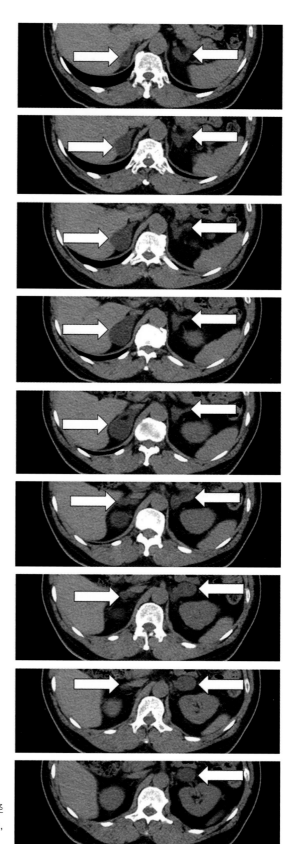

图11.1　腹部平扫CT的肾上腺轴位序列图像（从上至下）。双侧多结节肾上腺（箭头所示）。右侧肾上腺最大结节直径为5.3cm，CT值为-4HU。左侧肾上腺最大结节直径4.2cm，CT值为9HU

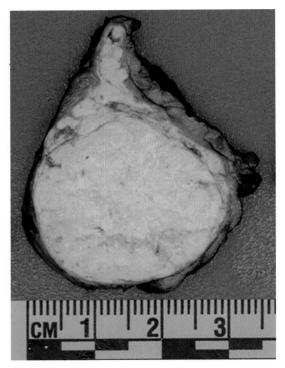

图11.2 右侧肾上腺病理切片显示弥漫性结节性增生

坦、硝苯地平和氯噻酮治疗。出院时，建议患者服用卡维地洛，并每天监测血压，根据术后第1个月血压来调整降压药物。患者出院时，建议每天早晨服用20mg氢化可的松，2周后将剂量减至每天早晨15mg。

随访和预后

手术后2周，患者的血清皮质醇正常，停止服用氢化可的松。手术后14个月，患者在3种药物治疗下血压得到良好控制：β受体阻滞剂（卡维地洛12.5mg bid）、血管紧张素受体拮抗剂（缬沙坦160mg qd）和盐皮质激素受体拮抗剂（50mg qd），血清钾浓度处于正常高值水平，醛固酮和皮质醇检测结果正常，患者对手术治疗结果非常满意。

要点

- 当PA患者经CT诊断为BMAH时，醛固酮过度分泌是双侧的，不需要AVS。

- 8mg过夜DST可进一步确认患者异常的1mg过夜DST结果。因为8mg过夜DST后正常血清中检测不到皮质醇浓度。

- 大多数患有BMAH的PA患者存在自主皮质醇共分泌。如果患者有ACTH非依赖性库欣综合征，双侧肾上腺切除术是首选治疗方法；如果患有亚临床库欣综合征（轻度自主皮质醇过多），首先通过切除较大的肾上腺来减轻疾病负担，同时需要意识到将来可能需要进行全肾上腺切除术。

- BMAH的患者，如果醛固酮和皮质醇共分泌，应在围手术期补充糖皮质类固醇，出院后服用氢化可的松，直到下丘脑-垂体-肾上腺轴恢复正常。

（邱东旭 译）

参考文献

1. Young WF Jr. Diagnosis and treatment of primary aldosteronism: practical clinical perspectives. *J Intern Med*. 2019;285(2):126–148.

2. Funder JW, Carey RM, Mantero F, et al. The management of primary aldosteronism: case detection, diagnosis, and treatment: an Endocrine Society Clinical Practice Guideline. *J Clin Endocrinol Metab*. 2016;101(5):1889–1916.

3. Tokumoto M, Onoda N, Tauchi Y, et al. A case of Adrenocoricotrophic hormone-independent bilateral adrenocortical macronodular hyperplasia concomitant with primary aldosteronism. *BMC Surg*. 2017;17(1):97.

原发性醛固酮增多症患者肾上腺大腺瘤同时伴有皮质醇分泌

摘要

与直经小于1cm并引起原发性醛固酮增多症（PA）综合征的醛固酮腺瘤（APA）不同，临床上皮质醇分泌腺瘤需要一个"大工厂"（例如，腺瘤直径通常大于2cm）。因此，当患有PA的患者有一个较大的肾上腺腺瘤（直径＞1.5cm）时，临床医生应该筛查皮质醇分泌情况。如果在患有单侧肾上腺大腺瘤的PA患者中存在自主皮质醇分泌，则不需要进行肾上腺静脉取血（AVS）。通常在这种情况下，大腺瘤同时分泌醛固酮和皮质醇。目前对皮质醇增多症尚无长期有效的治疗方案，然而，即使PA由双侧特发性增生（IHA）或对侧肾上腺微腺瘤引起，如果单侧肾上腺切除后仍然有PA存在，可采用盐皮质激素受体拮抗剂治疗。因此，如果对存在自主皮质醇分泌的PA患者进行AVS，则所得结果不能指导手术治疗。

关键词

肾上腺肿块；醛固酮腺瘤；肾上腺静脉取血；内分泌性高血压；轻度自主皮质醇过多；原发性醛固酮增多症

病例报道

46岁男性患者，患高血压15年，10年前加重。接受三种降血压药物治疗：钙通道阻滞剂（氨氯地平10mg qd）、β和α受体阻滞剂（拉贝洛尔400mg bid）和血管紧张素转换酶抑制剂（依那普利10mg qd）。由于血压控制不佳转诊至梅奥医学中心进行AVS。在转诊至梅奥医学中心时，他每天服用40mg氯化钾以维持正常血清钾浓度。除了高血压和低钾血症外，患者身体健康，无明显库欣综合征体征或症状，无糖尿病或骨质疏松症。一级亲属中有2人被诊断为高血压。

辅助检查

患者的实验室检查结果如表12.1所示。患者进行了PA相关检测，血浆醛固酮浓度（PAC）＞10ng/dl，血浆肾素活性（PRA）＜1.0ng/（ml·h）。因为患者在使用利尿剂治疗之前出现自发性低钾血症，并且PAC＞20ng/dl，所以可确诊为PA，无其他疾病的可能性。因此，不需要进行口服钠负荷试验或静脉生理盐水滴注试验等确诊检测。皮质醇分泌自主性的诊断是基于促肾上腺皮质激素（ACTH）下降，血清硫酸脱氢表雄酮（DHEA-S）浓度下降，8mg过夜地塞米松抑制试验（DST）中血清皮质醇未完全抑制。肾上腺平扫CT提示左侧肾上腺一4.2cm性质待定的肿块（图12.1），右肾上腺萎缩。患者被告知左侧肾上腺肿块是糖皮质激素

表12.1 实验室检查

生化检测	结果	参考正常范围
钠（mmol/L）	141	135～145
钾（mmol/L）	3.3	3.6～5.2
肌酐（mg/dl）	1.3	0.8～1.3
醛固酮（ng/dl）	26	≤21
血浆肾素活性[ng/（ml·h）]	<0.6	≤0.6～3
DHEA-S（μg/dl）	62.9	48～244
ACTH（pg/ml）	<5.0	10～60
8mg过夜DST（μg/dl）	5.9	<1.0
24小时尿皮质醇（μg）	343	40～217
24小时尿醛固酮（μg）	28	<12（当尿钠>200mmol时）

注：DHEA-S，硫酸脱氢表雄酮；ACTH，促肾上腺皮质激素；DST，地塞米松抑制试验。

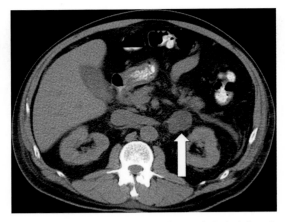

图12.1 肾上腺平扫CT的轴位图像显示左肾上腺有一直径4.2cm性质待定（15.6HU）的肿块（箭头所示）。右肾上腺出现萎缩

分泌自主的来源，也可能是醛固酮分泌过多的来源，无论AVS结果如何，左侧性质不确定的肾上腺肿块都应该被切除，目的是治疗糖皮质激素分泌增多，希望也能同时治疗PA。

治疗

在围手术期补充糖皮质类固醇（40mg甲泼尼龙）后，患者接受了腹腔镜左侧肾上腺切除术，左肾上腺重36.3g（正常，4～5g），含一3.5cm×3.5cm×2.2cm黄色皮质腺瘤。术后第1天，醛固酮水平符合手术治愈标准。手术后停止使用氯化钾和依那普利。出院时，建议患者每天监测血压，术后第1个月根据正常高值血压水平调整血压药物。出院时，要求患者每日早晨服用20mg氢化可的松，并建议2周后减至15mg。

随访和预后

手术后4周，患者的血钾浓度保持在正常高水平，血肌酐保持正常。在氨氯地平和拉贝洛尔较低剂量下血压能得到良好控制。手术后第6周，在早晨服用氢化可的松前检测的血清皮质醇浓度大于10μg/dl，停止了氢化可的松治疗。

要点

• 当PA患者有大于1.5cm的肾上腺腺瘤时，临床医生应该通过检查DHEA-S和过夜DST筛查皮质醇分泌情况。

• 8mg过夜DST可以进一步确认皮质醇的自主性分泌，对异常的1mg过夜DST结果有进一步确定的作用。使用8mg地塞米松后，正常血清中检测不出皮质醇浓度。

• 如果PA患者的单侧肾上腺大腺瘤存在皮质醇自主性分泌，则不需要进行AVS。通常在这种情况下，腺瘤同时分泌醛固酮和皮质醇。

- 切除可同时分泌醛固酮和皮质醇的腺瘤时，应该在围手术期补充糖皮质类固醇，并在出院后口服氢化可的松，直到下丘脑–垂体–肾上腺轴恢复正常。

（邱东旭　译）

参考文献

1. Young WF Jr. Diagnosis and treatment of primary aldosteronism: practical clinical perspectives. *J Intern Med*. 2019;285(2):126–148.

2. Funder JW, Carey RM, Mantero F, et al. The management of primary aldosteronism: case detection, diagnosis, and treatment: an Endocrine Society Clinical Practice Guideline. *J Clin Endocrinol Metab*. 2016;101(5):1889–1916.

服用螺内酯治疗的原发性醛固酮增多症

摘要

　　盐皮质激素受体拮抗剂（MRA）（例如螺内酯和依普利酮）可以阻止醛固酮激活受体，导致排钠，血浆容量减少和肾素升高。如果接受MRA治疗的患者血浆肾素活性（PRA）或血浆肾素浓度（PRC）未被抑制，则不能进行进一步的原发性醛固酮增多症（PA）相关检测，并应停用MRA 6周后重新检测。然而，如果PA患者接受MRA治疗后仍然存在低钾血症，说明盐皮质激素受体没有被完全阻断，应该在这种患者中抑制PRA或PRC。此外，大多数PA患者接受的是次优剂量的MRA治疗，盐皮质激素受体并没有完全被阻断。因此，在检测病例时，不应停用包括MRA在内的降压药物。在PRA或PRC被抑制的情况下，临床医生可以在所有接受MRA治疗的患者中进行病例检测，不需要为进行肾上腺静脉取血（AVS）而停止MRA治疗。

关键词

　　肾上腺肿块；肾上腺结节；肾上腺静脉取血；依普利酮；高醛固酮症；盐皮质激素受体拮抗剂；原发性醛固酮增多症；螺内酯

病例报道

　　57岁女性患者，患高血压11年。服用4种药物治疗：β受体阻滞剂（阿替洛尔，50mg qd）、钙通道阻滞剂（硝苯地平缓释片60mg qd）、血管紧张素转换酶抑制剂（赖诺普利20mg qd）和盐皮质激素受体拮抗剂（螺内酯100mg qd）。患者正在服用氯化钾60mg bid。1年前首次发现低钾血症，血清钾水平为2.2mmol/L。家中所测血压平均值为117/72mmHg。在低钾血症治疗之前，患者夜尿频繁，血钾水平恢复正常后有所改善。过去1年一直在服用螺内酯。父母、儿子以及姑姑和叔叔均患高血压。患者无其他重大疾病史，无库欣综合征的体征或症状。

辅助检查

　　实验室检查结果如表13.1所示。患者进行了PA的相关检测，PAC>10ng/dl，PRA<0.6ng/（ml·h）。此外，因为患者在使用利尿剂治疗之前出现自发性低钾血症，并且PAC>20ng/dl，所以除了PA没有其他疾病的可能性，也不需要进行口服钠负荷试验或静脉生理盐水滴注试验等确诊测试。肾上腺CT显示右侧肾上腺一直径约1.2cm的结节和左侧肾上腺一直径约0.3cm的结节（图13.1）。

　　经过与患者的沟通与讨论，患者同意通过手术治疗低钾血症，希望在减少药物的情况下更好地控制高血压。患者理解在高血压

表13.1　实验室检查

生化检测	结果	参考区间
钠（mmol/L）	138	135～145
钾（mmol/L）	3.5	3.6～5.2
肌酐（mg/dl）	0.9	0.8～1.3
eGFR［ml/（min·BSA）］	>60	>60
醛固酮（ng/dl）	75	≤21
血浆肾素活性［ng/（ml·h）］	<0.6	≤0.6～3
DHEA-S（μg/dl）	112	16～195

注：eGFR，估测肾小球滤过率；BSA，体表面积；DHEA-S，硫酸脱氢表雄酮。

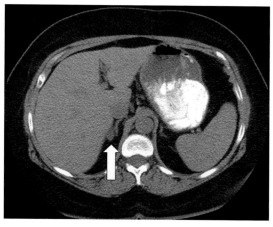

图13.1　肾上腺平扫CT提示右侧一直径约1.2cm的肾上腺结节（CT值为15.4HU）（箭头所示）和左侧一直径约0.3cm的肾上腺结节

持续时间超过10年的情况下，通过手术完全治愈高血压并不是一个合理的目标。患者已经在其他医院尝试了AVS，但右侧肾上腺静脉插管未成功。在外院记录中，左侧肾上腺静脉和IVC的醛固酮和皮质醇值没有提供。接下来在梅奥医学中心进行了重复的AVS。只要PRA或PRC被抑制，AVS结果在接受MRA治疗的患者中是可靠的。采用促肾上腺皮质激素（cosyntropin）连续注射方案［在AVS前30分钟开始静脉注射促肾上腺皮质激素（cosyntropin）50μg/h，并在AVS整个过程持续注射］，肾上腺静脉与IVC皮质醇梯度通常远高于5：1（在这种情况下，右侧为32.3：1，左侧为14.7：1）。每侧肾上腺醛固酮（A）浓度除以相应的皮质醇（C）浓度得到A/C比（表13.2）。优势侧肾上腺的A/C比除以非优势测肾上腺的A/C比得到醛固酮侧化比率。在这种情况下，右侧的A/C比为20.8，除以左侧的A/C比0.7，得到醛固酮侧化比率为32.1（右侧/左侧）。当醛固酮侧化比率＞4时，单侧肾上腺切除术治疗是有效的。判断非优势侧肾上腺醛固酮分泌相对抑制方法是将非优势肾上腺的A/C比除以IVC的A/C比。在这种情况下，左侧的A/C比为0.7，除以IVC的2.8，得到值为0.3。当该值小于1.0时，确认非优势侧肾上腺抑制。

表13.2　肾上腺静脉取血[a]

	右侧肾上腺静脉	下腔静脉	左侧肾上腺静脉
醛固酮（ng/dl）	17 500	74	247
皮质醇（μg/dl）	840	26	382
醛固酮/皮质醇比值[b]	20.8	2.8	0.7
醛固酮侧化比率为32.1			
对侧抑制指数为0.3			

注：[a]在持续促肾上腺皮质激素（cosyntropin）50μg/h静脉输注下完成AVS。

[b]每侧肾上腺醛固酮浓度除以相应的皮质醇浓度得到A/C比。优势肾上腺的A/C比除以非优势肾上腺的A/C比得到醛固酮侧化比率。在本例中，右侧的20.8除以左侧的0.7，得到醛固酮侧化比率为32.1（右/左）。当醛固酮侧化比率＞4时，可行单侧肾上腺切除。非优势测肾上腺静脉A/C比值与下腔静脉（IVC）的A/C比值比称为非优势测抑制指数。

治疗

　　患者接受了腹腔镜右肾上腺切除术。右肾上腺重6.13g（正常，4～5g），包含一个1.1cm×1.0cm×0.9cm的结节。术后第1天PAC＜2ng/dl，符合手术治愈标准。术后停止了氯化钾、螺内酯和赖诺普利的治疗。建议患者每天监测血压，术后第1个月根据血压情况调整降压药物剂量。

随访和预后

术后4周，患者每周血钾浓度保持正常，无须氟氢可的松治疗。术后12年，患者仅需两种降压药物（10mg依那普利和50mg美托洛尔）血压就可以得到良好控制。血清钾浓度保持正常，无须补充氯化钾。

要点

- 如果使用MRA治疗的患者的PRA或PRC没有抑制，则不能进行进一步的PA相关测试，应在重新测试之前停止MRA治疗6周。
- 大多数PA患者接受次优剂量的MRA治疗，盐皮质激素受体没有完全被阻断。
- 如果患者接受MRA治疗后仍然存在低钾血症，则盐皮质激素受体没有完全被阻断，应在这种PA患者中抑制PRA或PRC。在PRA或PRC被抑制的临床情况下，进行AVS时不需要停用MRA。

（邱东旭　译）

参考文献

1. Young WF Jr. Diagnosis and treatment of primary aldosteronism: practical clinical perspectives. *J Intern Med*. 2019;285(2):126–148.
2. Funder JW, Carey RM, Mantero F, et al. The management of primary aldosteronism: case detection, diagnosis, and treatment: an Endocrine Society Clinical Practice Guideline. *J Clin Endocrinol Metab*. 2016;101(5):1889–1916.
3. Haase M, Riester A, Kropil P, et al. Outcome of adrenal vein sampling performed during concurrent mineralocorticoid receptor antagonist therapy. *J Clin Endocrinol Metab*. 2014;99:4397–4402.
4. Nanba AT, Wannachalee T, Shields JJ, et al. Adrenal vein sampling lateralization despite mineralocorticoid receptor antagonists exposure in primary aldosteronism. *J Clin Endocrinol Metab*. 2019;104(2):487–492.
5. Nagasawa M, Yamamoto K, Rakugi H, et al. Influence of antihypertensive drugs in the subtype diagnosis of primary aldosteronism by adrenal venous sampling. *J Hypertens*. 2019;37(7):1493–1499.

右肾上腺静脉插管失败：不完整的肾上腺静脉取血数据可否用于指导手术治疗？

摘要

肾上腺静脉取血（AVS）在技术上是具有挑战性的。在顶级医疗中心，双侧AVS成功率约为95%。然而，在AVS病例数较低的医疗中心或由介入放射科医师进行AVS的情况下，成功率可能低至30%。当AVS不成功时，几乎总是右侧肾上腺静脉取血失败。右侧肾上腺静脉较短且以较大角度进入下腔静脉。当右侧肾上腺静脉未被成功取样，但左侧肾上腺醛固酮产生被抑制时，可以推断右侧肾上腺是醛固酮过度分泌的原因。

关键词

肾上腺肿块；肾上腺结节；肾上腺静脉取血；异位原发性醛固酮增多症；内分泌性高血压；高醛固酮症；原发性醛固酮增多症

病例报道

58岁男性患者，高血压病史20年，过去1年加重。2个月前，因血压达到240/113mmHg，血清钾水平降至2.6mmol/L而被送入医院。患者接受两种药物治疗：β受体阻滞剂（尼比地平5mg bid）和钙通道阻滞剂（硝苯地平缓释片60mg bid）。血压控制不佳，收缩压通常在140～150mmHg。转诊到梅奥医学中心时，患者每天服用80mg氯化钾。最近被确诊为2型糖尿病。没有库欣综合征的体征或症状。

辅助检查

患者的实验室检查结果见表14.1。患者进行了原发性醛固酮增多症（PA）的相关检测，血浆醛固酮浓度（PAC）>10ng/dl和血浆肾素活性（PRA）<0.6ng/（ml·h）。此外，由于患者出现自发性低钾血症且PAC>20ng/dl，除了PA没有其他疾病的可能性。因此，不需要进行正式的确诊试验（例如口服钠负荷或静脉生理盐水滴注试验）。腹部增强CT提示右侧肾上腺外侧肢有一个

表14.1 实验室检查

生化检测	结果	参考区间
钠（mmol/L）	140	135～145
钾（mmol/L）	3.0	3.6～5.2
肌酐	1.2	0.8～1.3
eGFR［ml/（min·BSA）］	>60	>60
醛固酮（ng/dl）	23.8	≤21
血浆肾素活性［ng/（ml·h）］	<0.6	≤0.6～3

注：eGFR，估测肾小球滤过率；BSA，体表面积。

1.4cm的结节（图14.1），左肾上腺可见轻度增厚及小结节样改变。

经过与患者对治疗的选择进行讨论后，决定进行手术治疗低钾血症，并希望在减少药物的情况下更好地控制高血压。患者理解高血压持续时间超过10年，通过手术治愈高血压并不是一个合理的目标。接下来患者进行了AVS。双侧肾上腺静脉置入导管未成功（表14.2）。采用连续促肾上腺皮质激素（cosyntropin）输注方案［促肾上腺皮质激素（cosyntropin）50μg/h静脉注射，于AVS前30分钟开始输注，并持续整个过程］，肾上腺静脉导管的成功置入要求肾上腺静脉与下腔静脉皮质醇梯度高于5（右侧为1.1，左侧为18.7）。因此，无法计算醛固酮侧化比率。IVC和左侧肾上腺醛固酮（A）浓度分别除以相应的皮质醇（C）浓度得到A/C比（表14.2）。左侧的A/C比为0.25，除以IVC的1.95的A/C比，得到值为0.13。当该值小于1.0时，确认该侧肾上腺功能受抑制，当≤0.5时，可用作证明左侧肾上腺不是醛固酮分泌异常的来源。笔者在150例原发性醛固酮增多症患者中（61例双侧疾病，89例单

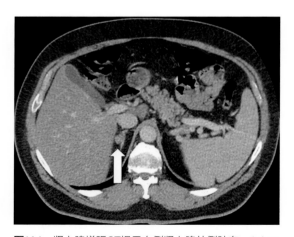

图14.1 肾上腺增强CT提示右侧肾上腺外侧肢有一1.4cm的结节（箭头所示），左侧肾上腺有部分轻度增厚和小结节样变化（未显示）

表14.2 肾上腺静脉取血[a]

	右侧肾上腺静脉	下腔静脉	左侧肾上腺静脉
醛固酮（ng/dl）	37	39	94
皮质醇（μg/dl）	21	20	373
醛固酮/皮质醇比值[b]		1.95	0.25
醛固酮侧化比率			
对侧抑制指数为0.13			

注：[a]在持续促肾上腺皮质激素（cosyntropin）50μg/h静脉输注下完成AVS。

[b]若AVS手术成功，双侧肾上腺静脉中的皮质醇浓度比下腔静脉中的皮质醇浓度至少高出5倍（即下腔静脉皮质醇浓度溶质浓度若为20μg/dl，每支肾上腺静脉皮质醇浓度应为>100μg/dl）。然而，在本案例中，来自"右肾上腺"的皮质醇没有满足此要求，无法判断其成功置管。IVC和左肾上腺静脉中的醛固酮浓度除以其皮质醇浓度为A/C比值。然后将左肾上腺静脉0.25的A/C比值除以IVC的1.95的A/C比值，得到对侧抑制指数为0.13；当该指数小于0.5时，表明该侧肾上腺不是醛固酮分泌过多的来源。

侧疾病）研究了肾上腺功能抑制的概念。预测抑制指数阈值≤0.5不会导致任何不恰当的肾上腺切除术，但会漏掉19%的单侧疾病患者。

治疗

我们向患者说明左侧肾上腺不是醛固酮过度分泌的来源，患者可能患有右侧肾上腺疾病或异位醛固酮分泌肿瘤。考虑到异位醛固酮分泌肿瘤极为罕见，而且患者在CT检查中右侧肾上腺存在结节，决定进行腹腔镜右侧肾上腺切除术。手术病理提示右侧肾上腺重量为11.5g（正常为4~5g），含有一个1.4cm×0.9cm×0.8cm的黄色皮质腺瘤。术后第1天，醛固酮水平<4ng/dl，符合手术治愈的标准。术后第2天停止了氯化钾治疗。建议患者术后第1个月每天监测血压，根据血压情况调整降压药物。

随访和预后

　　患者术后4周内每周血钾浓度保持在正常高水平，无须使用氟氢可的松治疗。术后3年，血钾水平仍然正常。在尼群地平（60mg bid）和尼比洛尔（10mg qd）的治疗下，血压为90 ~ 115/70 ~ 78mmHg。患者对手术结果非常满意。

要点

- AVS不成功几乎总是由于右侧肾上腺静脉的采样不成功。
- 当右侧肾上腺静脉未被采样，但左侧肾上腺醛固酮产生被抑制时，可以推断醛固酮过度分泌的来源或者是右侧肾上腺（几乎总是），或者是异位醛固酮分泌肿瘤（极其罕见）。

（邱东旭　译）

参考文献

1. Young WF Jr. Diagnosis and treatment of primary aldosteronism: practical clinical perspectives. *J Intern Med*. 2019;285(2):126–148.

2. Funder JW, Carey RM, Mantero F, et al. The management of primary aldosteronism: case detection, diagnosis, and treatment: an Endocrine Society Clinical Practice Guideline. *J Clin Endocrinol Metab*. 2016;101(5):1889–1916.

3. Strajina V, Al-Hilli Z, Andrews JC, et al. Primary aldosteronism: making sense of partial data sets from failed adrenal venous sampling-suppression of adrenal aldosterone production can be used in clinical decision making. *Surgery*. 2018;163(4):801–806.

4. Todesco S, Mantero F, Terribile V, Guarnieri GF, Borsatti A. Ectopic aldosterone production. *Lancet*. 1973;2(7826):443.

5. Flanagan MJ, McDonald JH. Heterotopic adrenocortical adenoma producing primary aldosteronism. *J Urol*. 1967;98(2):133–139.

6. Ehrlich EN, Dominguez OV, Samuels LT, Lynch D, Oberhelman H Jr, Warner NE. Aldosteronism and precocious puberty due to an ovarian androblastoma (Sertoli cell tumor). *J Clin Endocrinol Metab*. 1963;23(4):358–367.

原发性醛固酮增多症：肾上腺静脉取血提示两侧肾上腺醛固酮分泌受抑制

摘要

在对原发性醛固酮增多症（PA）患者进行肾上腺静脉取血（AVS）时，当两侧肾上腺静脉的醛固酮浓度都较低时，这是一个耐人寻味的难题。这种临床情况引发了极其罕见的可能性，即生殖腺或肾脏中存在异位分泌醛固酮的肿瘤。然而，梅奥医学中心在过去30年中，每次出现上述这种情况时，最终都证明是由于AVS本身的操作问题。在此，分享这样一个病例。

关键词

肾上腺静脉取血；异位原发性醛固酮增多症；内分泌性高血压；肾上腺静脉取血失败；高醛固酮症；原发性醛固酮增多症

病例报道

34岁男性患者，高血压病史6年。过去5年有自发性低钾血症。每天服用120mg氯化钾以及4种降压药物，包括倍他洛尔（10mg qd）、氨氯地平（10mg qd）、缬沙坦（320mg qd）和氢氯噻嗪（25mg qd）。血压控制不佳，平均为165/95mmHg。最低血清钾浓度为2.2mmol/L。无库欣综合征的体征或症状。患者父亲和兄弟有高血压。

辅助检查

患者的实验室检查结果见表15.1。患者进行了原发性醛固酮增多症（PA）的相关检测，血浆醛固酮浓度（PAC）>10ng/dl，血浆肾素活性（PRA）<1.0ng/（ml·h）。尽管患者在来到梅奥医学中心时正在服用利尿药，但由于存在自发性低钾血症，不需要进行正式的确认性测试。腹部MRI扫描提示右肾上腺外侧有一个1cm的结节和左肾上腺微小结节（图15.1）。

表15.1　实验室检查

生化检测	结果	参考区间
钠（mmol/L）	141	135～145
钾（mmol/L）	3.4	3.6～5.2
肌酐（mg/dl）	0.9	0.8～1.3
eGFR [ml/（min·BSA）]	>60	>60
醛固酮（ng/dl）	35	≤21
血浆肾素活性 [ng/（ml·h）]	<0.6	≤0.6～3

注：eGFR，估测肾小球滤过率；BSA，体表面积。

经过与患者充分沟通后，患者希望通过手术治愈低钾血症，减少药物达到治愈或更好控制高血压的目标，并进行了AVS（图15.2）。AVS成功的依据是肾上腺静脉与下腔静脉皮质醇梯度超过5:1（表15.2）。采

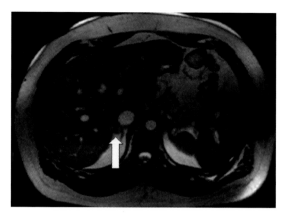

图15.1　腹部MRI提示右肾上腺外侧肢有1cm结节（箭头所示），左肾上腺未见微小结节

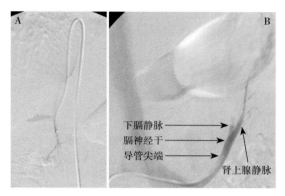

下膈静脉 →
膈神经干 →
导管尖端 →
肾上腺静脉

图15.2　肾上腺静脉取血的X线照片。（A）造影剂的注入显示右侧肾上腺解剖结构。样本直接来自右侧肾上腺静脉。（B）左侧肾上腺静脉的静脉解剖结构，样本来自膈神经干

表15.2　肾上腺静脉取血[a]

	右侧肾上腺静脉	下腔静脉	左侧肾上腺静脉
醛固酮（ng/dl）	110	65	67
皮质醇（µg/dl）	660	21	482
醛固酮/皮质醇比值[b]	0.17	3.1	0.14
对侧抑制指数为0.13			

注：[a]在持续促肾上腺皮质激素（cosyntropin）50µg/h静脉输注下完成AVS。

[b]每侧肾上腺醛固酮浓度除以相应的皮质醇浓度得到A/C比。优势肾上腺的A/C比除以非优势肾上腺的A/C比得到醛固酮侧化比率。在本例中，每侧肾上腺的A/C比明显低于IVC中的A/C比（右侧为0.17，左侧为0.14，IVC中为3.1）。当肾上腺静脉的A/C比低于IVC中的A/C比时，称为功能抑制。在这名患者中，两侧肾上腺的醛固酮分泌似乎都受到了抑制。

用连续促肾上腺皮质激素（cosyntropin）输注方案［促肾上腺皮质激素（cosyntropin）50µg/h静脉注射，在AVS前30分钟开始给药，并持续整个过程］，肾上腺静脉与下腔静脉（IVC）皮质醇梯度通常远高于5：1的分界线（在这种情况下，右侧为31.4：1，左侧为23.0：1）。每侧肾上腺静脉的醛固酮（A）浓度除以相应的皮质醇（C）浓度得到A/C比（表15.2）。在这种情况下，每个肾上腺的A/C比明显低于IVC中的A/C比（右侧为0.17，左侧为0.14，IVC中为3.1）。当肾上腺静脉的A/C比比IVC中的A/C比低50%时，称为"功能抑制"。在这名患者中，两侧肾上腺的醛固酮分泌似乎都受到了抑制，引发了肾脏或性腺中的异位醛固酮产生肿瘤的可能性。因此，根据这些发现，再次进行了AVS检查，并且肾脏和性腺静脉也被取样。IVC中的醛固酮浓度为85ng/dl。右肾静脉和左肾静脉的醛固酮浓度分别为68ng/dl和75ng/dl（因此排除了肾脏的异位来源）。右性腺静脉和左性腺静脉的醛固酮浓度分别为71ng/dl和68ng/dl（排除了睾丸的异位来源）。在右侧极其小心地使导管尖端位于右肾上腺静脉的近端，证明右肾上腺是醛固酮分泌过多的来源（图15.3和表15.3）。基于类似这种情况的病例，发展了一种共轭导丝–导管技术，以便通过将导管尖端定位在右肾上腺静脉开口来促使右肾上腺静脉取血成功。

治疗

患者接受了腹腔镜右侧肾上腺切除术。右侧肾上腺重量为9g（正常为4~5g），含有一个1.0cm×0.9cm×0.8cm的黄色皮质腺瘤。手术后第2天，醛固酮浓度＜4ng/dl，符合手术治愈标准。停止了氯化钾治疗，并将缬沙坦和氨氯地平的剂量减半。建议患者

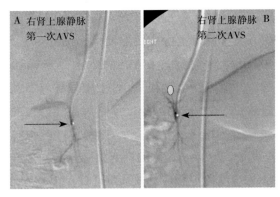

图15.3　两次右侧肾上腺静脉取血（AVS）的X线照片。（A）显示了第一次AVS中右侧肾上腺静脉的图像（RT AV-AVS 1），（B）显示了第二次AVS的图像（RT AV-AVS 2）。箭头标记了导管尖端的位置。在AVS 1中，导管尖端进行右侧肾上腺静脉更深处，并绕过醛固酮瘤的静脉出口。在AVS 2中，导管尖端保持在右肾上腺静脉的出口处，可以看到更多的静脉解剖结构，并在近端醛固酮瘤的静脉出口成功采样（黄色表示）

表15.3　重复肾上腺静脉取血[a]

	右侧肾上腺静脉	下腔静脉	左侧肾上腺静脉
醛固酮（ng/dl）	5000	85	107
皮质醇（μg/dl）	726	20	768
醛固酮/皮质醇比值[b]	6.89	4.25	0.14
醛固酮侧化比率49.2			
对侧抑制指数为0.03			

注：[a]在持续促肾上腺皮质激素（cosyntropin）50μg/h静脉输注下完成AVS。

[b]每侧肾上腺醛固酮浓度除以相应的皮质醇浓度得到A/C比。优势肾上腺的A/C比除以非优势肾上腺的A/C比得到醛固酮侧化比率。在本例中，右侧的6.89除以左侧的0.14，得到醛固酮侧化比率为49.2（右/左）。当醛固酮侧化比率＞4时，可行单侧肾上腺切除。非优势测肾上腺静脉A/C比值与IVC的A/C比值比值称为非优势测抑制指数。

术后第1个月每天监测血压，并根据血压情况调整降压药物。

随访和预后

　　患者术后4周血钾正常，无须使用氟氢可的松治疗。术后8年，患者血钾正常，在使用钙通道阻滞剂（尼群地平60mg qd）

和β受体阻滞剂（倍他洛尔10mg qd）下，高血压得到了良好控制（平均血压＜135/＜85mmHg）。患者对于治疗效果非常满意。

要点

- 当在PA患者中进行AVS时，若成功采样的肾上腺静脉两侧醛固酮浓度都较低时，可能存在罕见的生殖腺或肾脏的异位醛固酮瘤。
- 一般来说，AVS的异常结果几乎都是AVS本身操作问题引起的。
- 放射介入医师应注意不要将导管尖端插入右肾上腺静脉太深，避免错过醛固酮腺瘤的静脉出口。

（邱东旭　译）

参考文献

1. Young WF Jr. Diagnosis and treatment of primary aldosteronism: practical clinical perspectives. *J Intern Med.* 2019;285(2):126–148.
2. Funder JW, Carey RM, Mantero F, et al. The management of primary aldosteronism: case detection, diagnosis, and treatment: an Endocrine Society Clinical Practice Guideline. *J Clin Endocrinol Metab.* 2016;101(5):1889–1916.
3. Todesco S, Mantero F, Terribile V, Guarnieri GF, Borsatti A. Ectopic aldosterone production. *Lancet.* 1973;2(7826):443.
4. Flanagan MJ, McDonald JH. Heterotopic adrenocortical adenoma producing primary aldosteronism. *J Urol.* 1967;98(2):133–139.
5. Ehrlich EN, Dominguez OV, Samuels LT, Lynch D, Oberhelman H Jr, Warner NE. Aldosteronism and precocious puberty due to an ovarian androblastoma (Sertoli cell tumor). *J Clin Endocrinol Metab.* 1963;23(4):358–367.
6. Andrews JC, Thompson SM, Young WF. A coaxial guide wire-catheter technique to facilitate right adrenal vein sampling: evaluation in 76 patients. *J Vasc Interv Radiol.* 2015;26(12):1871–1873.

非促肾上腺皮质激素依赖性库欣综合征

非促肾上腺皮质激素（ACTH）依赖性皮质醇增多症

　　非ACTH依赖性皮质醇增多症可能表现为库欣综合征（CS）的明显特征，或表现为轻度自主皮质醇分泌（MACS）（表C.1）。

　　非ACTH依赖性CS相对罕见，在肾上腺肿瘤或增生患者中的诊断率小于5%，而轻度自主皮质醇分泌（MACS）则较为常见，影响多达50%的肾上腺腺瘤患者。非ACTH依赖性皮质醇增多症患者通常表现为单侧肾上腺腺瘤、双侧大结节性增生或腺瘤、微结节性增生或肾上腺皮质癌（表C.2）。

　　一旦确认存在非ACTH依赖性皮质醇增多（表C.3），应进行肾上腺横断面影像学检查以确定其病因。CT平扫是定位和观察病变的最佳影像学方法。肾上腺切除术是治疗单侧肾上腺肿块的首选方法。在双侧肾上腺腺瘤大小相似的患者中，可以使用肾上腺静脉取血（AVS）的方法来确定皮质醇分泌的优势侧别。在大结节性增生中，根据皮质醇增多症的严重程度选择单侧或双侧肾上腺切除术。在微结节性肾上腺增生中，肾上腺通常不增大，可能在横断面影像上看起来正常。在这些情况下的诊断评估应包括对外源性糖皮质激素使用的评估，对卡尼综合征其他特征的评价，以及可能进行PRKAR1A基因突变的遗传检测。

　　对于非ACTH依赖性皮质醇增多症的根治性手术会导致肾上腺功能不全，这需要得到适当的治疗。此外，大多数患者报告了糖皮质激素戒断的症状，这些症状可能会持续数月，表现为疲劳、关节痛、肌肉痛、头痛、失眠、焦虑和抑郁。所有患者都需要得

表C.1　非ACTH依赖性皮质醇增多症的临床表现

库欣综合征的明显特征	轻度自主皮质醇分泌
肥胖，体重增加 腹部脂肪重新分布 颈背部脂肪垫 锁骨上脂肪垫 紫纹（例如，腹部、手臂、臀部） 近端肌病 皮肤变薄、易瘀伤	肥胖，体重增加
高血压 糖尿病前期，2型糖尿病 血脂异常 心血管事件	高血压 糖尿病前期，2型糖尿病 血脂异常 心血管事件
骨质疏松症，脆性骨折	骨质疏松症，脆性骨折
抑郁，焦虑	抑郁，焦虑

表C.2　非ACTH依赖性皮质醇增多症的病因

病因	患病率（%）	人群特征	特点
肾上腺腺瘤（单侧或双侧）	90	年龄：30～70岁； 女性：60%～70%	大多数患者表现为MACS，在对偶然发现的肾上腺肿块进行激素检查时被诊断
双侧大结节性肾上腺增生 （散发性或家族性）	5	年龄：40～70岁； 女性：60%～70%	通常同时产生皮质醇和醛固酮。通常是进展性疾病。可能表现出自分泌和旁分泌ACTH
双侧微结节性肾上腺增生 原发性色素性结节性肾上腺皮质病，孤立存在或属于卡尼综合征的一部分 孤立性微小结节性肾上腺皮质病	1	年龄：5～30岁； 女性：40%～60%	肾上腺大小常正常 用Liddle口服地塞米松抑制试验反常增加尿游离皮质醇 无色素的肾上腺微小结节
肾上腺皮质癌（单侧）	4	年龄：0～10岁，以及40～60岁； 女性：60%～70%	通常同时分泌皮质醇和雄激素
产生皮质醇的异位肿块	<0.1	N/A	极其罕见，例如：类固醇卵巢肿块

注：ACTH，促肾上腺皮质激素；DHEA-S，硫酸脱氢表雄酮；MACS，轻度自主皮质醇分泌。

表C.3　用于诊断非ACTH依赖性皮质醇增多症的检测方法

确定皮质醇增多症的诊断	建议
1mg过夜地塞米松抑制试验 8mg过夜地塞米松抑制试验 24小时尿游离皮质醇排泄 深夜唾液皮质醇	首选方法 在MACS中通常在正常范围内 在MACS中可能是正常的
确定皮质醇增多症亚型	**建议**
血浆ACTH 血清DHEA-S	检测不到或低值，在双侧大结节性增生中可能是中等正常范围 检测不到或低值
定位	**建议**
肾上腺计算机断层扫描 肾上腺静脉取血（用于高皮质醇血症，非常罕见）	仅在确认非ACTH依赖性后才适用 在双侧肾上腺腺瘤大小接近时有用

注：ACTH，促肾上腺皮质激素；DHEA-S，硫酸脱氢表雄酮；MACS，轻度自主皮质醇分泌。

到关于肾上腺功能不全管理和糖皮质激素戒断综合征症状的充分告知和指导。

（卢　毅　译）

参考文献

1. Fassnacht M, Arlt W, Bancos I, et al. Management of adrenal incidentalomas: European Society of Endocrinology Clinical Practice Guideline in collaboration with the European Network for the Study of Adrenal Tumors. *Eur J Endocrinol*. 2016;175(2):G1–G34.

2. Vaidya A, Hamrahian A, Bancos I, Fleseriu M, Ghayee HK. The evaluation of incidentally discovered adrenal masses. *Endocr Pract*. 2019;25(2):178–192.

3. Nieman LK, Biller BM, Findling JW, et al. The diagnosis of Cushing's syndrome: an Endocrine Society Clinical Practice Guideline. *J Clin Endocrinol Metab*. 2008;93(5):1526–1540.

4. Nieman LK, Biller BM, Findling JW, et al. Treatment of Cushing's syndrome: an Endocrine Society Clinical Practice Guideline. *J Clin Endocrinol Metab*. 2015;100(8):2807–2831.

5. Young WF, Jr. du Plessis H, Thompson GB, et al. The clinical conundrum of corticotropin-independent autonomous cortisol secretion in patients with bilateral adrenal masses. *World J Surg*. 2008;32(5):856–862.

6. Ueland GA, Methlie P, Jossang DE, et al. Adrenal venous sampling for assessment of autonomous cortisol secretion. *J Clin Endocrinol Metab*. 2018;103(12):4553–4560.

7. Vassiliadi DA, Tsagarakis S. Diagnosis and management of primary bilateral macronodular adrenal hyperplasia. *Endocr Relat Cancer*. 2019;26(10):R567–R581.

8. Bertherat J, Horvath A, Groussin L, et al. Mutations in regulatory subunit type 1A of cyclic adenosine 5′-monophosphate-dependent protein kinase (*PRKAR1A*): phenotype analysis in 353 patients and 80 different genotypes. *J Clin Endocrinol Metab*. 2009;94(6):2085–2091.

9. Hurtado MD, Cortes T, Natt N, Young WF, Jr. Bancos I. Extensive clinical experience: Hypothalamic-pituitary-adrenal axis recovery after adrenalectomy for corticotropin-independent cortisol excess. *Clin Endocrinol (Oxf)*. 2018;89(6):721–733.

10. Elhassan YS, Alahdab F, Prete A, et al. Natural history of adrenal incidentalomas with and without mild autonomous cortisol excess: a systematic review and meta- analysis. *Ann Intern Med*. 2019;171(2):107–116.

伴高血压和体重增加的肾上腺肿瘤

摘要

对于肾上腺肿瘤患者，无论是否存在皮质醇增多的症状，都需要进行非促肾上腺皮质激素（ACTH）依赖性皮质醇增多症的检查。肾上腺全切术是分泌皮质醇的单侧肾上腺肿瘤的首选治疗。肾上腺切除后，50%～100%的患者会出现继发性肾上腺功能不全，需要及时干预。大多数患者会出现激素戒断综合征，其严重程度取决于皮质醇增多症的程度和持续时间。

关键词

非ACTH依赖的皮质醇增多症；肾上腺全切术；肾上腺皮质功能不全；库欣综合征；地塞米松抑制试验；激素戒断综合征

病例报道

一名28岁女性因血压升高、阵发性大汗和心动过速就诊。患者一年前开始口服赖诺普利降压，后又加用美托洛尔。因阵发性高血压及大汗，患者进行了包括儿茶酚胺增多症和原发性醛固酮增多症在内的继发性高血压筛查，结果均为阴性。之后她被转诊至内分泌科进一步诊疗。

既往史：纤维肌痛症；高血压；3年前偶然发现肾上腺肿瘤，未进一步检查，予赖诺普利5mg qd+美托洛尔50mg qd+度洛西汀60mg qd控制血压；用药之后陆续出现体重增加18kg、容易瘀伤、脱发和月经不调等体

征；否认多毛、痤疮等体征。

查体：血压126/87mmHg，体重指数（BMI）28.68kg/m²，未见紫纹、近端肌力Ⅴ级、轻度水牛背、锁骨上脂肪垫、轻度面部变圆。

辅助检查

腹部平扫CT显示左侧肾上腺有一1.6cm肿块，符合肾上腺皮质腺瘤表现（CT值为6HU）（图16.1），右侧肾上腺轻度萎缩。内分泌检查包括清晨ACTH和硫酸脱氢表雄酮（DHEA-S）水平、1mg过夜地塞米松抑制试

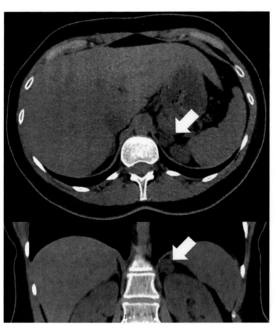

图16.1 平扫CT轴位（上）和冠状位（下）图像，左侧肾上腺富脂结节（CT值为6HU），大小为1.6cm×2.0cm（箭头所示）；右侧肾上腺正常

验（DST）和24小时尿游离皮质醇（UFC）测定。结果符合非ACTH依赖性的皮质醇增多症（表16.1）。建议行腹腔镜肾上腺全切术治疗。

表16.1 实验室检查

生化检测	结果	参考区间
1mg过夜DST（μg/dl）	11	＜1.8
清晨皮质醇（μg/dl）	13	7～25
ACTH（pg/ml）	＜5	7.2～63
DHEA-S（μg/dl）	＜15	18～284
尿游离皮质醇（μg/24h）	108	3.5～45

注：ACTH，促肾上腺皮质激素；DHEA-S，硫酸脱氢表雄酮；DST，地塞米松抑制试验。

治疗

患者接受了腹腔镜左肾上腺全切术，病理结果为1.6cm×2.0cm腺瘤（图16.2）。医生向患者交代了术后肾上腺功能不全的风险，并给予氢化可的松治疗。为防止出现糖皮质激素戒断综合征，氢化可的松的初始剂量为早30mg，午20mg。每周减量5mg，直至每天共20mg（早15mg，午5mg）。术后患者仍出现了明显的乏力、关节痛和肌痛等症状，在术后3周（氢化可的松每日总剂量为35mg），将氢化可的松增加到每日40mg，1周后再尝试减量。术后3个月，患者将氢化

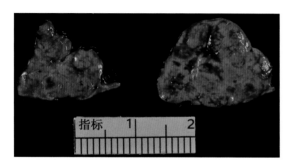

图16.2 大体解剖：左肾上腺2.0cm×1.8cm×1.6cm腺瘤。肿瘤为被膜包裹、黄褐色实性肿块，位于肾上腺皮质，未侵及肾上腺外

可的松减至每日20mg，并重新评估肾上腺功能。肾上腺切除术后第19个月，患者血清皮质醇浓度仍然检测不到（服用氢化可的松24小时后测量）。嘱患者继续每天服用氢化可的松。

讨论

患者主因单侧肾上腺腺瘤导致的隐匿性非ACTH依赖性皮质醇增多症就诊。目前不清楚刚发现肾上腺肿瘤时是否进行了皮质醇相关检查。在其他诊断不明确（如嗜铬细胞瘤）的情况下，无论是否出现皮质醇过多的症状，任何肾上腺肿块都应接受地塞米松抑制试验。该患者因表现出皮质醇过多的临床特征被诊断为库欣综合征（CS）（表C.1）。生化检测结果符合非ACTH依赖性皮质醇增多症：包括ACTH和DHEA-S水平检测不到，DST不被抑制，24小时UFC升高。考虑非ACTH依赖性皮质醇增多症由单侧肾上腺肿块引起，建议进行肾上腺切除术。几乎100%的肾上腺源性CS和约50%的轻度自主皮质醇分泌（MACS）的患者在接受根治性肾上腺切除术后会出现肾上腺皮质功能不全。因此，须围手术期服用类固醇并在肾上腺切除术后启动糖皮质激素替代治疗。下丘脑–垂体–肾上腺（HPA）轴恢复的可能性取决于治疗前皮质醇血症的持续时间和程度。HPA轴的恢复需要数月至数年的时间，并受年龄、性别、体重指数（BMI）、CS亚型、症状持续时间、临床和生化严重程度，以及术后糖皮质激素剂量等因素的影响，所有肾上腺皮质功能不全的患者均应规律接受HPA轴的评估。

糖皮质激素戒断综合征（glucocorticoid withdrawal syndrome，GWS）是一种因超生理量的糖皮质激素浓度下降而出现的戒断反

应。GWS由多因素介导，包括中枢去甲肾上腺素能和多巴胺能系统、HPA轴长期受抑制导致的阿黑皮素原相关肽的减少，以及血清皮质醇水平下降引发的白细胞介素（IL）-6、肿瘤坏死因子-α（TNF-α）、IL-1b和前列腺素等细胞因子反弹性增加等。患者一般表现为流感样症状，包括厌食、恶心、呕吐、嗜睡、关节痛、肌痛、发热和直立性低血压。GWS可能会持续很长时间，即使行糖皮质激素替代治疗，生活质量的恢复可能需要数月或数年。在因轻度或明显的非ACTH依赖性皮质醇增多症而接受单侧肾上腺切除术的患者中，GWS的总发病率为57%，在临床型CS患者中发病率更高。

要点

- 其他诊断（如嗜铬细胞瘤）未明确时，所有肾上腺肿瘤患者均应进行非ACTH依赖性皮质醇增多症的检查。
- 单侧肾上腺全切术是治疗有皮质醇分泌功能腺瘤的首选。
- 50%的MACS患者和几乎100%的临床CS患者术后会出现肾上腺皮质功能不全。
- 在接受肾上腺根治性切除术后，所有患者都需要接受肾上腺功能不全方面的宣教。
- GWS的特点是疲劳、肌痛、关节痛、恶心等，这些症状是由于CS根治性手术后超生理量的糖皮质激素浓度下降所致。

- GWS的治疗多采用糖皮质激素剂量滴定和支持疗法。

（李亚囡 译）

参考文献

1. Di Dalmazi G, Berr CM, Fassnacht M, Beuschlein F, Reincke M. Adrenal function after adrenalectomy for subclinical hypercortisolism and Cushing's syndrome: a systematic review of the literature. *J Clin Endocrinol Metab*. 2014;99(8):2637–2645.

2. Berr CM, Di Dalmazi G, Osswald A, et al. Time to recovery of adrenal function after curative surgery for Cushing's syndrome depends on etiology. *J Clin Endocrinol Metab*. 2015;100(4):1300–1308.

3. Klose M, Jorgensen K, Kristensen LO. Characteristics of recovery of adrenocortical function after treatment for Cushing's syndrome due to pituitary or adrenal adenomas. *Clin Endocrinol (Oxf)*. 2004;61(3):394–399.

4. Prete A, Paragliola RM, Bottiglieri F, et al. Factors predicting the duration of adrenal insufficiency in patients successfully treated for Cushing disease and nonmalignant primary adrenal Cushing syndrome. *Endocrine*. 2017;55(3):969–980.

5. Hurtado MD, Cortes T, Natt N, Young WF Jr, Bancos I. Extensive clinical experience: hypothalamic-pituitary-adrenal axis recovery after adrenalectomy for corticotropin-independent cortisol excess. *Clin Endocrinol (Oxf)*. 2018;89(6):721–733.

6. Hochberg Z, Pacak K, Chrousos GP. Endocrine withdrawal syndromes. *Endocr Rev*. 2003;24(4):523–538.

7. Dorn LD, Burgess ES, Friedman TC, Dubbert B, Gold PW, Chrousos GP. The longitudinal course of psychopathology in Cushing's syndrome after correction of hypercortisolism. *J Clin Endocrinol Metab*. 1997;82(3):912–919.

库欣综合征亚型诊断不明确的 26 岁女性一例

摘要

确定是否促肾上腺皮质激素（ACTH）依赖是皮质醇增多症诊断评估的关键步骤，主要依据ACTH水平。在ACTH依赖性皮质醇增多症中，垂体MRI是首选的定位检查，而在非ACTH依赖性皮质醇增多症中则建议进行肾上腺横断面计算机成像检查。诊断试验若出现不一致结果应怀疑实验室检查的准确性。

关键词

促肾上腺皮质激素依赖性皮质醇增多症；非促肾上腺皮质激素依赖性皮质醇增多症；肾上腺肿块；检测方法；库欣综合征；诊断

病例报道

一名26岁女性被转诊到医院进行库欣综合征（CS）评估。2年前因出现皮肤紫纹，体重增加11.3kg，头痛和高血压被转诊至当地内分泌科，确诊为皮质醇增多症，24小时尿游离皮质醇和午夜唾液皮质醇水平升高。结合血浆促肾上腺皮质激素（ACTH）升高，患者最终被确诊为ACTH依赖性皮质醇增多症。MRI未发现垂体病变。患者随即转诊到三级医院接受进一步评估。体格检查：面部圆润、红斑，可见锁骨上脂肪垫和水牛背。口腔内发现鹅口疮。腹部多处宽大紫纹。体重指数（BMI）为26.6kg/m^2，血压为142/95mmHg。患者每天口服100mg螺内酯。

辅助检查

该患者被梅奥医学中心诊断为皮质醇增多症（表17.1）。但基线检测结果并不符合ACTH依赖性皮质醇增多症的诊断：ACTH高达119pg/ml（参考值10～60pg/ml），硫酸

表17.1 实验室检查

生化检测	结果	参考区间
午夜唾液皮质醇（ng/dl）	620	＜100
午夜唾液皮质醇（ng/dl）	927	＜100
清晨血清皮质醇（μg/dl）	26	7～25
ACTH（pg/ml）（Siemens Immulite法）	119	10～60
ACTH（pg/ml）（Roche Elecsys法）	＜5	7.2～63
DHEA-S（μg/dl）	53	44～332
醛固酮（ng/dl）（服用螺内酯后）	22	＜21
血浆肾素活性 [ng/（ml·h）]（服用螺内酯后）	8.4	2.9～10.8
血浆肾上腺素（nmol/L）	0.22	＜0.5
血浆去甲肾上腺素（nmol/L）	0.25	＜0.9
尿游离皮质醇（μg/24h）	120	3.5～45

注：ACTH，促肾上腺皮质激素；DHEA-S，硫酸脱氢表雄酮。

脱氢表雄酮（DHEA-S）处于正常低值，为53mg/dl（参考值44～332mg/dl），提示为非ACTH依赖性皮质醇增多症。因怀疑Siemens Immulite法测定的ACTH水平被干扰，我们决定用Roche Elecsys分析法重新测定ACTH，结果未检测到ACTH（表17.1）。患者在被确诊为非ACTH依赖性皮质醇增多症后进行了肾上腺影像学检查。腹部MRI显示左侧肾上腺一4.2cm边界清晰的均匀强化肿块（图17.1）。建议行左侧肾上腺切除术。

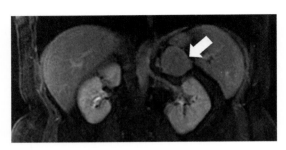

图17.1 MRI冠状面成像可见左肾上腺区一4.2cm×3.3cm×3.8cm、边界清晰、均匀强化肿块（箭头所示），右肾上腺正常

治疗

患者接受了腹腔镜左肾上腺切除术，病理结果为5.1cm×4.4cm×2.9cm肾上腺皮质腺瘤。术后接受了肾上腺功能不全的治疗。术后14个月下丘脑–垂体–肾上腺轴恢复正常，停用氢化可的松。

讨论

本病例报道了一种罕见的情况，即异嗜性抗体对ACTH的干扰（ACTH和DHEA-S不一致）。由于垂体源性ACTH依赖性CS可能表现为MRI阴性，未识别测量误差患者可能需要接受不必要的岩下窦取样甚至垂体探查。患者血清DHEA-S浓度较低，可能存在实验室误差，而与检验医学团队的进一步合作有助于确认这一误差。

要点

- 确定ACTH依赖性可为CS患者的定位诊断和治疗提供指导。
- 血浆ACTH和DHEA-S浓度不一致时应重新分析，并重新考虑CS的亚型诊断。
- 检测干扰、标本处理不当和溶血可能导致实验室误差。

（李亚图 译）

参考文献

1. Nieman LK, Biller BM, Findling JW, et al. The diagnosis of Cushing's syndrome: an Endocrine Society Clinical Practice Guideline. *J Clin Endocrinol Metab*. 2008;93(5):1526–1540.
2. Donegan DM, Algeciras-Schimnich A, Hamidi O, et al. Corticotropin hormone assay interference: a case series. *Clin Biochem*. 2019;63:143–147.

非促肾上腺皮质激素依赖性库欣综合征合并双侧肾上腺腺瘤一例

摘要

非促肾上腺皮质激素（ACTH）依赖性皮质醇增多症合并双侧肾上腺结节患者的治疗取决于影像学类型（腺瘤还是大结节性增生）和肿瘤大小。对于双侧肾上腺腺瘤大小相似的患者，肾上腺静脉取血（AVS）有助于指导手术治疗。

关键词

ACTH非依赖性皮质醇增多症；肾上腺静脉取血；双侧肾上腺肿瘤；库欣综合征

病例报道

45岁女性患者，因自我诊断库欣综合征就诊。2年前体重逐渐增加，脂肪主要集中于腹部，腹部出现紫纹，水牛背，锁骨上脂肪垫，脱发，情绪波动，焦虑，抑郁，失眠，并出现近端肌无力（爬楼梯时无力），面部变圆和红斑。尽管在健身房锻炼，但体重无法减轻。

患者6个月前被诊断为高血压和2型糖尿病（糖化血红蛋白6.7%）。目前口服赖诺普利、氢氯噻嗪和二甲双胍。患者怀疑自己患有CS。在家中进一步检查确诊了皮质醇增多症。体格检查：血压172/105mmHg，BMI 34.2kg/m²。腹部可见紫纹，面部圆润和红斑，可见锁骨上脂肪垫及水牛背。

辅助检查

在确诊为非ACTH依赖性皮质醇增多症（表18.1）后，患者进行了腹部影像学检查。腹部CT扫描显示双侧肾上腺结节，右侧为2.6cm，左侧为2.8cm（图18.1）。由于影像表现不符合双侧大结节性肾上腺皮质增生，因此进行了AVS以确定自主皮质醇分泌来源。检查前一天早上开始每6小时口服地塞米松0.5mg，直到检查当天早上，没有注射促肾上腺皮质激素（原发性醛固酮增多症患者在进行AVS时通常会输注促肾上腺皮质激素）。分别测量下腔静脉（IVC）和双侧肾上腺静脉皮质醇和肾上腺素浓度（表18.2）。左侧肾上腺静脉与IVC皮质醇比值

表18.1 实验室检查

生化检测	结果	参考区间
清晨皮质醇水平（μg/dl）	22	7～25
ACTH（pg/ml）	<5	7.2～63
DHEA-S（μg/dl）	<15	18～284
醛固酮（ng/dl）	4	<21
血浆肾素活性［ng/（ml·h）］	<0.6	2.9～10.8
血浆肾上腺素（nmol/L）	0.21	<0.5
血浆去甲肾上腺素（nmol/L）	0.6	<0.9
尿游离皮质醇（μg/24h）	373	3.5～45

注：ACTH，促肾上腺皮质激素；DHEA-S，硫酸脱氢表雄酮。

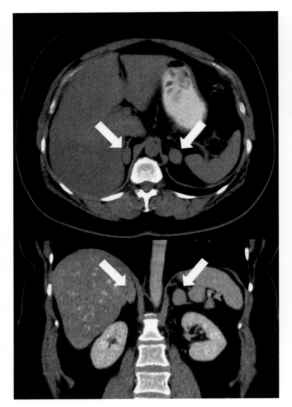

图18.1 增强CT扫描轴位（上）和冠状位（下）图像可见双侧肾上腺肿块，右侧为2.6cm，左侧为2.8cm（箭头所示）

表18.2 肾上腺静脉取血[a]

	右侧AV	IVC	左侧AV
肾上腺素（pg/dl）[b]	3905	69	1796
皮质醇（μg/dl）	74	17	292
AV/IVC皮质醇比值	4.4		17.2
LAV/RAV皮质醇比值			3.9

注：[a]AVS在持续地塞米松抑制下完成，从AVS前24小时开始每6小时给予地塞米松0.5mg。

[b]肾上腺静脉的肾上腺素浓度比下腔静脉浓度高至少100pg/ml，说明肾上腺静脉插管成功。

皮质醇AV/IVC比率＞6.5说明肾上腺自主分泌皮质醇，而皮质醇AV/IVC比值＜3.3则排除自主分泌。皮质醇LAV/RAV＞2.3可诊断单侧自主皮质醇分泌优势。

AVS，肾上腺静脉取血实验；IVC，下腔静脉；LAV，左肾上腺静脉；RAV，右肾上腺静脉。

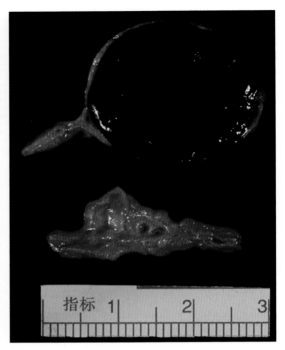

图18.2 左肾上腺大体解剖：含色素肾上腺皮脂腺瘤，大小为2.8cm×2.3cm，边界清晰

症，建议行左侧肾上腺切除术。然而，鉴于右侧肾上腺静脉与IVC的皮质醇比值为4.4（表18.2），患者被告知右侧肾上腺腺瘤可能会继续表现出轻度自主皮质醇分泌。

治疗

患者接受了腹腔镜左肾上腺切除术，术中可见一大小约2.8cm的含色素肾上腺皮质腺瘤（图18.2）。术后患者出现了继发性肾上腺功能不全，15个月后缓解，并停用氢化可的松。患者对2型糖尿病和高血压的缓解、体重减轻9kg及焦虑症状的明显改善感到非常满意。术后2年再次复查影像学，显示原右侧2.6cm肾上腺腺瘤情况稳定。虽然CS的典型临床表现得到缓解，但内分泌检查结果显示患者有轻度自主皮质醇分泌［1mg过夜地塞米松抑制试验后皮质醇为3.2μg/dl（正常值＜1.8）］，患者需密切监测随访。

为17.2，左侧肾上腺静脉与右侧肾上腺静脉皮质醇比值为3.9，由此诊断是由左侧肾上腺腺瘤导致的非ACTH依赖性皮质醇增多

讨论

　　双侧肾上腺疾病导致的非ACTH依赖性皮质醇增多症的原因包括双侧腺瘤、双侧大结节性肾上腺皮质增生和双侧小结节性增生（表C.2）。除遗传综合征患者，双侧肾上腺皮质癌极为罕见。影像学检查通常可以区分腺瘤和大结节性增生，但有些难以区分。大结节性增生表现为双侧皮质醇分泌，而双侧腺瘤可能并非如此（可能表现为一侧肾上腺腺瘤分泌皮质醇，另一侧则无功能），如本例所示，在这种情况下AVS可以协助诊断。双侧肾上腺静脉皮质醇比值＞2.3可确定分泌优势侧。值得注意的是，在双侧腺瘤大小不等的患者中，皮质醇分泌通常来自较大的肾上腺肿瘤，此时可能不需要进行AVS。

要点

- 肾上腺影像学是确定非ACTH依赖性皮质醇增多症病因的第一步。

- 在地塞米松抑制下进行AVS，同时测量皮质醇和肾上腺素，对于双侧肾上腺腺瘤的非ACTH依赖性皮质醇增多症患者至关重要。

- AVS不适用于单侧腺瘤、双侧微结节或大结节性增生的患者。

- 对于双侧腺瘤大小差异较大（＞2cm）的患者，AVS可能无用，因为皮质醇分泌通常来自较大的肾上腺肿瘤。

（李亚囡　译）

参考文献

1. Ueland GA, Methlie P, Jossang DE, et al. Adrenal venous sampling for assessment of autonomous cortisol secretion. *J Clin Endocrinol Metab*. 2018;103(12):4553–4560.

2. Young WF Jr, du Plessis H, Thompson GB, et al. The clinical conundrum of corticotropin-independent autonomous cortisol secretion in patients with bilateral adrenal masses. *World J Surg*. 2008;32(5):856–862.

肾上腺影像学检查"正常"的非促肾上腺皮质激素依赖性库欣综合征

摘要

非促肾上腺皮质激素(ACTH)依赖性皮质醇增多症未发现肾上腺结节时应考虑双侧微结节增生可能(表C.2)。原发性色素沉着性结节性肾上腺皮质病(primary pigmented nodular adrenocortial disease,PPNAD)可能是散发的,也可能是卡尼综合征的一部分。

关键词

促肾上腺皮质激素皮质醇增多症;肾上腺全切术;卡尼综合征;诊断;影像学;微结节增生;原发性色素沉着性结节性肾上腺皮质病

病例报道

20岁女性患者,因不明原因髋关节缺血性坏死转诊至内分泌科。自述体重在18个月内逐渐增加了34kg;手臂、腹部、背部和臀部出现紫纹,伴随颈背和锁骨上脂肪垫;面部变圆、红斑;严重焦虑。此外,由于逐渐加重的疲倦和注意力不集中,很难跟上护士学校的培训进度。患者有外源性糖皮质激素使用史(3年前进行过两次髋关节注射)。辅助检查:骨密度显示骨量偏低(T值为−1.3)、髋关节有缺血性坏死。无肾上腺疾病家族史。体格检查:BMI 32kg/m²,血压136/87mmHg;腹部脂肪重新分布,体型肥胖,可见锁骨上脂肪垫及水牛背,面部变圆,皮肤紫纹;颈部皮肤可见咖啡色斑块。

辅助检查

临床高度怀疑库欣综合征(CS),实验室检查证实自主皮质醇分泌(表19.1)。肾上腺平扫CT最初未见异常,仔细阅片后发现双侧肾上腺均有微小结节样增厚(图19.1),考虑PPNAD可能,建议进行双侧肾上腺全切术。

治疗

患者接受了腹腔镜双侧肾上腺全切术。大体病理可见肾上腺大小和重量正常,有多个棕色结节(图19.2)。镜下发现结节中含有棕色

表19.1 实验室检查

生化检测	结果	参考区间
1mg过夜DST(μg/dl)	9	<1.8
8mg过夜DST(μg/dl)	13	<1
清晨血清皮质醇(μg/dl)	8	7~25
ACTH(pg/ml)	<5	7.2~63
DHEA-S(μg/dl)	37	44~332
尿游离皮质醇(μg/24h)	22	3.5~45
午夜唾液皮质醇(ng/dl)	60	<100

注:ACTH,促肾上腺皮质激素;DHEA-S,硫酸脱氢表雄酮;DST,地塞米松抑制试验。

色素，符合PPNAD特点。患者术后接受氢化可的松和氟氢可的松治疗，并接受了肾上腺功能不全的宣教。皮质醇过多的症状和体征得到改善，术后12个月体重减轻了约23kg。

遗传咨询结果显示，患者无卡尼综合征家族病史，但基因检测显示*PRKARIA*基因存在致病变异。未发现卡尼综合征表现，如肌瘤、肢端肥大症或其他肿瘤，嘱患者密切随诊。

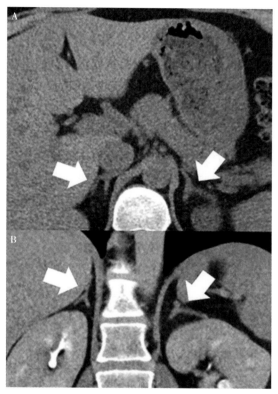

图19.1　腹部平扫CT（轴位（A）和冠状位（B）显示两个肾上腺均呈微结节状增厚（箭头所示）

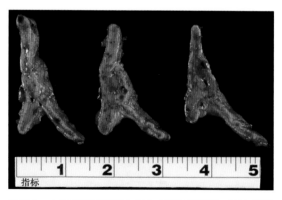

图19.2　大体病理可见肾上腺大小和重量正常，肾上腺被膜及皮质中可见多个棕色结节

讨论

卡尼综合征是一种罕见的以多系统肿瘤（包括内分泌肿瘤和肌瘤）为特征的综合征。患者体检时可能会发现皮肤色素沉着，包括蓝痣和色素性皮样病变。PPNAD在卡尼综合征患者中的发病率高达60%，通常表现为典型的非ACTH依赖性皮质醇增多症。肾上腺影像学检查可以表现正常。及时诊断和定期监测卡尼综合征的其他表现有利于早期干预，包括超声心动图（评估心脏黏液瘤）、皮肤评估、垂体和甲状腺成像以及胰岛素样生长因子1和催乳素的检测。

要点

- PPNAD引起的非ACTH依赖性皮质醇增多症非常罕见，应考虑到卡尼综合征可能。
- 应对卡尼综合征的内分泌和非内分泌表现进行随诊，有助于心脏黏液瘤和内分泌肿瘤的早期发现和治疗。

（李亚囡　译）

参考文献

1. Zhang CD, Pichurin PN, Bobr A, Lyden ML, Young WF, Bancos I. Cushing syndrome: uncovering Carney complex due to novel PRKAR1A mutation. *Endocrinol Diabetes Metab Case Rep.* 2019;2019.

2. Bertherat J, Horvath A, Groussin L, et al. Mutations in regulatory subunit type 1A of cyclic adenosine 5′-monophosphate-dependent protein kinase (PRKAR1A): phenotype analysis in 353 patients and 80 different genotypes. *J Clin Endocrinol Metab.* 2009;94(6):2085–2091.

3. Stratakis CA, Kirschner LS, Carney JA. Clinical and molecular features of the Carney complex: diagnostic criteria and recommendations for patient evaluation. *J Clin Endocrinol Metab.* 2001;86(9):4041–4046.

非促肾上腺皮质激素依赖性皮质醇增多症合并双侧大结节性肾上腺皮质增生症

摘要

双侧大结节性肾上腺皮质增生症（bilateral macronodular adrenal hyperplasia，BMAH）是皮质醇增多症的一种不常见病因。它是一种进行性疾病，可表现为皮质醇和醛固酮分泌紊乱。BMAH可以是散发性的，也可以是家族性的，通常是由于含犰狳重复序列5（*ARMC5*）的种系致病突变所致。

关键词

非促肾上腺皮质激素依赖性皮质醇增多症；双侧大结节性肾上腺皮质增生；库欣综合征；原发性醛固酮增多症

病例报道

一名66岁女性因非促肾上腺皮质激素（ACTH）依赖性皮质醇增多症前来就诊。患者因阑尾炎行腹部影像学检查时发现双侧肾上腺结节。随即转诊至内分泌科，接受了肾上腺激素相关检查，诊断为自主皮质醇分泌。

在过去的8~12个月里，患者体重增加了14kg，口服赖诺普利、氢氯噻嗪、美托洛尔和氨氯地平治疗，血压仍难以控制。此外，患者每天口服60mg钾治疗低钾血症。患者血脂异常，目前口服辛伐他汀治疗。体格检查：血压142/72mmHg，BMI 39.6kg/m^2，腹部肥胖，未见锁骨上脂肪垫或水牛背，皮肤未见紫纹，无面部变圆，无近端肌病。

辅助检查

结合内分泌检查，患者自主皮质醇分泌诊断明确，另外也符合原发性醛固酮增多症特点（表20.1），没有进一步行原发性醛固酮增多症确诊试验。腹部CT扫描显示双侧大结节性肾上腺皮质增生（图20.1）。

表20.1 实验室检查

生化检测	结果	参考区间
1mg过夜DST（μg/dl）	14.7	<1.8
8mg过夜DST（μg/dl）	11.2	<1
ACTH（pg/ml）	<5	7.2~63
DHEA-S（μg/dl）	26	<15~157
醛固酮（ng/dl）	11, 13	<21
血浆肾素活性[ng/（ml·h）]	<0.6	2.9~10.8
尿肾上腺素（μg/24h）	51	<400
尿去甲肾上腺素（μg/24h）	273	<900
尿游离皮质醇（μg/24h）	8	3.5~45
午夜唾液皮质醇（ng/dl）	172	<100

注：ACTH，促肾上腺皮质激素；DHEA-S，硫酸脱氢表雄酮；DST地塞米松抑制试验。

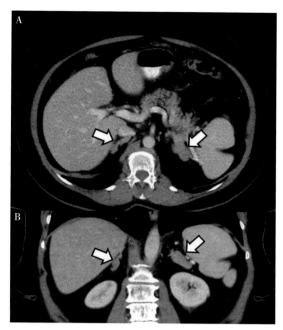

图20.1　增强CT的轴位（A）和冠状位（B）提示双侧大结节性肾上腺皮质增生，右侧大小6.5cm×3.4cm×2.0cm，左侧大小7.1cm×4.0cm×1.6cm（箭头所示）

治疗

医生解释了BMAH的自然病程及双侧皮质醇（可能还有醛固酮）过度分泌的治疗方案。患者接受了双侧肾上腺全切术。病理结果示双侧肾上腺皮质结节性增生，左侧肾上腺重20g（大小为7.5cm×4.2cm×1.6cm），右侧肾上腺重19g（大小为7.0cm×3.8cm×2.2cm）。双侧肾上腺可见多发结节，大小为0.2cm～3.5cm

不等（图20.2）。术后患者出现了永久性肾上腺功能不全，接受了氢化可的松和氟氢可的松治疗。术后1个月的随访中，患者自诉高血压较之前容易控制，可以减少降压治疗的强度。

讨论

双侧肾上腺病变导致的非促肾上腺皮质激素依赖性皮质醇增多症的病因包括双侧腺瘤、BMAH和双侧微小结节增生（图C.2）。BMAH患者皮质醇增多症的严重程度不一，大多数患者表现为轻度自主皮质醇分泌。任何BMAH合并高血压患者都应进行原发性醛固酮增多症的检查。皮质醇和醛固酮共分泌的情况很常见。影像学检查通常可发现最大直径数厘米的多发结节，某些病例中可看到双侧肾上腺弥漫性增生。治疗包括双侧肾上腺全切术、单侧肾上腺切除术（适用于临床表现较轻的皮质醇增多症）或保守治疗（包括合并症治疗、生活方式干预和药物治疗）。

要点
....
- 肾上腺影像是确定非ACTH依赖性皮质醇增多症病因的第一步。

- 肾上腺静脉取血不适用于BMAH患者，因

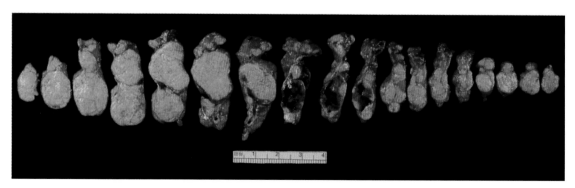

图20.2　左肾上腺大体解剖示肾上腺结节性增生，可见多发结节，大小为0.2cm～3.5cm不等；右肾上腺未显示

为BMAH是双侧激素过分泌。

- BMAH患者可能同时表现为皮质醇增多症和原发性醛固酮增多症。
- BMAH的治疗根据激素水平可选择双侧或单侧肾上腺切除术或保守治疗。

（李亚囡　译）

参考文献

1. Bourdeau I, Oble S, Magne F, et al. *ARMC5* mutations in a large French-Canadian family with cortisol-secreting β-adrenergic/vasopressin responsive bilateral macronodular adrenal hyperplasia. *Eur J Endocrinol*. 2016;174(1):85–96.

2. Espiard S, Drougat L, Libe R, et al. *ARMC5* mutations in a large cohort of primary macronodular adrenal hyperplasia: clinical and functional consequences. *J Clin Endocrinol Metab*. 2015;100(6):E926–E935.

3. Mamedova EO, Vasilyev EV, Petrov VM, et al. [Hereditary Cushing's syndrome caused by primary bilateral macronodular adrenal hyperplasia due to *ARMC5* mutation with concomitant primary hyperparathyroidism: the first known case in Russia]. *Probl Endokrinol (Mosk)*. 2019;65(2):89–94.

4. Tokumoto M, Onoda N, Tauchi Y, et al. A case of adrenocoricotrophic hormone-independent bilateral adrenocortical macronodular hyperplasia concomitant with primary aldosteronism. *BMC Surg*. 2017;17(1):97.

骨密度减低合并骨折一例

摘要

出现典型糖皮质激素分泌过多症状时，应立即进行生化检测和影像学检查。本病例中，虽然影像学表现接近髓样脂肪瘤，且对侧肾上腺无异常，但确诊非促肾上腺皮质激素（ACTH）依赖性皮质醇增多症后仍应怀疑单侧肾上腺腺瘤可能。

关键词

非促肾上腺皮质激素依赖性皮质醇增多症；库欣综合征；地塞米松抑制试验；髓样脂肪瘤

病例报道

一名35岁女性在对双侧复发性跖骨骨折进行检查时发现骨密度较低（L1 ~ L4：z值-2.5，左髋：z值-2.0），遂转诊进行评估。临床表现主要包括肥胖、高血压（口服氢氯噻嗪和美托洛尔治疗）、血脂异常、焦虑和抑郁。另外患者主诉疲劳、全身无力、容易瘀伤和恶心。

体格检查：血压140/89mmHg，BMI 40.55kg/m^2。无皮肤紫纹或近端肌病，轻度水牛背、锁骨上脂肪垫和面部变圆。

辅助检查

初评估时并未考虑库欣综合征（CS）可能，然而，在检查继发性骨质疏松症病因时进行了1mg过夜地塞米松抑制试验（DST），

结果显示服药后血清皮质醇浓度为13μg/dl（参考值：<1.8μg/dl）。进一步完善清晨血清ACTH和硫酸脱氢表雄酮（DHEA-S）、8mg过夜DST和24小时尿游离皮质醇检查。检查结果符合非ACTH依赖性皮质醇增多症（表21.1）。腹部平扫CT可见左肾上腺一5.8cm肿块，具有典型髓样脂肪瘤特点（CT值为-64HU）（图21.1），右侧肾上腺轻度萎缩。尽管影像学检查符合髓样脂肪瘤，但结合非ACTH依赖性皮质醇增多症的诊断以及对侧肾上腺正常，怀疑碰撞瘤可能，决定行左侧肾上腺切除术。

表21.1 实验室检查

生化检测	结果	参考区间
1mg过夜DST（μg/dl）	13	<1.8
8mg过夜DST（μg/dl）	12	<1.0
清晨皮质醇（μg/dl）	13	7 ~ 25
ACTH（pg/ml）	9.2	7.2 ~ 63
DHEA-S（μg/dl）	<15	18 ~ 284
醛固酮（ng/dl）	11	<21
血清肾素活性 [ng/（ml·h）]	<0.6	2.9 ~ 10.8
血清肾上腺素（nmol/L）	0.22	<0.5
血清去甲肾上腺素（nmol/L）	0.7	<0.9
尿游离皮质醇（μg/24h）	34	3.5 ~ 45

注：ACTH，促肾上腺皮质激素；DHEA-S，硫酸脱氢表雄酮；DST地塞米松抑制试验。

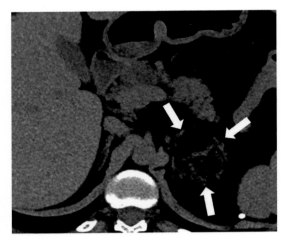

图21.1　平扫CT轴位图像可见左侧肾上腺一4.9cm×3.2cm结节（CT值-64HU），富含脂质成分（箭头所示）。右侧肾上腺正常

治疗

　　患者接受腹腔镜下左肾上腺切除术，大体病理显示肾上腺皮质一5.8cm×4.4cm×3.4cm黄褐色、质软、脂肪样肿块，最终病理诊断为肾上腺皮质腺瘤伴脂肪瘤变（图21.2）。

　　术后第2天清晨，患者皮质醇水平检测不到（<1.0μg/dl）。患者接受了肾上腺功能不全的宣教并接受氢化可的松治疗，术后12个月下丘脑–垂体–肾上腺轴功能恢复。

讨论

　　髓样脂肪瘤是一种无功能良性肾上腺肿瘤，占所有肾上腺肿瘤的6%，大体病理及影像学可见大面积脂肪成分（病例65）。髓样脂肪瘤的病因仍未知。一种理论认为，肾上腺髓样脂肪瘤的脂肪成分来自肾上腺皮质基质脂肪中的间充质干细胞，随后成熟的脂肪细胞释放刺激因子，招募循环造血祖细胞。髓样脂肪瘤不能生成类固醇，功能性髓样脂肪瘤可能是肾上腺皮质腺瘤伴脂肪瘤变（如本病例）或碰撞瘤。

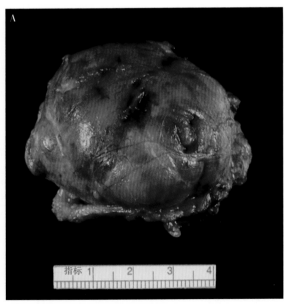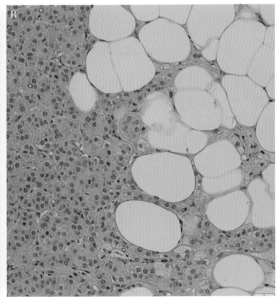

图21.2　大体解剖（A）：圆形黄色质软肿块，大小为5.8cm×4.4cm×3.4cm。镜下病理（B）：20倍显微镜下观察到的肾上腺腺瘤肾上腺皮质腺瘤形成了一个边界清晰的肿块，内含淡色嗜酸性细胞组成的条索状和巢状细胞簇，核仁较小，颜色较深，间有脂肪细胞簇

要点

- 髓样脂肪瘤是一种无分泌功能的良性肾上腺肿瘤。影像学表现为大面积脂肪成分。
- 肾上腺腺瘤伴脂肪瘤变的影像学表现与髓样脂肪瘤相似。
- 本病例证实了对有肾上腺激素分泌过多表现的患者进行体格检查和内分泌检查的重要性。

（李亚囡　译）

参考文献

1. Hamidi O, Raman R, Lazik N, et al. Clinical course of adrenal myelolipoma: a long-term longitudinal follow-up study. *Clin Endocrinol (Oxf)*. 2020;93(1):11–18.
2. Feng C, Jiang H, Ding Q, Wen H. Adrenal myelolipoma: a mingle of progenitor cells? *Med Hypotheses*. 2013;80(6):819–822.

卡尼三联征（五联征）合并皮质醇自主分泌的肾上腺腺瘤一例

摘要

卡尼三联征（1977年首次提出）是一种罕见的非家族性多发肿瘤综合征，最初描述中包括3种肿瘤：胃肠道间质瘤（gastrointestinal stromal tumor，GIST）、肺软骨瘤和肾上腺外副神经节瘤。后来又增加了另外两种肿瘤，即"肾上腺皮质腺瘤"和"食管平滑肌瘤"，因此卡尼三联征实际上是"五联征"。卡尼三联征虽然罕见，但由于它与副神经节瘤和肾上腺皮质瘤有关，因此内分泌科医生需要有所了解。肾上腺皮质肿瘤通常是无功能腺瘤，也可能自主分泌皮质醇，如果术前没有发现，会极大地影响围手术期管理。

关键词

卡尼三联征；库欣综合征；胃肠道间质瘤；轻度自主皮质醇分泌；副神经节瘤；肺软骨瘤；亚临床库欣综合征

病例报道

46岁女性患者，因复发性胃GIST和左肾上腺偶发瘤转诊至梅奥医学中心。患者11岁时曾切除过一3.5cm左颈动脉体瘤；24岁时因大量消化道出血发现多发性胃GIST而接受了胃大部切除术，同时行后纵隔副神经节瘤切除术，胸部X线检查发现多发性钙化性肺软骨瘤（图22.1）。该患者符合Aidan Carney医生最初描述的卡尼三联征的典型表现。本次就诊是为了评估复发性GIST及左肾上腺肿块。近期，患者的食管平滑肌瘤和肾上腺皮质腺瘤也被认为与卡尼三联征有关。

辅助检查

腹部MRI扫描显示上腹部两个肿块（4cm和2.7cm），左侧肾上腺一2.0cm×3.0cm密度不均肿块（图22.2）。患者无典型临床表现，体重稳定（BMI为18.9kg/m^2），月经规律，血压正常，否认儿茶酚胺或糖皮质激素分泌过多的症状。24小时尿儿茶酚胺和肾上腺素正常。血浆肾上腺素正常。24小时尿游离皮质醇正常，为28.2μg（参考值<45μg）。

治疗

患者行开腹探查+全胃切除术以治疗多灶性GIST。此外，还切除了肝GIST转移瘤和左肾上腺。左肾上腺可见两个皮质腺瘤（2.0cm和1.7cm），皮质明显萎缩（图22.3）。

随访和预后

Carney医生注意到患者肾上腺皮质明显萎缩，于术中予100mg氢化可的松静脉注射。术后第6天，在服用氢化可的松24小时后，患者的血清皮质醇为4.8μg/dl（参考

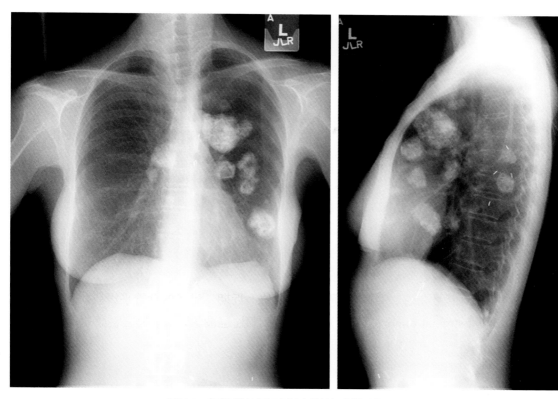

图22.1 胸部X线片显示左肺多发性钙化性肺软骨瘤

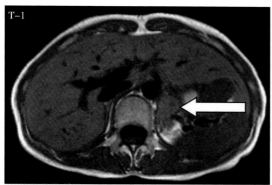

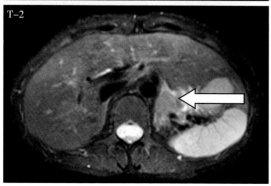

图22.2 MRI轴位影像可见左肾上腺肿块（箭头所示），边界不清，密度不均，大小约2.0cm×3.0cm

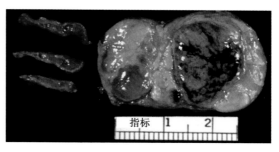

图22.3 大体病理可见两个肾上腺腺瘤，直径分别为2.0cm和1.7cm。其中一个结节呈黄色、深褐色及黑色条纹混杂表现，另外可见褐色区域。瘤外皮质（见图左侧的切片）明显萎缩，未见网状带

值为7～25μg/dl），符合下丘脑–垂体–肾上腺（HPA）轴部分抑制。出院后患者口服氢化可的松替代治疗。术后1个月，患者清晨血清皮质醇为9μg/dl，说明其HPA轴正在恢复。术后3个月血清皮质醇恢复至14μg/dl，遂停用氢化可的松。遗憾的是，患者术前未进行自主皮质醇分泌相关筛查，所有肾上腺

肿瘤患者（除非其他诊断如病理明确的嗜铬细胞瘤）都应进行亚临床库欣综合征（轻度自主皮质醇分泌）相关检查，包括基线DHEA-S和过夜DST。

患者于1999年1月接受肾上腺手术，15年后，因GIST进展及转移死亡，享年63岁，距离她首次发现肿瘤已过去50余年。患者右肾上腺重8.7g（正常值为4～5g），可见两个皮质结节（1.5cm和1.1cm），不伴皮质萎缩。在14例患卡尼三联征和肾上腺肿瘤的患者中，其肾上腺皮质肿瘤均无临床表现，且肾上腺皮质功能检查结果正常。平扫CT通常表现为与皮质腺瘤一致的低密度肾上腺肿瘤。

卡尼三联征是一种病因不明的罕见多肿瘤综合征。已发现的病例约有150例，几乎只见于年轻女性，无家族史。只有一名患者5个器官均患肿瘤（病例49），大多数患者有2个器官受累。因此，卡尼三联征通常只表现为部分器官受累。胃GIST为恶性肿瘤，具有肝脏、腹膜和淋巴结转移潜能。肺、肾上腺和食管肿瘤为良性，副神经节瘤一般也是良性的。长期随访提示该综合征是一种慢性、持续性、进展缓慢的疾病，其预后很大程度上取决于GIST有无转移。

一项研究表明，DNA高甲基化与琥珀酸脱氢酶复合物（*SDHC*）的mRNA表达降低以及蛋白质水平上*SDHC*亚基缺失有关。这些数据表明*SDHC*基因的表观遗传失活和SDHC功能受损，是卡尼三联征肿瘤发生的可能机制。

要点

- 卡尼三联征包括副神经节瘤、肾上腺皮质腺瘤、肺软骨瘤、食管平滑肌瘤和GIST五部分，虽然罕见，但内分泌科医生应对其进行了解。

- 在肾上腺切除术前，所有直径＞1cm的肾上腺腺瘤患者，均应在术前进行亚临床自主糖皮质激素分泌的相关检测。

- 若确定存在自主糖皮质激素分泌，患者应进行围手术期应激性糖皮质激素治疗，并在出院后继续补充氢化可的松直至HPA轴恢复。

（李亚囡　译）

参考文献

1. Carney JA, Sheps SG, Go VL, et al. The triad of gastric leiomyosarcoma, functioning extra-adrenal paraganglioma and pulmonary chondroma. *N Engl J Med*. 1977;296:1517–1518.

2. Carney JA. The triad of gastric epithelioid leiomyosarcoma, functioning extra-adrenal paraganglioma, and pulmonary chondroma. *Cancer*. 1979;43:374–382.

3. Carney JA, Stratakis CA, Young WF Jr. Adrenal cortical adenoma: the fourth component of the Carney triad and an association with subclinical Cushing syndrome. *Am J Surg Pathol*. 2013;37(8):1140–1149 .

4. Carney JA. Carney triad. *Front Horm Res*. 2013;41:92–110.

5. Juskewich JE, Carney JA, Alexander MP. The case of index patient of Carney Triad: a clinical puzzle and an epigenetic solution. *Am J Surg Pathol: Reviews and Reports*. 2017;22:54–57.

6. Haller F, Moskalev EA, Faucz FR, et al. Aberrant DNA hypermethylation of SDHC: a novel mechanism of tumor development in Carney triad. *Endocr Relat Cancer*. 2014;21(4):567–577.

肾上腺皮质癌和嗜酸细胞瘤

肾上腺皮质癌

肾上腺皮质癌（adrenal cortical carcinoma，ACC）是一种罕见的恶性肿瘤，每年的发病率为每百万人口1~2例。ACC只占所有肾上腺肿瘤的0.4%。在内分泌科，ACC大约见于5%的肾上腺肿瘤患者，而在肾上腺肿瘤直径>4cm的患者中，这一比例为13%。

女性ACC患者多于男性（女：男比例为1.5~2：1），并且呈现出双峰年龄分布，通常发生在儿童和40~50岁的成人中。大多数病例是散发的，然而，也有报道其与几种遗传综合征有关，包括利-弗拉门尼综合征、贝克维斯-维德曼综合征、神经纤维瘤病1型、多发性内分泌腺瘤病1型（病例32）和林奇综合征（病例31）。

ACC可以在肾上腺占位之外的影像学检查中偶然发现（40%~45%），或者呈现出激素过量的症状（30%~40%）或肿块占位效应（20%）。在影像学上，ACC通常表现为单侧大的肾上腺肿块，中位大小约为10cm，说明肿瘤生长相对较快。影像学特征包括CT值大于20亨氏单位（HU）（中位数为35HU），MRI上无化学位移，F-18氟脱氧葡萄糖正电子发射断层扫描摄取阳性，以及CT和MRI上通常质地不均——提示组织坏死。ACC偶尔也可能在较小时被发现（病例23），如果治疗得当，将有机会获得良好预后。

所有ACC患者都应全面检查是否激素过量。ACC经常表现出联合性激素过量（即皮质醇和雄激素过量）。最近证实，尿类固醇分析（病例24）是一种准确的无创诊断方法，未来可能会在不能确定肾上腺肿瘤的情况中被普及应用。

ACC的初始分期（表D.1）及能否完全切除是ACC最重要的预后因素。开放性肾上腺切除术是ACC治疗的主要手段，也是唯一可能的治愈方法。有丝分裂率和Ki-67指数也被证明具有预后意义，数值越高，预后越差。对于复发风险极高的患者（Ki-67>10%，核分裂象>20/50高倍视野，以及

表D.1 欧洲肾上腺肿瘤研究网络
（European Network for the Study of Adrenal Tumors，ENSAT）分类

分期	ENSAT	注释
I	T_1, N_0, M_0	T_1：肿瘤直径≤5cm
II	T_2, N_0, M_0	T_2：肿瘤直径>5cm
III	T_3或T_4，N_0, M_0	T_3：肿瘤侵犯周围组织 T_4：肿瘤侵入邻近器官，下腔静脉或肾静脉瘤栓
IV	任何M_1	N_0：无淋巴结转移 N_1：有淋巴结转移 M_0：无远处转移 M_1：有远处转移

注：引自Fassnacht M, Dekkers OM, Else T, et al. European Society of Endocrinology Clinical Practice Guidelines on the management of adrenocortical carcinoma in adults, in collaboration with the European Network for the Study of Adrenal Tumors. Eur J Endocrinol. 2018; 179（4）: G1-G46.

有血管或包膜侵犯的肿瘤），通常推荐术后米托坦治疗。后期监测包括定期影像和类固醇标记物的生化评估。

米托坦是一种用于治疗ACC的药物。迄今，所有关于米托坦的研究都是回顾性的。米托坦治疗能够延长无复发生存期，提高5年生存率，但对总体生存率无影响。米托坦的剂量通常约为每天3～6g。米托坦血药浓度测定有助于决定给药剂量（目标为14～20mg/L）。患者的耐受性和副作用也会影响剂量决策（病例26）。米托坦能够引起肾上腺功能不全，此时应给予适当治疗。米托坦治疗期间，由于米托坦会促进皮质醇代谢，因此患者需要增加氢化可的松的剂量（每天30～60mg，分次服用）。米托坦的其他常见副作用包括疲劳、恶心、腹泻、男性乳腺发育，精神错乱、头晕和共济失调比较少见。除了对皮质醇过量或不足的体征和症状及米托坦的其他副作用进行临床评估外，所有患者都需要生化检测，包括血清电解质、肝功能、甲状腺功能、胆固醇和盐皮质激素缺乏的检测。

对于晚期ACC，推荐化学治疗（含有或不含有米托坦），最常见的方案包括依托泊苷、多柔比星和顺铂。目前正在研究或已初步尝试一些新疗法，包括免疫疗法等。

（卢 毅 译）

参考文献

1. Kerkhofs TM, Verhoeven RH, Van der Zwan JM, et al. Adrenocortical carcinoma: a population-based study on incidence and survival in the Netherlands since 1993. *Eur J Cancer*. 2013;49(11):2579–2586.

2. Ebbehoj A, Li D, Kaur RJ, et al. Epidemiology of adrenal tumours in Olmsted County, Minnesota, USA: a population-based cohort study. *Lancet Diabetes Endocrinol*. 2020;8(11):894–902.

3. Iniguez-Ariza NM, Kohlenberg JD, Delivanis DA, et al. Clinical, biochemical, and radiological characteristics of a single-center retrospective cohort of 705 large adrenal tumors. *Mayo Clin Proc Innov Qual Outcomes*. 2018;2(1):30–39.

4. Kaur RJ, Pichurin PN, Hines JM, Singh RJ, Grebe SK, Bancos I. Adrenal cortical carcinoma associated with lynch syndrome: a case report and review of literature. *J Endocr Soc*. 2019;3(4):784–790.

5. Koch CA, Pacak K, Chrousos GP. The molecular pathogenesis of hereditary and sporadic adrenocortical and adrenomedullary tumors. *J Clin Endocrinol Metab*. 2002;87(12):5367–5384.

6. Fassnacht M, Dekkers OM, Else T, et al. European Society of Endocrinology Clinical Practice Guidelines on the management of adrenocortical carcinoma in adults, in collaboration with the European Network for the Study of Adrenal Tumors. *Eur J Endocrinol*. 2018;179(4):G1–G46.

7. Dinnes J, Bancos I, Ferrante di Ruffano L, et al. management of endocrine disease: imaging for the diagnosis of malignancy in incidentally discovered adrenal masses: a systematic review and meta-analysis. *Eur J Endocrinol*. 2016;175(2):R51–R64.

8. Delivanis DA, Bancos I, Atwell TD, et al. Diagnostic performance of unenhanced computed tomography and (18) F-fluorodeoxyglucose positron emission tomography in indeterminate adrenal tumours. *Clin Endocrinol (Oxf)*. 2018;88(1):30–36.

9. Gagnon N, Boily P, Alguire C, et al. Small adrenal incidentaloma becoming an aggressive adrenocortical carcinoma in a patient carrying a germline APC variant. *Endocrine*. 2020;68(1):203–209.

10. Vaidya A, Hamrahian A, Bancos I, Fleseriu M, Ghayee HK. The evaluation of incidentally discovered adrenal masses. *Endocr Pract*. 2019;25(2):178–192.

11. Fassnacht M, Arlt W, Bancos I, et al. Management of adrenal incidentalomas: European Society of Endocrinology Clinical Practice Guideline in collaboration with the European Network for the Study of Adrenal Tumors. *Eur J Endocrinol*. 2016;175(2):G1–G34.

12. Kiseljak-Vassiliades K, Bancos I, Hamrahian A, et al. American Association of Clinical Endocrinology disease state clinical review on the evaluation and management of adrenocortical carcinoma in an adult: a practical approach. *Endocrine Practice*. 2020;26(11):1366–1383.

13. Sada A, Asaad M, Bews KA, et al. Comparison between functional and non-functional adrenocortical carcinoma. *Surgery*. 2020;167(1):216–223.

14. Bancos I, Arlt W. Diagnosis of a malignant adrenal mass: the role of urinary steroid metabolite profiling. *Curr Opin Endocrinol Diabetes Obes*. 2017;24(3):200–207.

15. Bancos I, Taylor AE, Chortis V, et al. Urine steroid metabolomics for the differential diagnosis of adrenal incidentalomas in the EURINE-ACT study: a prospective test validation study. *Lancet Diabetes Endocrinol*. 2020;8(9):773–781.

16. Hines JM, Bancos I, Bancos C, et al. High-resolution, accurate-mass (HRAM) Mass Spectrometry Urine Steroid Profiling in the Diagnosis of Adrenal Disorders. *Clin Chem*. 2017;63(12):1824–1835.

17. Chortis V, Bancos I, Nijman T, et al. Urine steroid metabolomics as a novel tool for detection of recurrent adrenocortical carcinoma. *J Clin Endocrinol Metab*. 2020;105(3).

18. Miller KC, Chintakuntlawar AV, Hilger C, et al. Salvage therapy with multikinase inhibitors and immunotherapy in advanced adrenal cortical carcinoma. *J Endocr Soc*. 2020;4(7):bvaa069.

肾上腺皮质癌伴既往肾上腺偶发瘤病史

摘要

当患者偶然发现肾上腺占位，有两个问题需要明确：①是否为恶性？②是否具有激素分泌功能？年龄、患者既往史、肿瘤体积、影像学特征有助于评估肾上腺占位恶性潜能。肾上腺偶发瘤通常被临床医生忽视，然而3%的肾上腺偶发瘤为恶性。当影像学特征不能完全除外恶性（CT值小于10HU可除外恶性），则需要进一步CT监测、其他影像学检查或肾上腺切除术来明确诊断。

关键词

肾上腺占位；肾上腺结节；肾上腺皮质癌；偶发瘤；恶性肿瘤

病例报道

29岁女性患者，因肾上腺巨大占位就诊。患者1年前因计划妊娠停止口服避孕药，半年前妇科医生诊断其为继发性停经（停用避孕药物后月经未恢复），检查结果提示硫酸脱氢表雄酮（DHEA-S）和睾酮升高，腹部CT见左肾上腺一7.3cm×5.8cm×7.0cm占位（CT值35HU）。现该患者被转诊至梅奥医学中心。值得注意的是，该患者3年多前因腹痛行CT偶然发现肾上腺结节，但却被告知肾上腺偶发瘤为良性病变无需进一步随访。未检测肾上腺激素水平。体格检查：BMI 33.6kg/m²，血压145/104mmHg，无库欣综合征表现，面部、肩部及胸部可见痤疮。

辅助检查

实验室检查见表23.1。雄烯二酮和睾酮显著升高，DHEA-S轻度升高，符合高雄激素血症。此外尽管没有库欣综合征的临床表现，但是地塞米松抑制试验异常证明存在糖皮质激素自主分泌。无原发醛固酮及儿茶酚胺过分泌。

回顾现在及3年前CT资料。3年前CT可见左肾上腺一约0.9cm×1.2cm×1.6cm占位

表23.1　实验室检查

生化检测	结果	参考区间
1mg DST（μg/dl）	8.3	<1.8
ACTH（pg/ml）	24	10~60
醛固酮（ng/dl）	<4	≤21
血浆肾素活性［ng/（ml·h）］	1.2	≤0.6~3
DHEA-S（μg/dl）	485	44~332
总睾酮（ng/dl）	256	8~60
雄烯二酮（ng/dl）	2010	30~200
血浆肾上腺素（nmol/L）	<0.2	<0.5
血浆去甲肾上腺素（nmol/L）	0.26	<0.9

注：ACTH，促肾上腺皮质激素；DHEA-S，硫酸脱氢表雄酮；DST，地塞米松抑制试验。

（CT值为23HU），3年后腹部CT可见左肾上腺占位显著增大至7.5cm×5.2cm×6.8cm（图23.1）。

治疗

综合患者3年内肿瘤显著增长、现肿瘤体积、影像学特点及糖皮质激素和雄激素过度分泌的特点，考虑肾上腺皮质癌（ACC）可能性大。患者行开放左肾上腺切除术，术后病理：肿块重量为145g，大小为10.5cm×7.5cm×6.9cm（图23.2）。肿瘤可见出血、坏死，无淋巴管侵犯，左肾上腺静脉可见瘤栓，Ki-67为5%。给予糖皮质激素治疗后出院，术后4周开始米托坦治疗，在持续12个月米托坦治疗后因胃肠道副作用而停止。术后4年患者病情持续缓解。

讨论

任何新发现的肾上腺占位都需要进行良恶性及激素分泌功能评估。与具有症状或有恶性肿瘤病史的患者相比，偶然发现的肾上腺肿瘤较少为恶性或具有激素分泌功能。约有50%的ACC、嗜铬细胞瘤和激素过分泌患者为偶然发现。本例患者最初表现为肾上腺

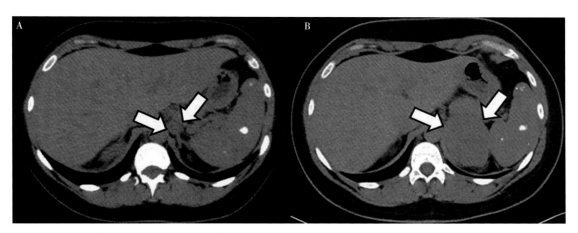

图23.1　相隔3年的腹部平扫CT（A：3年前，B：现在）。左肾上腺占位3年前为0.9cm×1.2cm×1.6cm（CT值为23HU）；3年后为7.5cm×5.2cm×6.8cm左肾上腺占位（CT值为35HU）

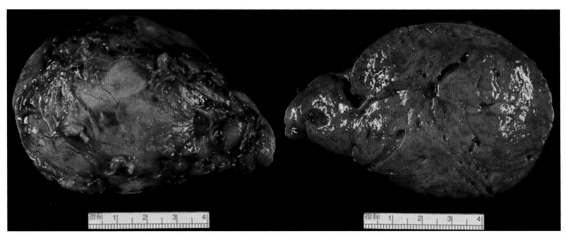

图23.2　大体病理照片：左肾上腺肿块出血、坏死，重145g（正常为4~5g），大小为10.5cm×7.5cm×6.9cm

小肿块（最大直径仅1.6cm），影像学特征不能除外恶性。在这样的情况下，可以考虑严密CT监测、其他影像学检查或肾上腺切除术三种方案。但是本例患者没有经过这些评估，在3年后肾上腺占位增大并出现激素异常。

要点

- 不明肾上腺占位的鉴别诊断包括：ACC，其他恶性占位，嗜铬细胞瘤或乏脂型腺瘤。
- 大多数ACC患者被发现时占位体积较大（＞6cm），并且预后差，5年生存率较低。在本病例中，如果遵循发现恶性肿瘤和激素升高指南，ACC本可以在很早期得到诊断及治疗，从而保证最佳预后。

（刘 义 译）

参考文献

1. Vaidya A, Hamrahian A, Bancos I, Fleseriu M, Ghayee HK. The evaluation of incidentally discovered adrenal masses. *Endocr Pract*. 2019;25(2):178–192.
2. Bancos I, Arlt W. Diagnosis of a malignant adrenal mass: the role of urinary steroid metabolite profiling. *Curr Opin Endocrinol Diabetes Obes*. 2017;24(3):200–207.
3. Ebbehoj A, Li D, Kaur RJ, et al. Epidemiology of adrenal tumours in Olmsted County, Minnesota, USA: a population-based cohort study. *Lancet Diabetes Endocrinol*. 2020;8(11):894–902.
4. Iniguez-Ariza NM, Kohlenberg JD, Delivanis DA, et al. Clinical, biochemical, and radiological characteristics of a single-center retrospective cohort of 705 large adrenal tumors. *Mayo Clin Proc Innov Qual Outcomes*. 2018;2(1):30–39.
5. Delivanis DA, Bancos I, Atwell TD, et al. Diagnostic performance of unenhanced computed tomography and (18) F-fluorodeoxyglucose positron emission tomography in indeterminate adrenal tumours. *Clin Endocrinol (Oxf)*. 2018;88(1):30–36.
6. Dinnes J, Bancos I, Ferrante di Ruffano L, et al. Management of endocrine disease: Imaging for the diagnosis of malignancy in incidentally discovered adrenal masses: a systematic review and meta-analysis. *Eur J Endocrinol*. 2016;175(2):R51–R64.
7. Fassnacht M, Arlt W, Bancos I, et al. Management of adrenal incidentalomas: European Society of Endocrinology Clinical Practice Guideline in collaboration with the European Network for the Study of Adrenal Tumors. *Eur J Endocrinol*. 2016;175(2):G1–G34.
8. Bancos I, Taylor AE, Chortis V, et al. Urine steroid metabolomics for the differential diagnosis of adrenal incidentalomas in the EURINE-ACT study: a prospective test validation study. *Lancet Diabetes Endocrinol*. 2020;8(9):773–781.

意外诊断的肾上腺皮质癌：尿类固醇谱的作用

摘要

肾上腺偶发瘤通常被临床医生忽视，然而约有50%肾上腺皮质癌（ACC）、嗜铬细胞瘤和激素过分泌患者为偶然发现。当影像学特征不能完全除外恶性（CT值<10HU可除外恶性），则需要进一步的CT监测、其他的影像学检查或肾上腺切除术来明确诊断。尿类固醇谱的作用近期被证实可用于ACC的精确诊断。

关键词

肾上腺肿块；肾上腺结节；肾上腺皮质癌；偶发瘤；Ki-67；恶性肿瘤；尿类固醇谱

病例报道

21岁女性患者，7个月前因腹痛就诊于当地急诊。腹部CT提示阑尾炎遂行阑尾切除术治疗。患者术后恢复良好，但回顾其住院记录CT报告了左肾上腺一约2.7cm×2.1cm肿块。这一发现促使患者利用互联网搜索肾上腺肿瘤，在对照库欣综合征的症状后，患者要求家庭医生进行激素检测并再次行CT检查。该患者临床表现包括：3个月内体重增加4.5kg，焦虑、抑郁和疲劳加重。患者为舞蹈家，尽管增强了训练但仍然出现肌无力。此外，患者腹部易出现瘀斑及紫纹。体格检查：BMI 24.1kg/m^2，血压110/80mmHg，呈现库欣综合征临床特点，包括满月脸、水牛背、锁骨上脂肪垫、面部毳毛及紫纹。

辅助检查

患者自我诊断的与肾上腺占位相关的库欣综合征（非ACTH依赖性皮质醇增多症）十分准确（表24.1）。回顾其7个月前诊断阑尾炎时的CT及转诊数周前的CT。7个月前增强CT可见左肾上腺一2.2cm×2.9cm×2.7cm肿块。复查CT提示肾上腺肿块增大，为3.5cm×3.6cm×3.2cm，平扫CT值为27HU，注射造影剂10分钟后绝对洗脱率为74%（图24.1）。此外患者检测了24小时尿类固醇

表24.1　实验室检查

生化检测	结果	参考区间
皮质醇8AM（μg/dl）	9.2	7~25
皮质醇4PM（μg/dl）	8.7	2~14
1mg DST（μg/dl）	16	<1.8
ACTH（pg/ml）	<5	10~60
DHEA-S（μg/dl）	77	44~332
24小时尿肾上腺素（μg/dl）	52	30~180
24小时尿去甲肾上腺素（μg/dl）	134	103~390

注：ACTH，促肾上腺皮质激素；DHEA-S，硫酸脱氢表雄酮；DST，地塞米松抑制试验。

谱，该检测当时为研究项目，但现在已经用于临床（表24.2）。

表24.2　24小时尿类固醇谱结果

指标	全称	Z Score
An	雄酮	0.3
Etio	本胆烷醇酮	2.2
DHEA	脱氢表雄酮	−0.5
16a-DHEA	16α-羟基脱氢表雄酮	−0.8
5PT	孕三醇	16
5PD	孕二醇	−0.2
THB	四氢皮质酮	−1.7
THDOC	四氢脱氧皮质酮	2.8
PD	孕二醇	−0.2
PT	孕三醇	12
17HP	17α-羟基孕烯醇酮	1.8
PTONE	孕三醇酮	0.5
THS	四氢脱氧皮质醇	284
Cortisol	皮质醇	0.2
Cortisone	皮质酮	0.6
6B-OH-Cortisol	6β-羟皮质醇	3.5
11B-OH-AN	11β-羟基雄酮	−0.5
11-OXO-ET	11-氧噻胆酸酮	1.7
B-Cortol	β-皮质醇	0.6
a-Cortolone	α-皮质酮	2.9
B-Cortolone	β-皮质酮	1.9
5a-THF	5α-四氢皮质醇	0.9
THF	四氢皮质醇	2.3
THE	四氢可的松	2.6
11B-OH-ET	11β-羟基乙硫戊烯醇酮	1.1

注：Z Score：标准分数。正常范围：−2.5～2.5。

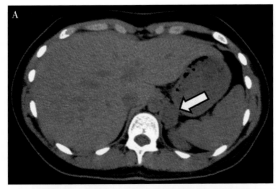

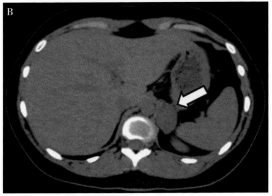

图24.1　间隔7个月的CT轴位影像（A：7个月前，B：现在）。左侧箭头处可见一2.2cm×2.9cm×2.7cm左肾上腺肿块；右侧箭头可见7个月后左肾上腺肿块增大至3.5cm×3.6cm×3.2cm，CT值为27HU

治疗

尽管该患者10分钟内造影剂对比度洗脱率大于60%，提示肾上腺占位可能为良性。但是肿瘤7个月内增加7mm，为乏脂型（CT值>20HU），在非ACTH依赖性皮质醇增多情况下检测到血清硫酸脱氢表雄酮，这些与ACC表现一致。患者行腹腔镜左肾上腺肿瘤切除术，术后病理肿块重14.6g（正常4～5g），大小为3.7cm×2.9cm×2.4cm。诊断为肾上腺腺瘤，给予糖皮质激素治疗后出院。

结局

患者术后恢复良好，肾上腺切除术数周后尿类固醇谱结果与ACC高度吻合：11-脱氧皮质醇（四氢脱氧皮质醇），17-羟基孕酮（孕三醇）及17-羟基孕烯醇酮（孕三醇）显著升高（表24.2）。基于这些化验结果，我们再次查阅病理切片，Ki-67为10%，反映了有丝分裂/增殖活性。综合临床表现、生化检测、影像学检查、类固醇谱及病理结果，建议患者定期严密影像学随访。患者术后5年生存良好。术后8个月肾上腺皮质功能不足得以痊愈，停用氢化可的松。

讨论

　　新发现的肾上腺肿块需要评估其良恶性及激素分泌功能。疑诊ACC的特征包括：①肿瘤快速增长；②CT值＞20HU；③年轻；④多项肾上腺激素升高。值得注意的是，不同于CT值定量，绝对造影剂对比度洗脱不足以诊断ACC。尿类固醇谱近期被证实是能够精准诊断ACC的检测，对诊断体积大且影像学特征不清楚的肾上腺肿块十分有用，也可以建立个体的"类固醇指纹"来监测肾上腺切除术后的复发。在本例中，尿液类固醇谱有助于诊断较小的ACC，促使了再次病理阅片。

要点

- 不明肾上腺占位的鉴别诊断包括：ACC、其他恶性肿瘤、嗜铬细胞瘤或乏脂型腺瘤。
- 大多ACC患者被发现时占位体积较大（＞6cm），并且预后差，5年生存率较低。
- 及时检查肾上腺肿块可确保最佳预后，这

也是医疗团队的责任。相反，该病例是患者本人对其住院记录的仔细审查促使了进一步的检查和治疗，这可能从根本上改变了她的预后！

（刘　义　译）

参考文献

1. Ebbehoj A, Li D, Kaur RJ, et al. Epidemiology of adrenal tumours in Olmsted County, Minnesota, USA: a population-based cohort study. *Lancet Diabetes Endocrinol*. 2020;8(11):894–902.
2. Iniguez-Ariza NM, Kohlenberg J, Delivanis DA, et al. Clinical, biochemical, and radiological characteristics of a single-center retrospective cohort of 705 large adrenal tumors. *Mayo Clin Proc Innov Qual Outcomes*. 2018;2(1):30–39.
3. Delivanis DA, Bancos I, Atwell TD, et al. Diagnostic performance of unenhanced computed tomography and (18) F-fluorodeoxyglucose positron emission tomography in indeterminate adrenal tumours. *Clin Endocrinol (Oxf)*. 2018;88(1):30–36.
4. Dinnes J, Bancos I, Ferrante di Ruffano L, et al. Management of endocrine disease: Imaging for the diagnosis of malignancy in incidentally discovered adrenal masses: a systematic review and meta-analysis. *Eur J Endocrinol*. 2016;175(2):R51–R64.
5. Bancos I, Taylor AE, Chortis V, et al. Urine steroid metabolomics for the differential diagnosis of adrenal incidentalomas in the EURINE-ACT study: a prospective test validation study. *Lancet Diabetes Endocrinol*. 2020;8(9):773–781.
6. Chortis V, Bancos I, Nijman T, et al. Urine steroid metabolomics as a novel tool for detection of recurrent adrenocortical carcinoma. *J Clin Endocrinol Metab*. 2020;105(3):e307–e378.

嗜酸细胞型肾上腺皮质癌

摘要

Weiss评分系统是最常用的肾上腺皮质癌（ACC）组织学诊断评分系统，包括弥漫性结构的评估、透明细胞、核分级、有丝分裂率、不典型有丝分裂像、坏死，以及静脉、窦状小管或包膜浸润。然而Weiss评分有许多缺陷，包括交界性肾上腺肿瘤（Weiss评分3分）或者嗜酸和黏液肾上腺肿瘤的分类。嗜酸细胞型ACC具有嗜酸性细胞质、透明细胞＜肿瘤体积的25%、高度核异型性和弥漫性结构特征，而这些特征都是基于Weiss评分系统，因此可能被错误诊断。因此嗜酸细胞型ACC应依据Lin-Weis-Bisceglia评分系统进行分类，包括：①主要标准（核分裂指数≥5/50HPF有丝分裂率＞5次/50个高倍视野，不典型有丝分裂，静脉侵犯）；②次要标准（肿瘤大小＞10cm或重量＞200g，坏死，包膜侵犯，窦状小管浸润）。存在任一主要标准即可诊断嗜酸细胞型ACC，存在至少一个次要标准为不确定恶性潜能的嗜酸细胞肿瘤。没有任何主要或次要标准可诊断为肾上腺皮质嗜酸细胞瘤。在此报道一例嗜酸细胞型ACC。

关键词

Lin-Weiss-Biscegli；嗜酸细胞；嗜酸细胞瘤；Weiss评分

病例报道

80岁女性患者，因急性腹痛检查时偶然发现右肾上腺肿块，随后被诊断为憩室炎。平扫CT提示右肾上腺一8.2cm×7.1cm×6.3cm肿块，CT值为34HU（图25.1）。1mg地塞米松抑制试验正常（皮质醇＜1.4μg/dl）。该患者被转诊至梅奥医学中心接受进一步治疗。

患者未表现出任何雄激素、皮质醇、醛固酮或儿茶酚胺升高症状。然而患者感受到双侧乳房类似哺乳期异常感觉。既往患有高血压及糖耐量异常，病情均稳定。体格检查：血压142/82mmHg，心率81次/分，BMI 38.44kg/m²，唯一口服药物为氯沙坦75mg qd。

辅助检查

实验室检查提示尿甲氧基肾上腺素及3-去甲氧基肾上腺素正常，然而，血清孕酮和雌二醇浓度高于绝经后的患者（表25.1）。¹⁸F-FDG PET/CT提示肾上腺肿块摄取显著升高，其他部位未见明显摄取升高（图25.2）。

治疗及随访

由于影像学特征及孕酮和雌二醇升高因此疑诊ACC。该患者行开放右肾上腺切除术，术后病理提示嗜酸细胞型ACC，大小为9.5cm×7.5cm×7.0cm，重260g（图25.2）。肿瘤呈现低有丝分裂活性、不典型有丝分裂、

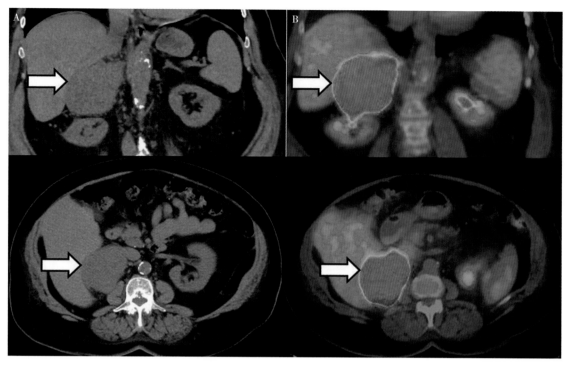

图25.1 平扫CT冠状位及轴位影像（A）提示右肾上腺一8.2cm×7.1cm×6.3cm肿块，CT值为34HU。^{18}F-FDG PET/CT（B）见右肾上腺肿块摄取显著升高，最大标准单位值（SUV$_{max}$）为40.9

表25.1 实验室检查

生化检测	结果	参考区间
1mg DST（μg/dl）	1.4	<1.8
皮质醇（8AM）（μg/dl）	12	7~21
ACTH（pg/ml）	38	7.2~63
DHEA-S（μg/dl）	36	<15~157
孕酮（ng/ml）	0.72	<0.2
雌二醇（pg/ml）	11	<10
醛固酮（ng/dl）	<4	<21
血浆肾素活性［ng/（ml·h）］	<0.6	≤0.6~3
24小时尿皮质醇（μg/24h）	29	<45
24小时尿甲氧基肾上腺素（μg/24h）	57	<400
24小时尿3-去甲氧基肾上腺素（μg/24h）	525	<900

注：ACTH，促肾上腺皮质激素；DHEA-S，d硫酸脱氢表雄酮；DST，地塞米松抑制试验。

坏死和包膜侵犯，Ki-67为17%。患者拒绝米托坦治疗，定期进行影像复查。肾上腺切除术后2年持续缓解。

讨论

基于Lin-Weiss-Bisceglia评分系统患者被诊断为一种罕见的ACC亚型——嗜酸细胞型ACC。该患者符合一个主要标准（不典型有丝分裂）和数个次要标准（肾上腺质量>200g、坏死和包膜侵犯）。此外Ki-67提示为恶性肿瘤（17%）。欧洲肾上腺肿瘤研究网（ENSAT）肿瘤分期为Ⅱ期，行R0切除，目前病情稳定。肾上腺肿瘤准确分类是确保最佳治疗的关键。

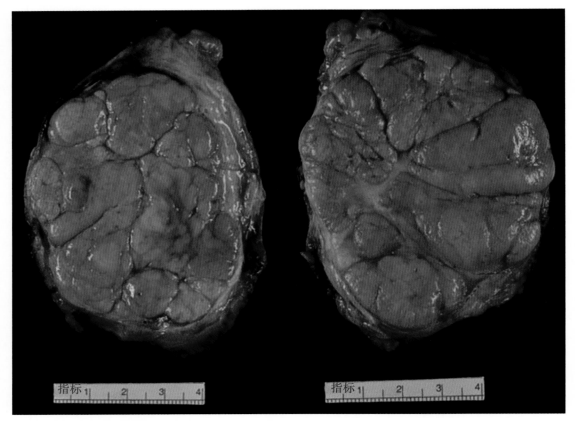

图25.2 右嗜酸细胞型ACC大体病理，大小为9.5cm×7.5cm×7.0cm，重260g

要点

- 嗜酸细胞型ACC为罕见的ACC亚型。
- 肾上腺肿瘤的适当分类对确保最优管理十分重要。
- Ki-67能够进一步明确交界性肾上腺肿瘤的恶性倾向。

（刘　义　译）

参考文献

1. Lau SK, Weiss LM. The Weiss system for evaluating adrenocortical neoplasms: 25 years later. *Hum Pathol.* 2009;40(6):757–768.

2. de Krijger RR, Papathomas TG. Adrenocortical neoplasia: evolving concepts in tumorigenesis with an emphasis on adrenal cortical carcinoma variants. *Virchows Arch.* 2012;460(1):9–18.

3. Erickson LA. Challenges in surgical pathology of adrenocortical tumours. *Histopathology.* 2018;72(1): 82–96.

米托坦治疗 ENSAT Ⅱ 期肾上腺皮质癌

摘要

　　30%～40%的肾上腺皮质癌（ACC）患者表现为明显的激素升高症状（通常为雄激素、皮质醇分别或同时升高）。影像学特征包括CT值＞20HU，异质性及^{18}F-FDG PET/CT摄取升高。预后取决于多个因素，包括欧洲肾上腺肿瘤研究网（ENSAT）分期，R0切除及Ki-67小于10%。米托坦辅助治疗通常被推荐用于高复发风险患者。近期一项米托坦辅助治疗与低级别局限性肾上腺皮质癌（ADIUVO）研究结果表明ENSAT Ⅰ期、Ⅱ期和Ki-67＜10%患者不推荐常规米托坦治疗。

关键词

　　肾上腺癌；肾上腺肿块；肾上腺皮质癌；ENSAT分级；米托坦；副作用

病例报道

　　23岁女性患者，因痤疮、毳毛和月经不调初诊。由于检查提示雄激素升高，进一步行腹部CT发现右肾上腺一5.5cm×5.0cm×4.2cm密度不均匀占位，CT值为31HU，增强CT扫描可见坏死灶。^{18}F-FDG PET/CT显示肾上腺占位显著FDG摄取，其余组织未见明显摄取（图26.1）。该患者被转诊至梅奥医学中心进一步治疗肾上腺肿块。

　　除了痤疮及毳毛，该患者无任何其他症

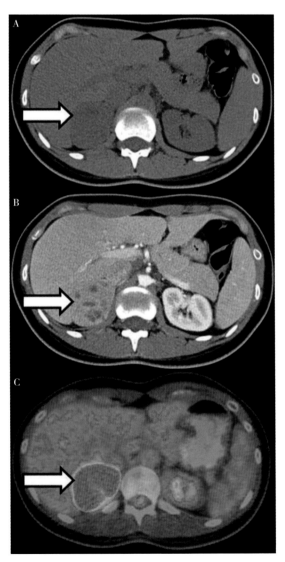

图26.1　平扫CT轴位（A）、增强CT图像（B）及^{18}F-FDG PET/CT（C）可见右肾上腺一5.5cm×5.0cm×4.2cm不均匀肿块。平扫CT提示肾上腺肿块CT值为31HU。增强CT显示肾上腺肿块数个异质性区域。^{18}F-FDG PET/CT提示肾上腺肿块FDG摄取（SUV$_{max}$=13.7）

状，无库欣特征且血压无明显改变。体格检查：血压124/68mmHg，BMI 24.3kg/m²，面部痤疮及轻度面部毳毛。唯一应用药物为口服避孕药（屈螺酮–乙炔雌二醇）。

辅助检查

实验室检查显示尿甲氧基肾上腺素和3-去甲氧基肾上腺素正常，雄激素水平显著升高，可能的糖皮质激素自主分泌（口服避孕药期间地塞米松抑制试验异常）（表26.1）。

治疗

疑诊ACC是考虑到其影像学特点、快速雄激素显著升高及可能的糖皮质激素自主分泌。行开放右肾上腺切除术，术后病理提示肿瘤重91g，大小为6.4cm×6.2cm×4.2cm。黄褐色异质性肿块局限于肾上腺内（图26.2）。有丝分裂活跃度增高（11个有丝分裂/50个高倍视野），不典型有丝分裂像，Ki-67为10%，未见包膜侵犯，改良Weiss评分为5/7。

患者行肾上腺切除术后给予氢化可的松治疗。肿瘤分期为ENSAT Ⅱ期，在米托坦治疗或不使用米托坦而进行影像学随访的两种方案中，患者选择术后4周开始米托坦治疗。

随访

患者接受米托坦治疗后，氢化可的松剂量增加至每日40mg，并开始定期监测临床、影像学和生化指标。除了预期的米托坦导致的肾上腺功能不足外，还出现了米托坦的其他副作用，包括恶心、腹痛、腹泻和甲状腺功能减退。针对甲状腺功能减退症，患者接受了左甲状腺素治疗，尝试使用洛哌丁胺治疗腹泻但未能改善。由于胃肠道症状影响了患者的生活质量，患者术后5个月停止了米托坦治疗。肾上腺切除术后5年病情仍持续缓解。

讨论

米托坦是一种抑制肾上腺的ACC治疗药物。迄今，所有米托坦相关研究都是回顾性的，这些研究表明米托坦治疗与更长的无复发生存期、更高的5年生存率有关，但不能显著延长总生存时间。最近完成的一项试验（ADIUVO）旨在评估辅助米托坦治疗ENSAT Ⅰ期或 Ⅱ期患者R0切除且Ki-67<10%的疗效。在完成本章时，ADIUVO研究的结果仅作为摘要提供。ADIUVO是一项对91名ENSAT Ⅰ～Ⅲ期，且Ki-67<10%患者的前瞻性观察性研究。总的来说，无复发生存率为75%，高于既往报道。米托坦组与观察组的总生存时间或无复发生存率无显著差异。在ENSAT Ⅰ～Ⅲ期，且Ki-67<10%

表26.1　实验室检查

生化检测	结果	参考区间
1mg DST（μg/dl）	7.1	<1.8
皮质醇（μg/dl）	7.2	7～21
ACTH（pg/ml）	7.5	7.2～63
DHEA-S（μg/dl）	1539	44～332
雄烯二酮（ng/dl）	430	30～200
总睾酮（ng/dl）	131	8～60
醛固酮（ng/dl）	21	<21
血浆肾素活性（ng/ml per hour）	5.5	≤0.6～3
24小时尿皮质醇（μg/24h）	32	<45
24小时尿甲氧基肾上腺素（μg/24h）	25	<400
24小时尿3-去甲氧基甲基肾上腺素（μg/24h）	144	<900

注：ACTH，促肾上腺皮质激素；DHEA-S，硫酸脱氢表雄酮；DST，地塞米松抑制试验。

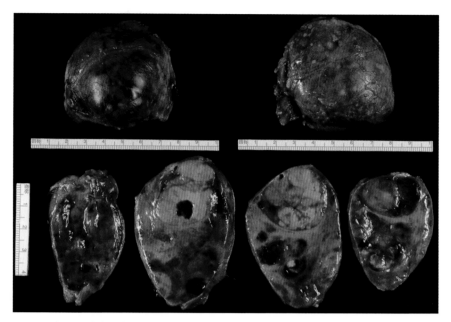

图26.2　右肾上腺皮质癌大体病理图像：大小为6.4cm×6.2cm×4.2cm，其中黄褐色质软异质性肿块未超出肾上腺

的患者中，米托坦治疗的决定应该个体化。

　　应预见并适当治疗米托坦导致的肾上腺功能不全。由于米托坦诱导皮质醇代谢增加，患者在接受米托坦治疗时需要增加氢化可的松剂量（30~60mg/d）。其他常见副作用包括疲劳、恶心、腹泻、女性乳房发育，少见副作用为意识模糊、头晕和共济失调。除了对皮质醇过量或缺乏的体征和症状进行临床评估外，所有患者都需要监测血清电解质、肝功能、甲状腺功能、血脂和盐皮质激素水平。

要点

- 在回顾性研究中，米托坦治疗与更长无复发生存期、更高的5年生存率相关，但与总生存时间无关。
- 在一项针对91名ENSAT Ⅰ~Ⅲ期，且Ki-67<10%患者的前瞻性观察性ADIUVO研究中，未发现米托坦带来临床获益。
- 米托坦副作用包括肾上腺功能不全、胃肠道副作用、疲劳、甲状腺功能减退等。

- 任何接受米托坦治疗的患者都需要每3个月进行一次临床和生化检测。

（刘　义　译）

参考文献

1. Calabrese A, Basile V, Puglisi S, et al. Adjuvant mitotane therapy is beneficial in non-metastatic adrenocortical carcinoma at high risk of recurrence. *Eur J Endocrinol.* 2019;180(6):387–396.

2. Puglisi S, Calabrese A, Basile V, et al. Mitotane concentrations influence the risk of recurrence in adrenocortical carcinoma patients on adjuvant treatment. *J Clin Med.* 2019;8(11).

3. Terzolo M, Angeli A, Fassnacht M, et al. Adjuvant mitotane treatment for adrenocortical carcinoma. *N Engl J Med.* 2007;356(23):2372–2380.

4. Kiseljak-Vassiliades K, Bancos I, Hamrahian A, et al. American Association of Clinical Endocrinology disease state clinical review on the evaluation and management of adrenocortical carcinoma in an adult: a practical approach. *Endocrine Practice.* 2020;26(11):1366–1383.

5. Fassnacht M, Dekkers OM, Else T, et al. European Society of Endocrinology Clinical Practice Guidelines on the management of adrenocortical carcinoma in adults, in collaboration with the European Network for the Study of Adrenal Tumors. *Eur J Endocrinol.* 2018;179(4):G1–G46.

分泌皮质醇的转移性肾上腺皮质癌：原发肿瘤减积手术的作用

摘要

当患者因转移性肾上腺皮质癌（ACC）而出现严重的急性库欣综合征（CS）时，临床医生会产生这样的疑问："原发肿瘤应该被切除吗？"。这是一个很好的问题，但很多时候没有确定的答案。然而总的来说，如果原发ACC可以在没有太多手术相关并发症的情况下切除，那么切除"皮质醇分泌灶"是有意义的。这样可以为患者提供更好的生活质量，同时让临床医生有机会启动针对残余转移性ACC的治疗。

关键词

肾上腺肿块；肾上腺结节；肾上腺皮质癌；库欣综合征；内分泌高血压；轻度自主皮质醇增多；亚临床库欣综合征

病例报道

46岁女性患者，患病前身体健康，唯一应用药物为治疗慢性高血压的氯沙坦（50mg qd）。患者2个月前出现CS的体征和症状，包括体重增加13.6kg，满月脸，锁骨上脂肪垫，面部、颈部、胸部和背部痤疮，近端肌肉无力，高血压加重及踝关节水肿（图27.1）。入院查体BMI为42kg/m²，血压为150/104mmHg，满月脸，面部、颈部、背部及上胸部痤疮，颏部、鬓角、上唇可见毵

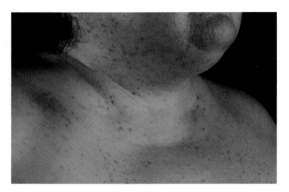

图27.1 颈部可见弥漫性痤疮及锁骨上脂肪垫

毛，锁骨上脂肪垫，腹部未见紫纹，双侧踝关节水肿。

辅助检查

实验室检查结果如表27.1所示。该患者为非ACTH依赖性CS，此外，患者雄激素分泌过多，合并低血钾及高血糖。

腹部CT可见一13.0cm×7.3cm×9.6cm右肾上腺肿块（图27.2）。胸部CT可见左肺2个6mm结节，考虑为转移瘤。

该患者右侧ACC导致了严重的CS，因此右肾上腺切除术可能治愈CS体征和症状，这也是最紧迫的问题。转移瘤则需要在肾上腺切除术后进行系统的治疗。

治疗

患者被给予氯化钾和螺内酯对症治疗，并开始预防肺孢子虫肺炎和深静脉血栓形

表27.1　实验室检查

生化检测	结果	参考区间
钠（mmol/L）	143	135～145
钾（mmol/L）	2.3	3.6～5.2
空腹血糖（mg/dl）	231	70～100
肌酐（mg/dl）	0.9	0.6～1.1
血清皮质醇，8AM（µg/dl）	57	7～25
血清皮质醇，4PM（µg/dl）	51	2～14
ACTH（pg/ml）	<5	10～60
醛固酮（ng/dl）	<4	≤21
血浆肾素活性[ng/(ml·h)]	<0.6	≤0.6～3
DHEA-S（µg/dl）	767	18～244
总睾酮（ng/dl）	152	8～60
24小时尿皮质醇（µg）	462	3～45

注：ACTH，促肾上腺皮质激素；DHEA-S，硫酸脱氢表雄酮。

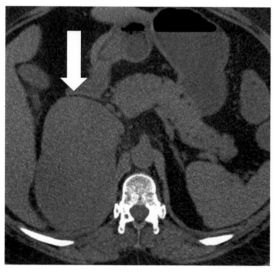

图27.2　平扫CT轴位可见右肾上腺一13.0cm×7.3cm×9.6cm肿块（箭头所示），CT值为28.1HU

成。入院10天后患者行右侧ACC开放性切除术。术后病理：肿瘤重465g（正常肾上腺为4～5g），大小为18.5cm×18.0cm×5.2cm。术后患者拒绝米托坦治疗，给予早上10mg

和下午5mg泼尼松出院，计划在6周内减量至每日晨服5mg后再替换为氢化可的松。

随访和预后

　　患者术后6个月症状显著改善，体重显著减轻，痤疮缓解，β受体阻滞剂单药治疗血压控制良好，电解质、总睾酮和生物有效性睾酮水平正常，DHEA-S为31.8µg/dl（正常值18～244µg/dl）。患者晨起血清皮质醇为6.3µg/dl，提示其下丘脑–垂体–肾上腺轴尚未完全恢复，因此建议患者继续早上口服10mg氢化可的松。但患者胸腹盆CT提示肺部结节增大，主动脉和下腔静脉之间的上腹膜后出现新病灶。给予患者依托泊苷、多柔比星和顺铂（EDP）化学治疗3个周期后，肿瘤出现部分缓解，但由于严重副作用而终止了EDP化学治疗。在寻求替代药物期间，患者ACC广泛转移。肾上腺切除术后2年，患者CS体征和症状复发并出现了一系列并发症，包括肺栓塞、上消化道出血、败血症和肾衰竭，最终进展为多器官衰竭并不幸死亡。

要点

- ACC是内分泌学家发现的所有恶性肿瘤中最具侵袭性的肿瘤。
- ACC的5年生存率较低，Ⅰ期患者预后最佳。
- Ⅳ期ACC无法治愈。减积手术可提供严重CS的短期解决方案以延缓生存。

（刘　义　译）

参考文献

1. Young WF Jr. Conventional imaging in adrenocortical carcinoma: update and perspectives. *Horm Cancer*. 2011;2(6):341–347.

2. Puglisi S, Perotti P, Pia A, Reimondo G, Terzolo M. Adrenocortical carcinoma with hypercortisolism. *Endocrinol Metab Clin North Am.* 2018;47(2):395–407.

3. Laganà M, Grisanti S, Cosentini D, et al. Efficacy of the EDP-M scheme plus adjunctive surgery in the management of patients with advanced adrenocortical carcinoma: the Brescia experience. *Cancers (Basel).* 2020;12(4):941.

4. Tella SH, Kommalapati A, Yaturu S, Kebebew E. Predictors of survival in adrenocortical carcinoma: an analysis from the National Cancer Database. *J Clin Endocrinol Metab.* 2018;103(9):3566–3573.

肾上腺皮质癌伴严重库欣综合征

摘要

30%~40%的肾上腺皮质癌（ACC）患者会出现激素升高症状（通常为雄激素、皮质醇分别或同时升高）。值得注意的是，偶发ACC或表现为占位的患者也可能存在未确诊的肾上腺激素升高。未得到控制或未被发现的库欣综合征（CS）是ACC的不良预后因素。这些患者极易发生深静脉血栓、肺栓塞且易发感染。手术切除是治疗ACC相关CS的最佳方法，但如果无法进行手术，则应积极治疗皮质醇增多症。在此，报道了一例转移性ACC并发严重CS快速发作病例。

关键词

肾上腺癌；肾上腺皮质癌；库欣综合征；皮质醇分泌增多症；药物治疗；转移性；米托坦

病例报道

57岁男性患者，因新发现巨大肾上腺肿块转诊治疗。患者因腹部不适B超发现巨大肾上腺肿块。除腹痛外，近6个月患者还出现了新的症状，包括疲劳、情绪改变、体重减轻约4.5kg，但腹部肥胖加重、上下肢无力、面部变圆和红斑、皮肤菲薄和瘀斑及头发卷曲。此外患者还出现了难以控制的高血压和低钾血症。

体格检查：血压152/86mmHg，心率76次/分，BMI 25.1kg/m²。面部变圆、红斑、锁骨上脂肪垫，腹型肥胖，四肢和腹部有多处瘀斑，皮肤多处皮损，无明显肌病，双下肢水肿。

辅助检查

根据患者临床表现高度怀疑ACC及严重的CS。为了更好地分期行胸腹盆CT检查，可见左侧分叶状肾上腺密度不均匀肿块，大小为18.0cm×14.0cm×15.0cm（图28.1）。此外肝脏可见数个约12cm占位，第11胸椎可

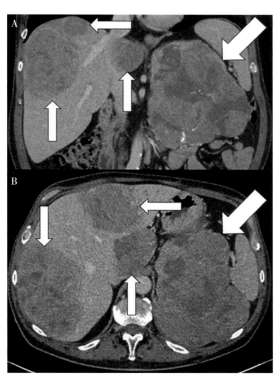

图28.1 增强CT轴位（A）及冠状位（B）可见左肾上腺18.0cm×14.0cm×15.0cm分叶状肾上腺密度不均匀肿块（大箭头所示）及数个肝转移瘤（小箭头所示）

见约1.2cm病灶及数个3～5mm肺结节，均考虑为转移病灶。

由于下肢水肿及疑似严重皮质醇增多症的临床表现，患者为深静脉血栓形成的高危人群。行下肢静脉超声提示右下肢（股静脉中下段，延伸至腘静脉、胫后静脉、腓肠肌静脉、比目鱼静脉和腓肠肌静脉）深静脉血栓形成。

实验室评估证实了严重的肾上腺依赖性皮质醇增多症，以及雄激素、雌激素、孕酮、糖皮质激素和雄激素前体增多症（表28.1）。

肝转移瘤细针穿刺确诊为转移性ACC。免疫过氧化物酶染色显示肿瘤细胞Melan-A、SF1、抑制素、突触素阳性，泛细胞角蛋白AE1/AE3、Sox10、精氨酸酶和glypican-3阴性。

治疗及随访

该患者为ENSAT Ⅳ期，无法手术切除。因而选择依托泊苷、多柔比星和顺铂联合化学治疗。由于皮质醇增多症未得到控制，患者感染风险高，因此给予患者每日一片复方磺胺甲噁唑预防感染。启动抗凝治疗患者深静脉血栓，并口服螺内酯控制高血压和低钾血症。米托坦治疗启动后迅速增加到5g qd。由于预计单用米托坦不能完全有效，因此又联用了奥西洛司他（5mg bid）。后由于无法耐受，米托坦减至2g qd，奥西洛司他增至7mg bid。2个月后24小时尿皮质醇降至70μg，4个月后又降至56μg（正常值<45μg/24h）。监测血压和血钾，并调整钾的剂量。初诊后6个月随访发现左肾上腺肿块和肝转移瘤缩小2～4cm。

讨论

米托坦是一种抗肾上腺药物，主要用于治疗ACC，但很少用于治疗CS。米托坦导致的肾上腺功能不足应该被预计并且进行合理治疗。然而对于因转移性ACC而导致严重CS的患者，米托坦极少导致肾上腺功能不全。大多数患者需要控制皮质醇增多症，这类药物包括甲基吡喃酮、西多罗司特（11-β-羟化酶抑制剂可阻止11-脱氧皮质醇向皮质醇转化）、酮康唑和米非司酮。酮康唑可能导致肝毒性，故肝病患者禁用，其他药物的选择取决于是否合并高血糖（米非司酮）和保险承保范围。本例中奥西洛司他价格合理，且易于获得。米托坦和奥西洛司他联合用药可有效地将24小时尿皮质醇排泄量从

表28.1 实验室检查

生化检测	结果	参考区间
皮质醇（μg/dl）	27	7～21
ACTH（pg/ml）	＜5	7.2～63
DHEA-S（μg/dl）	3477	44～332
雄烯二酮（ng/dl）	1880	30～200
总睾酮（ng/dl）	181	240～950
雌二醇（pg/ml）	83	10～40
孕酮（ng/ml）	2.5	＜0.2
17-羟孕烯醇酮（ng/dl）	1140	55～455
孕烯醇酮（ng/dl）	371	33～248
17-羟基孕酮（ng/dl）	207	＜220
11-脱氧皮质醇（ng/dl）	832	10～79
醛固酮（ng/dl）	＜4	＜21
血浆肾素活性 [ng/（ml·h）]	1.7	≤0.6～3
24小时尿皮质醇（μg/24h）	1723	＜45
血浆甲氧基肾上腺素（nmol/L）	＜0.2	＜0.5
血浆3-去甲氧基甲肾上腺素，nmol/L	0.24	＜0.9

注：ACTH，促肾上腺皮质激素；DHEA-S，硫酸脱氢表雄酮。

1721μg降低至56μg。奥西洛司他的副作用包括低钾血症和循环醛固酮前体水平升高导致的高血压。

要点

- 未控制的严重CS与ACC预后不良相关。
- 对于不可切除的ACC和CS患者，应紧急启动降低皮质醇的药物治疗，显著降低皮质醇浓度或使之正常化，常需通过联合用药实现。
- 在所有严重CS患者中，应考虑使用复方磺胺甲噁唑预防机会性感染和抗凝以预防深静脉血栓形成。

（刘　义　译）

参考文献

1. Iniguez-Ariza NM, Kohlenberg JD, Delivanis DA, et al. Clinical, biochemical, and radiological characteristics of a single-center retrospective cohort of 705 large adrenal tumors. *Mayo Clin Proc Innov Qual Outcomes*. 2018;2(1):30–39.

2. Baudry C, Coste J, Bou Khalil R, et al. Efficiency and tolerance of mitotane in Cushing's disease in 76 patients from a single center. *Eur J Endocrinol*. 2012;167(4):473–481.

3. Fleseriu M, Molitch ME, Gross C, Schteingart DE, Vaughan TB, 3rd, Biller BM. A new therapeutic approach in the medical treatment of Cushing's syndrome: glucocorticoid receptor blockade with mifepristone. *Endocr Pract*. 2013;19(2):313–326.

4. Daniel E, Aylwin S, Mustafa O, et al. Effectiveness of metyrapone in treating cushing's syndrome: a retrospective multicenter study in 195 patients. *J Clin Endocrinol Metab*. 2015;100(11):4146–4154.

5. Duggan S. Osilodrostat: first approval. *Drugs*. 2020; 80(5):495–500.

6. Newell-Price J. Ketoconazole as an adrenal steroidogenesis inhibitor: effectiveness and risks in the treatment of Cushing's disease. *J Clin Endocrinol Metab*. 2014; 99(5):1586–1588.

7. Castinetti F, Guignat L, Giraud P, et al. Ketoconazole in Cushing's disease: is it worth a try? *J Clin Endocrinol Metab*. 2014;99(5):1623–1630.

8. Feelders RA, Newell-Price J, Pivonello R, Nieman LK, Hofland LJ, Lacroix A. Advances in the medical treatment of Cushing's syndrome. *Lancet Diabetes Endocrinol*. 2019;7(4):300–312.

单纯醛固酮分泌的肾上腺皮质癌

摘要

大约50%的肾上腺皮质癌（ACC）分泌过多的肾上腺类固醇激素。ACC通常分泌多种激素，最常见的为糖皮质激素和雄激素，极少分泌单一类固醇激素。本病例为单纯醛固酮分泌型ACC亚型患者，该亚型可能具有更缓慢的临床进程。

关键词

肾上腺癌；肾上腺肿块；肾上腺结节；肾上腺皮质癌；内分泌性高血压；高醛固酮症；原发性醛固酮增多症

病例报道

50岁女性患者，因难治性高血压和低钾血症就诊梅奥医学中心。患者23年前被诊断为高血压和低钾血症，测血压为170/115mmHg。1977年美国只有少数几家医疗中心可以进行CT检查。该患者居住于国外，未行CT检查。行肾上腺静脉造影显示双侧肾上腺大小不对称，遂行左肾上腺切除术。术后病理报告提示肾上腺分为2块，重3.3g，未见肿瘤。术后高血压和低钾血症未缓解，给予盐皮质激素拮抗剂（螺内酯100mg/d）和β受体拮抗剂（普萘洛尔80mg/d药物治疗。1995年患者血压230/110mmHg，血钾2.0mmol/L，血浆醛固酮明显升高，血浆肾素活性被抑制。腹部CT提示左侧肾上腺可见一约4cm肿块，遂行

二次开放左侧肾上腺切除术，瘤体大小为4.5cm×4.0cm×4.0cm，重31g。1998年患者原发性醛固酮增多症复发，给予螺内酯治疗。2000年，尽管患者每日口服300mg螺内酯，高血压和低血钾仍进展，遂再行右侧肾上腺切除术，肾上腺重9.2g，但未发现腺瘤。2000年4月，患者第一次就诊于梅奥医学中心。

患者患有难治性高血压和低钾血症，口服普萘洛尔（160mg qd）、螺内酯（200mg qd）、福辛普利（40mg qd）、醋酸可的松（25mg bid）、氯化钾（80mg qd）治疗。除了高血压与低钾血症相关症状，患者未诉其他明显不适，无糖皮质激素或雄激素增多体征或症状。

辅助检查

2000年4月实验室检查结果见表29.1。6小时动态血压监测平均血压为160/100mmHg；血浆醛固酮＞10ng/dl，血浆肾素活性＜1.0ng/（ml·h），符合原发性醛固酮增多症。此外因自发性低钾血症且血浆醛固酮＞20ng/dl，患者原发性醛固酮增多症被进一步确诊，无需鉴别诊断。24小时尿17-酮类固醇正常表明患者无雄激素分泌增多（表29.1）。24小时尿生酮类固醇和皮质醇含量正常。综上患者为单纯醛固酮分泌肿瘤。

胸腹盆腔MRI可见左肾门前方与胰尾之间一约3cm分叶状肿块（图29.1）。

表29.1 实验室检查

生化检测	结果	参考区间
钠（mmol/L）	143	135～145
钾（mmol/L）	3.4	3.6～5.2
肌酐（mg/dl）	1.3	0.8～1.3
醛固酮（ng/dl）	116	≤21ng/dl
血浆肾素活性［ng/（ml·h）］	<0.6	≤0.6～3
24小时尿17-酮类固醇（mg）	2.3	4～17
24小时尿生酮类固醇（mg）	7	2～12
24小时尿游离皮质醇（μg）	61.8	<108

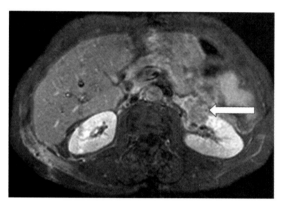

图29.1 胸腹盆腔MRI轴位T₂加权成像可见左肾门前方和胰尾之间一3cm分叶状肿块（箭头所示）

治疗

患者第4次行开放手术。术中见腹腔内一质硬分叶状肿块，与肾实质及肾门血管粘连边界不清，需行左肾切除以完整切除肿块。病理提示肿块为复发ACC，大小为4.3cm×3.5cm×2.6cm，肾表面可见大小为0.5cm及1.2cm两个侵犯灶。

随访和预后

术后第3天血浆醛固酮检测不到（<1ng/dl），停止螺内酯和氯化钾治疗并开始口服氟氢可的松。术后3个月，患者血浆醛固酮仍检测不到，血压正常，未服用降压药。术后3年，左下叶后部可见一微小肺结节（图29.2），余无影像学或生化检测提示疾病复发。术后13年（2013年）患者因左下肺结节增大（图29.2）再次就诊于梅奥医学中心，¹⁸F-FDG PET/CT可见结节为高信号，并出现高血压，给予氨氯地平（5mg qd）及阿替洛尔（25mg qd）治疗，病情控制良好。实验室检查未见醛固酮分泌型ACC复发：血浆醛固酮<4ng/dl，血浆肾素活性<0.6ng/（ml·h），DHEA-S<15μg/dl（正常值15～157）。患者因胸膜下3.2cm×2.3cm×1.5cm转移ACC病灶行左下叶楔形切除术，肺转移瘤无醛固酮分泌。血浆醛固酮仍未被检测到，每6个月行一次胸腹盆腔CT，未见肿瘤复发。最后一次随访时间为2020年4月，无实验室或影像学证据表明肿瘤复发。

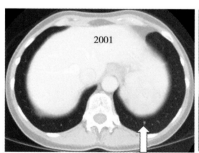 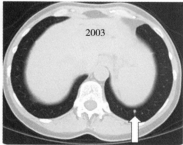 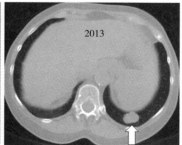

图29.2 2001年和2003年胸部CT提示左下叶一小于5mm结节（箭头所示）。2013年该结节大小为2.3cm×2.7cm，且¹⁸F-FDG PET/CT提示高摄取，考虑转移性ACC

2002年报道了141例1957—2000年在梅奥医学中心就诊的ACC患者，其中10例为单纯醛固酮分泌型ACC患者（包括本文报道的患者）。7名患者（70%）在中位间隔17个月后复发。5年生存率为52%。分泌醛固酮的ACC患者围手术期死亡率增加，但中位总生存期为63个月，而非醛固酮分泌患者为19个月。本例患者病程为43年。大多数ACC患者如在初次手术中未能完整切除，则5年生存率为15%～30%。即使出现远处转移，醛固酮分泌型ACC似乎是一种独特且表现为惰性的亚型。

要点

- 单纯醛固酮分泌型ACC是一种罕见亚型，与其他ACC亚型相比预后更好。
- 由于延迟复发转移的风险很高，"治愈"的ACC患者应终身随访。

（刘　义　译）

参考文献

1. Young WF Jr. Conventional imaging in adrenocortical carcinoma: update and perspectives. *Horm Cancer*. 2011;2(6):341–347.

2. Young WF Jr. Diagnosis and treatment of primary aldosteronism: practical clinical perspectives. *J Intern Med*. 2019;285(2):126–148.

3. Funder JW, Carey RM, Mantero F, et al. The management of primary aldosteronism: case detection, diagnosis, and treatment: an Endocrine Society Clinical Practice Guideline. *J Clin Endocrinol Metab*. 2016;101(5):1889–1916.

4. Kendrick ML, Curlee K, Lloyd R, et al. Aldosterone-secreting adrenocortical carcinomas are associated with unique operative risks and outcomes. *Surgery*. 2002;132(6):1008–1011; discussion 1012.

长期原发性醛固酮增多症患者，最终诊断为转移性肾上腺皮质癌

摘要

大部分原发性醛固酮增多症（PA）都是由醛固酮腺瘤或双侧肾上腺增生所引起。肾上腺皮质癌（ACC）是PA的罕见病因，占比不到1%。

关键词

肾上腺癌；肾上腺皮质癌；低钾血症；性质未定的肾上腺肿块；原发性醛固酮增多症

病例报道

一名49岁的男性因转移性ACC被转诊至梅奥医学中心。正如下文所强调的，特殊的病史是患者接受内分泌评估的主要原因。

本次评估的 26 年前

患者因高血压逐步进展，来梅奥医学中心接受继发性高血压病因的评估。初诊时，患者血压为156/108mmHg。用药包括美托洛尔、氢氯噻嗪、氨氯地平和喹那普利。患者还每日口服20mmol的钾来纠正低钾血症。针对PA的筛查和确诊试验均为阳性（表30.1）。医生建议患者行腹部影像学检查。如果考虑手术的话，还可以行肾上腺静脉取血。患者拒绝上述建议，选择在当地医院接受螺内酯治疗。

表30.1　实验室检查

生化检测	23岁结果	49岁结果	参考区间
皮质醇（μg/dl）		19	7～21
ACTH（pg/ml）		37	7.2～63
DHEA-S（μg/dl）		29	32～395
孕烯醇酮（ng/dl）		304	33～248
17-羟孕烯醇酮（ng/dl）		33	55～455
17-羟孕酮（ng/dl）		47	<220
11-脱氧皮质醇（ng/dl）		109	10～79
11-脱氧皮质酮（ng/dl）		447	<10
总睾酮（ng/dl）		388	240～950
醛固酮（ng/dl）	11	87	<21
血浆肾素活性[ng/（ml·h）]	<0.6	<0.6	≤0.6～3
24小时尿皮质醇（μg/24h）		62	<45
24小时尿醛固酮（μg/24h）	19	264	<10
24小时尿钠（mmol/24h）	267	375	41～227

注：ACTH，促肾上腺皮质激素；DHEA-S，硫酸脱氢表雄酮。

本次评估的 1 年前

由于高血压不断加重，当地医院再次针对PA做了评估。腹部平扫CT提示：右侧肾上腺区可见一大小5.8cm×5.0cm×4.7cm的肿块，CT值为29HU，左侧肾上腺可见一大小2.0cm×1.9cm×1.8cm的肿块，CT值为2HU（图30.1）。肾上腺静脉取血提示右侧

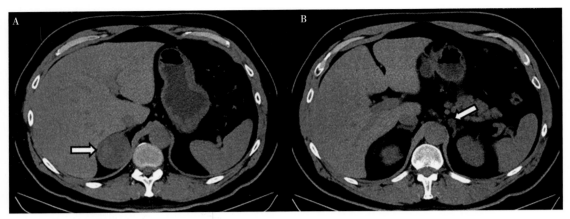

图30.1　平扫CT轴位图像显示：右侧肾上腺可见一5.8cm×5.0cm×4.7cm肿块，CT值为29HU（A，箭头所示）；左侧肾上腺可见一2.0cm×1.9cm×1.8cm肿块，CT值为2HU（B，箭头所示）

为优势侧（结果未见）。医生建议患者行腹腔镜右侧肾上腺切除术。该患者在外院做了手术。病理显示：肿块为ACC，大小为5.7cm，可见肿瘤坏死，有丝分裂象为20/50高倍视野，Ki-67增殖指数为10%。医生建议患者定期复查影像，未推荐其他治疗。右侧肾上腺切除术后5个月的随访显示：双肺和纵隔结节，性质待查。病理活检提示结节为转移性ACC。患者被转诊到梅奥医学中心接受进一步治疗。

本次评估

评估显示：患者有疲劳和气短，但无体重增加，腹部紫纹，锁骨上或颈背部脂肪垫。体格检查：血压154/94mmHg，胸部查体提示左侧呼吸音减弱，双下肢轻度水肿。目前用药包括氨氯地平、赖诺普利、美托洛尔和依普利酮。每天口服40mmol的钾补充剂。影像学发现：右侧肾上腺区、肺、纵隔和阑尾存在种植转移瘤（图30.2）。

治疗和随访

患者接受了多种治疗方案，包括依托泊苷、多柔比星、顺铂、帕博利珠单抗、米托

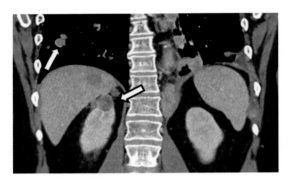

图30.2　腹部增强CT冠状位图像显示：右侧肾上腺区和胸腔多发转移病灶（箭头所示）

坦、吉西他滨和多西他赛。醛固酮高分泌所引起的高血压和低钾血症难以控制，需要高剂量的盐皮质激素受体拮抗剂（每天600mg螺内酯），每天补充80~140mmol的钾补充剂，并给予美托洛尔、多沙唑辛、硝苯地平和赖诺普利治疗。尽管采用了多种治疗方法，肿瘤还是在12个月后进展。由于症状逐渐恶化，医生建议给予临终关怀。

讨论

ACC是PA的罕见病因。一旦PA诊断明确，即使患者选择接受盐皮质激素受体拮抗剂，仍然推荐腹部影像学检查。本例中，在影像学检查发现肾上腺肿块之前，患者有近

20年的PA病史，并且血压控制良好。初诊时该患者是否存在肾上腺肿块已经无从知晓。有文献报道，一些体积较小的肾上腺肿块可能数年变化不大，但最终进展为ACC。

在PA诊断明确的情况下，如果怀疑肾上腺肿块为ACC（如本例），肾上腺静脉取血并不是必须的检查。手术决策主要根据影像特点，主要目的是切除可疑恶性肿瘤。为了确保完整切除，推荐行开放肾上腺切除术。

要点

- ACC中的一小部分会出现PA。
- ACC是PA的罕见病因。
- PA患者如果存在可疑肾上腺肿块，肾上腺切除术的决策应该基于影像学特征，肾上腺静脉取血并非必需检查。
- 开放性肾上腺切除术是ACC患者的首选治疗方案。

（王　站　译）

参考文献

1. Young WF Jr. Diagnosis and treatment of primary aldosteronism: practical clinical perspectives. *J Intern Med*. 2019;285(2):126–148.
2. Fassnacht M, Dekkers OM, Else T, et al. European Society of Endocrinology Clinical Practice Guidelines on the management of adrenocortical carcinoma in adults, in collaboration with the European Network for the Study of Adrenal Tumors. *Eur J Endocrinol*. 2018;179(4):G1–G46.
3. Iniguez-Ariza NM, Kohlenberg JD, Delivanis DA, et al. Clinical, biochemical, and radiological characteristics of a single-center retrospective cohort of 705 large adrenal tumors. *Mayo Clin Proc Innov Qual Outcomes*. 2018;2(1):30–39.
4. Kiseljak-Vassiliades K, Bancos I, Hamrahian A, et al. American Association of Clinical Endocrinology Disease state clinical review on the evaluation and management of adrenocortical carcinoma in an adult: a practical approach. *Endocrine Practice*. 2020;26(11):1366–1383.
5. Gagnon N, Boily P, Alguire C, et al. Small adrenal incidentaloma becoming an aggressive adrenocortical carcinoma in a patient carrying a germline APC variant. *Endocrine*. 2020;68(1):203–209.
6. Fassnacht M, Arlt W, Bancos I, et al. Management of adrenal incidentalomas: European Society of Endocrinology Clinical Practice Guideline in collaboration with the European Network for the Study of Adrenal Tumors. *Eur J Endocrinol*. 2016;175(2):G1–G34.

林奇综合征相关肾上腺皮质癌

摘要

大多数肾上腺皮质癌（ACC）是散发性的，但有些可表现为遗传综合征的一部分，如Li-Fraumeni综合征、多发性内分泌腺瘤病1型、家族性腺瘤性息肉病、神经纤维瘤病Ⅰ型、Beckwith-Wiedemann综合征或林奇（Lynch）综合征。在此报道了一例偶然发现的ACC，该患者当时并未诊断为林奇综合征。

关键词

肾上腺癌；肾上腺肿块；肾上腺皮质癌；雌激素分泌过多；林奇综合征

病例报道

65岁女性患者，最初因绝经后阴道出血而就诊。经阴道超声检查显示子宫内膜增厚和多发子宫肌瘤，进一步的病理学检查提示为良性子宫内膜增生。超声检查偶然发现右侧肾上腺一个大肿块，CT扫描显示右侧肾上腺肿块质地不均匀，大小为7.9cm×5.7cm×4.8cm（图31.1）。患者被转诊到梅奥医学中心进一步诊治肾上腺肿块。

患者诉疲劳，数周内体重减轻1.36kg。查体显示：血压为135/83mmHg，BMI为24.7kg/m²。患者无雄激素、皮质醇或醛固酮分泌过多的征象。

患者姐姐近期被诊断为林奇综合征。该

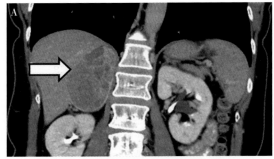
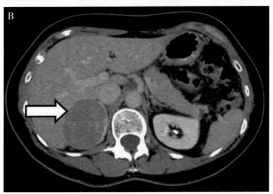

图31.1 增强CT冠状位（A）和轴位（B）图像显示右侧肾上腺肿块（箭头所示），质地不均匀，大小为4.8cm×5.7cm×7.9cm

患者随后也接受了相关检查，并发现存在MSH6基因的家族性致病变异。该患者数月前的结肠镜检查未见异常。

辅助检查

实验室检查显示24小时尿甲氧基肾上腺素和甲氧基去甲肾上腺素水平正常，但血浆中雄激素前体、雄激素、皮质醇以及雌激素含量过高（表31.1）。

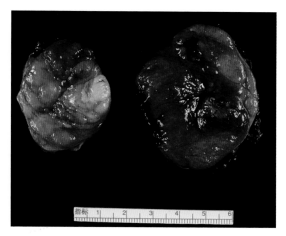

表31.1　实验室检查

生化检测	结果	参考区间
1mg过夜DST后皮质醇（μg/dl）	13	<1.8
皮质醇（μg/dl）	14	7～21
ACTH（pg/ml）	<5	7.2～63
DHEA-S（μg/dl）	403	<15～157
雄烯二酮（ng/dl）	151	30～200
17-羟孕酮（ng/dl）	167	<51
17-羟孕烯醇酮（ng/dl）	888	31～455
总睾酮（ng/dl）	30	8～60
雌二醇（pg/ml）	113	<10（绝经后）
醛固酮（ng/dl）	20	<21
血浆肾素活性［ng/（ml·h）］	2	≤0.6～3
24小时尿皮质醇（μg/24h）	68	<45
24小时尿甲氧基肾上腺素（μg/24h）	68	<400
24小时尿甲氧基去甲肾上腺素（μg/24h）	340	<900

注：ACTH，促肾上腺皮质激素；DHEA-S，硫酸脱氢表雄酮；DST，地塞米松抑制试验。

图31.2　右侧嗜酸细胞型ACC的大体标本图，肿瘤大小为9.2cm×5.9cm×4.8cm

治疗

基于影像特征和肾上腺多种激素分泌过多，该患者疑为ACC。患者遂接受了开放右侧肾上腺切除术。最终病理学结果显示：肿块为嗜酸细胞型ACC，侵及肾上腺周围脂肪组织，40有丝分裂象/50高倍视野，Ki-67指数为15%（图31.2）。手术切缘阴性。

患者围手术期服用氢化可的松来治疗肾上腺功能不全。由于肿瘤复发风险高（ENSAT分期Ⅲ期，Ki-67指数为15%），该患者术后6周开始口服米托坦，12个月后患者停止服药。

随访和预后

患者无病状态持续了3年以上，但在肾上腺切除术后第40个月发生了肝转移。患者后续接受了肝转移瘤切除术，目前第二次手术术后10个月，仍处于无病状态。

讨论

林奇综合征是由DNA错配修复基因的胚系致病性突变所引起的常染色体显性遗传病，基因包括MutL同源物1（*MLH1*）、MutS同源物2（*MSH2*）、MutS同源物6（*MSH6*）和减数分裂后分离2（*PMS2*）。该患者检测出*MSH6*的胚系致病性突变，该变异位于染色体2p16.3.2。林奇综合征患者罹患结直肠癌、其他胃肠道癌症、子宫内膜癌、泌尿生殖系统癌、神经胶质瘤和其他癌症的风险增加。ACC是林奇综合征的罕见表现，只有少数病例报告（包括此处介绍的一个病例）。在一项针对114名ACC患者的研究中，林奇综合征的患病率为3.2%。

要点

- 林奇综合征患者罹患结直肠癌、内膜癌及其他恶性肿瘤的风险更高。
- ACC患者林奇综合征的患病率为3.2%。
- 确诊林奇综合征的患者应进行细致的ACC临床筛查。
- 林奇综合征患者如果合并偶发性肾上腺肿块，应及时筛查和处理。

（王 站 译）

参考文献

1. Lynch HT, de la Chapelle A. Hereditary colorectal cancer. *N Engl J Med*. 2003;348(10):919–932.

2. Kaur RJ, Pichurin PN, Hines JM, Singh RJ, Grebe SK, Bancos I. Adrenal cortical carcinoma associated with lynch syndrome: a case report and review of literature. *J Endocr Soc*. 2019;3(4):784–790.

3. Raymond VM, Everett JN, Furtado LV, et al. Adrenocortical carcinoma is a lynch syndrome-associated cancer. *J Clin Oncol*. 2013;31(24):3012–3018.

多发性内分泌腺瘤病 1 型相关的肾上腺皮质癌

摘要

虽然肾上腺皮质结节在多发性内分泌腺瘤病1型（MEN-1）患者中相当常见，但肾上腺皮质癌（ACC）却很少见。本文介绍的病例值得临床医生的关注，因为体积小且乏脂的肾上腺肿块，往往容易被认为是良性肾上腺腺瘤。

关键词

肾上腺癌；肾上腺肿块；肾上腺结节；肾上腺皮质癌；多发性内分泌腺瘤病1型

病例报道

51岁男性患者，因左侧复发性ACC就诊于梅奥医学中心。因十二指肠胃泌素瘤和原发性甲状旁腺功能亢进症，该患者于21年前被诊断为1型MEN。这两种疾病都得到了有效的手术治疗。患者后来相继被诊断出垂体泌乳素瘤、面部血管纤维瘤、左髋脂肪瘤和左侧肾上腺"腺瘤"。其母亲和外祖母曾被诊断为MEN-1。但未进行遗传性基因突变检测。

11年前，CT扫描发现左侧肾上腺肿瘤（图32.1）。当时，肿块直径为1.6cm，平扫CT值为39.1HU。4～5年后的增强CT显示左侧肾上腺肿块较前略增大，直径约1.8cm（图32.1）。实验室检查显示：血浆甲氧基肾上腺素、血清皮质醇、24小时尿游离皮质醇和硫酸脱氢表雄酮（DHEA-S）水平均处于正常范围内。因左侧肾上腺显著增大，患者2年前于外院行左侧肾上腺切除术。但手术的具体过程、术前的影像学检查及术后病理结果均未见。

辅助检查

图32.1中的"第11年"CT图像是患者接受肾上腺切除术11年后、在梅奥医学中心就诊前3个月的检查结果。梅奥医学中心的MRI显示：脾和胰腺远端切除术后的瘤床上，可见大量局部复发性肿瘤结节，结节延伸至肾门和肾皮质；同时，肝叶内至少有5个转移瘤，最大者位于Ⅷ段内，直径约2.7cm（图32.2）。所有的肾上腺皮质功能检测均在正常范围内。

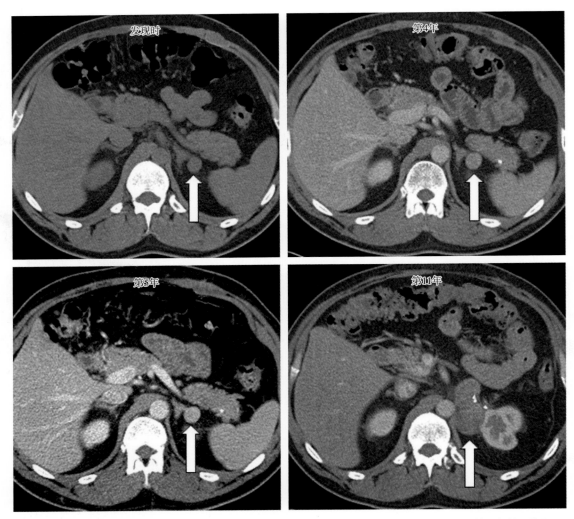

图32.1 CT扫描轴位图像显示：在5年的随访期间，体积较小且乏脂的左侧肾上腺肿块逐渐增大。第11年的图像显示：在外院接受了手术之后，左侧ACC复发灶，大小约3.6cm×4.4cm

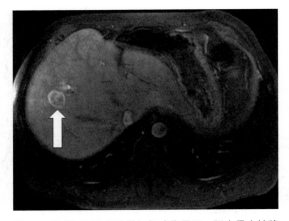

图32.2 腹部MRI轴位弥散加权成像显示：肝内最大转移瘤位于肝Ⅷ段，最大径2.7cm（箭头所示）

治疗

由于肿瘤复发，患者接受了肿块的整块切除，包括胰腺远端切除术、左半结肠切除术和左肾切除术（图32.3）。此外，术中射频消融术还切除了6个肝深部转移瘤。病理提示：转移性ACC肿块大小约7.5cm×3.5cm×2.0cm，并伴有多个直径1.0~2.5cm的肿瘤。免疫组化结果显示：肿瘤细胞突触素、抑制素、Melan-A阳性，角蛋白、嗜铬颗粒蛋白阴性，上述结果支持

20.4%（146例/715例）的患者存在肾上腺增大。与肾上腺偶发瘤队列相比，MEN-1相关嗜铬细胞瘤的患病率较低，但原发性醛固酮增多症和ACC的患病率较高。该数据库一共报道了8名患者的10个ACC（8例/715例；1.4%）。有趣的是：和本病例相似，2名ACC患者的肾上腺肿块刚开始均较小，都是在数年的随访过程中确诊为ACC。基因型与肾上腺病变或者ACC之间，并未发现存在相关性。

要点

- 缩短MEN-1患者生存期的主要风险是转移性胰腺神经内分泌肿瘤。然而，有一些罕见的MEN-1相关肿瘤，如ACC和胸腺类癌，可能会取代胰腺肿瘤，成为影响患者寿命的因素。
- 乏脂的肾上腺肿块往往会被放射科医师认为是腺瘤，此时应考虑手术切除肿瘤，或密切随访。

（王　站　译）

参考文献

1. Ventura M, Melo M, Carrilho F. Outcome and long-term follow-up of adrenal lesions in multiple endocrine neoplasia type 1. *Arch Endocrinol Metab*. 2019;63(5):516–523.
2. Gatta-Cherifi B, Chabre O, Murat A, et al. Adrenal involvement in MEN1. Analysis of 715 cases from the Groupe d'etude des Tumeurs Endocrines database. *Eur J Endocrinol*. 2012;166(2):269–279.

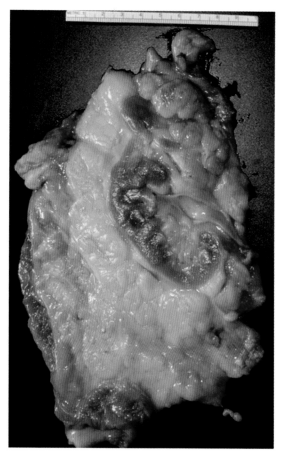

图32.3　整块切除术后的大体病理图像：包括胰腺远端，左半结肠和左肾。转移性ACC形成一个大小约7.5cm×3.5cm×2.0cm的肿块，肿块上有多个直径1.0～2.5cm的结节

ACC的诊断。

随访和预后

　　患者术后恢复良好。患者出院后服用米托坦和氢化可的松进行治疗。出院后无患者后续的随访信息。

讨论

　　虽然少见，但有文献报道过MEN-1背景下发生ACC的病例。1956—2008年，在多中心数据库收集的715名MEN-1患者中，

肾上腺皮质癌合并下腔静脉瘤栓

摘要

　　肾上腺皮质癌（ACC）患者的预后取决于多种因素，包括欧洲肾上腺肿瘤研究网（ENSAT）分期、外科手术的R0（完全）切除和Ki-67指数。高达25%的ACC病例可表现为下腔静脉（IVC）、肾静脉或肾上腺静脉瘤栓。IVC瘤栓患者的ENSAT分期为Ⅲ期，疾病复发风险高。在此介绍一个局部晚期、合并巨大IVC瘤栓的ACC病例。

关键词

　　肾上腺癌；肾上腺肿块；肾上腺皮质癌；ENSAT分期；下腔静脉瘤栓；预后

病例报道

　　60岁女性患者，因腹痛前来就诊。腹部CT检查显示：右侧肾上腺可见一质地不均匀肿块，大小为11.0cm×10.5cm×10.0cm（图33.1）。进一步行[18]F-FDG PET扫描显示：肾上腺肿块FDG摄取显著升高，未见其他摄取升高灶。询问病史得知：患者在过去2年内体重增加了18.1kg，面部变圆，但无多毛症和痤疮。患者的系统回顾未见明显异常。查体显示：血压149/90mmHg，BMI为28.9kg/m^2，轻度面部多毛症和面部变圆，但无红斑。锁骨上轻微脂肪垫，颈背未见脂肪垫。未见近端肌病的体征，无紫纹、水肿。患者未服用任何药物。

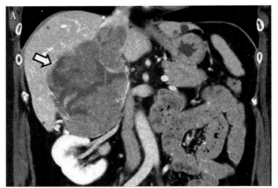
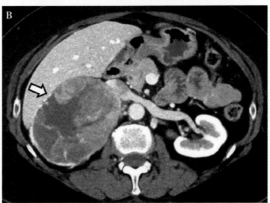

图33.1　增强CT冠状位（A）和轴位（B）图像显示：右侧肾上腺质地不均匀肿块（箭头所示），大小为11.0cm×10.5cm×10.0cm。图中可见肾上腺肿块延伸至下腔静脉。ACC在肝的右后下叶造成占位效应，使右肾移位，右后内侧毗邻膈肌

辅助检查

　　实验室检查显示：尿甲氧基肾上腺素和甲氧基去甲肾上腺素水平正常，但皮质醇、雄激素、雌激素、孕酮和类固醇前体（11-脱氧皮质醇、孕烯醇酮、17-羟孕烯醇酮）分泌增加，结果阳性（表33.1）。

表33.1　实验室检查

生化检测	结果	参考区间
皮质醇（μg/dl）	17.8	7～21
ACTH（pg/ml）	<5	7.2～63
DHEA-S（μg/dl）	685, 931	<15～157
雄烯二酮（ng/dl）	87	30～200
总睾酮（ng/dl）	18	8～60
雌二醇（pg/ml）	28, 36	<10
孕酮（ng/ml）	0.81	<0.20
17-羟孕酮（ng/dl）	70	<51
孕烯醇酮（ng/dl）	260	33～248
17-羟孕烯醇酮（ng/dl）	597	31～455
11-脱氧皮质醇（ng/dl）	176	10～79
醛固酮（ng/dl）	<4	<21
血浆肾素活性[ng/（ml·h）]	1.9	≤0.6～3
24小时尿皮质醇（μg/24h）	270, 189	<45
24小时尿甲氧基肾上腺素（μg/24h）	20	<400
24小时尿甲氧基去甲肾上腺素（μg/24h）	182	<900

注：ACTH，促肾上腺皮质激素；DHEA-S，硫酸脱氢表雄酮。

治疗

　　如果存在特征性影像学表现或多种肾上腺皮质激素过分泌的情况，则应考虑ACC的诊断。如果预计切除困难，则应完善包括肾上腺外科、肝脏外科、血管外科和心脏外科的多学科手术团队会诊。该患者最终接受了开放性右肾上腺切除术、IVC肿瘤切除术、腔静脉瘤栓切除术、牛心包补片修补肝后和肝下IVC手术、右心房肿瘤切除术、卵圆孔未闭闭合术。患者在术后1周出院。

　　最终病理结果显示：肿块重790g，大小为16.8cm×11.4cm×8.2cm。此外，静脉内可见一大小约7.5cm×5.6cm×2.5cm的瘤栓。肿块由肾上腺向外延伸。手术切缘阴性。Ki-67增殖指数为40%。可见血管、淋巴管和包膜的侵犯（图33.2）。

随访

　　患者在肾上腺切除术后接受氢化可的松治疗。出院1周后，患者出现了肺栓塞并发症，但无明显缺氧或血流动力学不稳定。术后第2周，患者出现心包积液，并且接受了心包穿刺术。患者因上述2个并发症住院接受治疗，恢复良好。术后第6周，患者开始口服米托坦，剂量为每日3g，未见严重不良反应。患者在术后第7个月出现肺和肝转移。患者从那时起停止米托坦，并开始

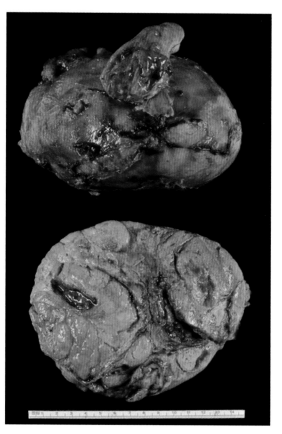

图33.2　右侧肾上腺皮质癌的大体病理图片：肿块大小为16.8cm×11.4cm×8.2cm，质地不均匀，静脉内可见一7.5cm×5.6cm×2.5cm的瘤栓

顺铂、多柔比星和依托泊苷（EDP）化学治疗。EDP化学治疗5个月后，几处转移瘤接近完全缓解，并且在初诊后18个月病情依然稳定。当时，患者左下肝叶出现了转移瘤，接受了50Gy的放射治疗。目前肾上腺切除术后第3年，在未接受额外治疗的情况下，该患者肺部转移瘤病情依然稳定。

讨论

高达25%的ACC患者肿瘤延伸进入下腔静脉、肾静脉或肾上腺静脉。一项回顾性分析纳入65例接受根治性切除的局部晚期ACC患者，结果显示：存在IVC瘤栓的患者总生存期更短；局部晚期ACC患者如果接受了静脉瘤栓的切除，其总的3年生存期为25%。肿瘤如果侵犯毗邻器官，或出现IVC静脉瘤栓，则T分期为T_4，ENSAT分期为Ⅲ期，这类患者的复发风险高。除了完全切除，这类患者有可能从额外的细胞毒性治疗中获益。但上述获益缺乏循证医学证据的支持。因此，IVC瘤栓的ACC患者应该注意个体化治疗。本例中，该患者的预后显著好于预期。

要点

- 合并IVC瘤栓的ACC其T分期为T_4，ENSAT分期为Ⅲ期，这类患者复发的风险很高。

- ACC肿瘤和瘤栓的完整切除可以提高患者的预后。
- ACC合并IVC瘤栓的患者应该个体化治疗，治疗方案应该包括细胞毒性化学治疗。

（王 站 译）

参考文献

1. Kiseljak-Vassiliades K, Bancos I, Hamrahian A, et al. American Association of Clinical Endocrinology Disease state clinical review on the evaluation and management of adrenocortical carcinoma in an adult: a practical approach. *Endocrine Practice*. 2020;26(11):1366–1383.

2. Fassnacht M, Dekkers OM, Else T, et al. European Society of Endocrinology Clinical Practice Guidelines on the management of adrenocortical carcinoma in adults, in collaboration with the European Network for the Study of Adrenal Tumors. *Eur J Endocrinol*. 2018;179(4):G1–G46.

3. Chiche L, Dousset B, Kieffer E, Chapuis Y. Adrenocortical carcinoma extending into the inferior vena cava: presentation of a 15-patient series and review of the literature. *Surgery*. 2006;139(1):15–27.

4. Mihai R, Iacobone M, Makay O, et al. Outcome of operation in patients with adrenocortical cancer invading the inferior vena cava—a European Society of Endocrine Surgeons (ESES) survey. *Langenbecks Arch Surg*. 2012;397(2):225–231.

5. Turbendian HK, Strong VE, Hsu M, Ghossein RA, Fahey TJ 3rd. Adrenocortical carcinoma: the influence of large vessel extension. *Surgery*. 2010;148(6):1057–1064, discussion 1064.

6. Laan DV, Thiels CA, Glasgow A, et al. Adrenocortical carcinoma with inferior vena cava tumor thrombus. *Surgery*. 2017;161(1):240–248.

肾上腺皮质癌米托坦治疗的管理

摘要

肾上腺皮质癌（ACC）的预后取决于多种因素，包括欧洲肾上腺肿瘤研究网（ENSAT）分期、外科手术的R0（完全）切除和Ki-67指数。对复发风险高的患者（如ENSAT Ⅲ期），建议辅助性米托坦（肾上腺素溶解剂）治疗。在开始治疗之前，应详细交代并监测米托坦相关的副作用。

关键词

肾上腺癌；肾上腺肿块；肾上腺皮质癌；ENSAT分期；米托坦；监测；副作用

病例报道

29岁男性患者，慢跑时突发右上腹剧痛。后被送至当地医院急诊，CT检查发现右侧肾上腺巨大肿块。患者遂被转诊至梅奥医学中心接受进一步治疗。

患者最近几个月有夜间盗汗，但无其他症状。体重无变化。查体显示：血压为136/97mmHg，BMI为22kg/m^2。未发现库欣综合征的体征。患者未服用任何药物。

辅助检查

CT扫描发现右侧肾上腺一质地不均匀巨大肿块，大小约为14.6cm×14.0cm×17.0cm，内部有钙化，中心有坏死区（图34.1A）。肿块向下压迫肾脏使肾脏移位，向上压迫肝脏，内侧压迫下腔静脉。[18]F-FDG PET/CT扫描显示肾上腺肿块FDG摄取显著增强（SUV$_{max}$=9.9），其余部位未见放射性摄取病灶（图34.1B）。

实验室检查显示为非ACTH依赖性皮质醇增多症，11-脱氧皮质醇升高100倍（表34.1）。

表34.1 实验室检查

生化检测	结果	参考区间
1mg过夜DST后的皮质醇（μg/dl）	11	<1.8
皮质醇（μg/dl）	11	7~21
ACTH（pg/ml）	<5	7.2~63
DHEA-S（μg/dl）	548	105~728
孕烯醇酮（ng/dl）	243	33~248
17-羟孕烯醇酮（ng/dl）	178	55~455
17-羟孕酮（ng/dl）	157	<220
11-脱氧皮质醇（ng/dl）	7270	10~79
醛固酮（ng/dl）	<4	<21
血浆肾素活性［ng/（ml·h）］	<0.6	≤0.6~3
24小时尿皮质醇（μg/24h）	97	<45
血浆甲氧基肾上腺素（nmol/L）	<0.20	<0.50
血浆甲氧基去甲肾上腺素（nmol/L）	0.24	<0.90

注：ACTH，促肾上腺皮质激素；DHEA-S，硫酸脱氢表雄酮；DST，地塞米松抑制试验。

治疗

由于该患者的影像学特征，相关的非ACTH依赖性皮质醇增多症，11-脱氧皮质

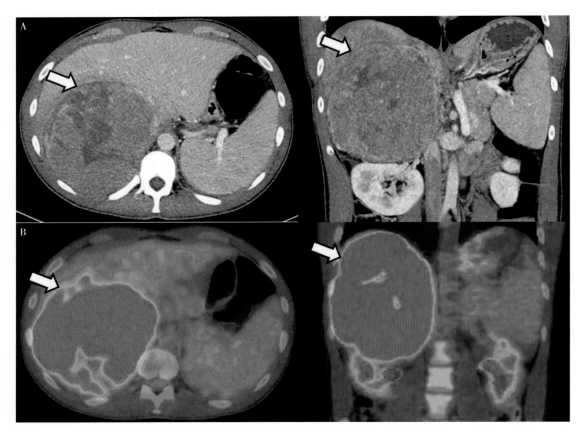

图34.1　增强CT轴位和^{18}F-FDG PET/CT扫描显示：右侧肾上腺区质地不均匀肿块，大小约为14.6cm×14.0cm×17.0cm，内部有钙化，中央区有坏死。肾上腺肿块FDG摄取显著升高（热区），SUV_{max}为9.9

醇水平升高，考虑诊断为ACC。患者遂接受了开放右肾上腺切除和肝6段切除术。病理显示：右侧肾上腺肿块重1865g，大小约为19.7cm×14.7cm×12.5cm，Ki-67增殖指数为15%（图34.2）。肿瘤侵及肾上腺包膜，但未见淋巴管或血管侵犯。手术切缘阴性。该患者的ENSAT分期为Ⅲ期。11-脱氧皮质醇水平由术前的7270ng/dl降至术后的1212ng/dl（正常范围：10～79ng/dl）。患者术后因可预知的肾上腺功能不全而口服氢化可的松治疗（每日20mg，分次服用）。

随访

　　患者在肾上腺切除术后4周开始口服米托坦治疗。此时氢化可的松的剂量已经增至每日50mg（分次服用）。米托坦的初始剂量为每日500mg，2周后剂量滴加至每日3g，此时血液中米托坦浓度为2μg/ml。临床医生对米托坦的用量应该基于患者的耐受性还是血中浓度进行了讨论。在尝试将米托坦增加到每日4g时，患者开始出现恶心和头晕的副作用，当减量至每日3.5g时副作用消失。患者对这一剂量耐受良好，并维持该剂量治疗。此剂量下，患者血液米托坦浓度波动于5.0～8.3μg/ml。基于该患者的耐受性，医师决定不再增加米托坦剂量。因此，没有必要再对血液米托坦浓度进行监测。

　　米托坦治疗的几个月后，患者出现轻度甲状腺功能和血脂异常。低密度脂蛋白胆固醇（4.6mmol/L）轻度升高，未予他汀类

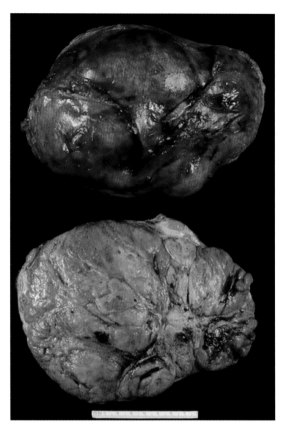

图34.2　右侧肾上腺皮质癌的大体病理标本。肾上腺肿块重1865g，大小约为19.7cm×14.7cm×12.5cm。剖面呈棕褐色、质软、易碎，伴有出血、坏死和钙化。未见残余正常肾上腺

药物治疗。当米托坦剂量从每日4g降至3.5g时，甲状腺功能恢复正常。米托坦治疗8个月后，患者出现单侧乳房发育，但未出现性功能减退症状，测总睾酮为1670ng/dl（正常范围：240~950ng/dl），有生物活性的睾酮为184ng/dl（正常范围：72~235ng/dl）。3个月后，男性乳腺发育症在没有任何干预的情况下好转。

　　患者继续使用氢化可的松进行替代治疗，早晨30mg，中午20mg，未出现糖皮质激素替代不足或过度替代的症状或体征。还定期评估了患者是否存在潜在的盐皮质激素不全的表现，患者未出现低血压、直立性低

血压或嗜盐的表现。在米托坦治疗期间，每隔3个月检测1次患者血浆肾素活性，结果均在正常范围内。患者的最后一次随访是在肾上腺切除术后20个月，影像学表现稳定，肺部存在性质待定的结节。

讨论

　　米托坦是用于治疗ACC一种的肾上腺溶解剂。米托坦治疗可以延长ACC患者无复发生存期和提高5年生存率，但对总生存期无改善作用。确定米托坦治疗剂量的方法各不相同。一种方案是每天口服低剂量米托坦（1~3g），该剂量副作用更少，耐受性更好。在一项针对177名ACC患者的研究中，按上述剂量进行辅助性米托坦治疗，患者可获得更长的无复发生存期。需要注意的是，约13%的患者需要暂时减量。另一种方案是使血清米托坦浓度达到14~20μg/ml的靶浓度。按此方法，米托坦往往需要滴加至每日3~6g，且需要每2~4周测量一次血清米托坦浓度。几项研究表明：当血清米托坦水平在14~20μg/ml时，治疗获益更高。第三种更实用的方案是，缓慢滴定，增加米托坦剂量至患者能耐受的最高剂量。此法无需监测血中米托坦水平即可达到最高耐受的血药浓度。在开始治疗之前，应仔细交代和监测米托坦相关的副作用（表34.2）。要考虑到米托坦所诱发的肾上腺皮质功能不全，并妥善处理。由于米托坦诱导皮质醇代谢增加，在接受米托坦治疗期间需要增加氢化可的松的剂量（总量为每日30~60mg，分次给药）。其他常见的副作用包括疲乏、恶心、腹泻、男性乳房发育症，较少见的副作用有意识模糊、头晕和共济失调。除了对皮质醇过量或不全的症状体征，以及米托坦治疗的副作用进行临床评估外，还需要监测所

表34.2 米托坦治疗：剂量、监测和副作用

	治疗	临床监测	生化监测	说明
肾上腺功能不全	在米托坦治疗开始时或数周后开始糖皮质激素治疗（氢化可的松，每日30～60mg）或泼尼松龙（每日10mg）。为患者提供有关病假规则的教育	监测肾上腺皮质功能不全或皮质醇过高的症状（病史、体格检查）	血浆ACTH有助于确定糖皮质激素的合适剂量。血清电解质和血浆肾素活性有助于确定是否存在盐皮质激素功能不全	停用米托坦后，肾上腺皮质功能不全可能会持续数月；也可能发生永久性原发性肾上腺皮质功能不全
胃肠道副作用（恶心、呕吐、腹泻、厌食症）	考虑糖皮质激素替代不理想（即肾上腺皮质功能减退）作为病因。使用甲氧氯普胺、昂丹司琼和洛哌丁胺；如果严重，暂停米托坦或减量	监测症状	—	—
神经系统（嗜睡、镇静、意识模糊、共济失调和头晕）	考虑糖皮质激素替代不理想（即肾上腺皮质功能不全）作为病因	监测症状	—	严重的神经系统副作用（例如共济失调）通常发生在米托坦水平>30μg/ml时
血脂异常	轻度：无需治疗；普伐他汀或瑞舒伐他汀治疗	—	每3～6个月监测1次血脂	米托坦刺激胆固醇合成限速酶，造成血液中LDL胆固醇水平升高
甲状腺功能减退症	左甲状腺素片	监测甲状腺功能减退症的症状	每3～6个月检测1次甲状腺功能	米托坦增加甲状腺激素结合球蛋白的浓度→游离甲状腺素降低；米托坦直接抑制TSH分泌
肝毒性	减量或者停用米托坦		每3个月检测1次肝功能	
男性性腺功能减退症	睾酮替代治疗	监测症状；查体：男性乳房发育症	如果出现性功能减退症或男性乳房发育的症状，检测总睾酮和游离睾酮的浓度	米托坦可增加结合球蛋白的浓度，包括皮质醇和性激素结合球蛋白；米托坦抑制5α-还原酶活性

注：ACTH，促肾上腺皮质激素；LDL，低密度脂蛋白；TSH，促甲状腺激素。

有患者的血清电解质、肝功能、甲状腺功能、胆固醇以及盐皮质激素水平。

要点

- 米托坦的剂量主要取决于患者的耐受性。
- 据报道，米托坦浓度在14～20μg/ml时，治疗获益更大。
- 米托坦的副作用包括肾上腺皮质功能不全、恶心、腹泻、疲劳、甲状腺功能减退、意识模糊、嗜睡、镇静、头晕和共济失调。
- 任何接受米托坦治疗的患者，每3个月都需要进行1次临床和生化检测。

（王 站 译）

参考文献

1. Kiseljak-Vassiliades K, Bancos I, Hamrahian A, et al. American Association of Clinical Endocrinology Disease state clinical review on the evaluation and management of adrenocortical carcinoma in an adult: a practical approach. *Endocrine Practice*. 2020;26(11):1366–1383.

2. Fassnacht M, Dekkers OM, Else T, et al. European Society of Endocrinology Clinical Practice Guidelines on the management of adrenocortical carcinoma in adults, in collaboration with the European Network for the Study of Adrenal Tumors. *Eur J Endocrinol*. 2018;179(4):G1–G46.

3. Calabrese A, Basile V, Puglisi S, et al. Adjuvant mitotane therapy is beneficial in non-metastatic adrenocortical carcinoma at high risk of recurrence. *Eur J Endocrinol*. 2019;180(6):387–396.

4. Puglisi S, Calabrese A, Basile V, et al. Mitotane Concentrations influence the risk of recurrence in adrenocortical carcinoma patients on adjuvant treatment. *J Clin Med*. 2019;8(11):1850.

5. Terzolo M, Angeli A, Fassnacht M, et al. Adjuvant mitotane treatment for adrenocortical carcinoma. *N Engl J Med*. 2007;356(23):2372–2380.

6. Haak HR, Hermans J, van de Velde CJ, et al. Optimal treatment of adrenocortical carcinoma with mitotane: results in a consecutive series of 96 patients. *Br J Cancer*. 1994;69(5):947–951.

7. van Slooten H, Moolenaar AJ, van Seters AP, Smeenk D. The treatment of adrenocortical carcinoma with o,p'-DDD: prognostic implications of serum level monitoring. *Eur J Cancer Clin Oncol*. 1984;20(1):47–53.

8. Hermsen IG, Fassnacht M, Terzolo M, et al. Plasma concentrations of o,p'DDD, o,p'DDA, and o,p'DDE as predictors of tumor response to mitotane in adrenocortical carcinoma: results of a retrospective ENSAT multicenter study. *J Clin Endocrinol Metab*. 2011;96(6):1844–1851.

嗜铬细胞瘤/副神经节瘤

嗜铬细胞瘤（pheochromocytoma，PHEO）和分泌儿茶酚胺的副神经节瘤（paraganglioma，PGL）是分别来源于肾上腺髓质嗜铬细胞和交感神经节的肿瘤。由于它们具有类似的临床表现，并且治疗方法相似，许多临床医生使用"嗜铬细胞瘤"这个术语来指代肾上腺的PHEO和肾上腺外分泌儿茶酚胺的PGL。然而，区分PHEO和PGL（统称为PPGL）是十分重要的，因为与两者相关联的肿瘤和综合征并不相同，而且在PGL患者中，转移风险更高。有以下一种或多种情况时应该怀疑患者是儿茶酚胺分泌型PPGL：偶然发现的肾上腺肿块，其影像学特征符合PHEO（例如，脂质贫乏、血管丰富和部分囊性）（病例35～病例37）；易患儿茶酚胺分泌型PPGL的家族综合征〔例如，多发性内分泌腺瘤病2型（病例40和病例46）、神经纤维瘤病1型（病例39）、冯·希佩尔–林道病（病例41）〕；PPGL的家族史；在麻醉、手术或血管造影期间的升压反应；发作性肾上腺素能活性增高（例如，非劳累性剧烈心悸、出汗、头痛、震颤或面色苍白，发作为自限性）；难治性高血压；年轻高血压；特发性扩张型心肌病。表E.1中的症状是由循环中儿茶酚胺水平升高的药理学效应引起的。然而，当PPGL在出现症状前被诊断出来时，这些患者的血压通常是正常的。大约60%的肾上腺PHEO患者中，肿瘤是因其他原因进行影像学检查时偶然发现的。此外，较小的

表E.1　儿茶酚胺分泌性肿瘤的症状和体征

阵发性症状和体征
焦虑和濒死感
出汗
呼吸困难
上腹痛或胸痛
头痛
高血压
恶心和呕吐
面色苍白
心悸（剧烈心跳）
震颤
慢性症状和体征
手脚冰冷
充血性心力衰竭——扩张型心肌病或肥厚型心肌病
便秘，可能发展为顽固性便秘
呼吸困难
异位激素分泌——依赖性症状（例如，CRH/ACTH，GHRH，PTHrP，VIP）
上腹痛或胸痛
疲劳
发热
多汗
Ⅱ～Ⅳ级高血压性视网膜病变
头痛
高血糖和继发性糖尿病
高血压
恶心和呕吐
直立性低血压
无痛性血尿（与膀胱副神经节瘤相关）
面色苍白
心悸（剧烈心跳）
排尿性发作（与膀胱副神经节瘤相关）
震颤
体重减轻
嗜铬细胞瘤不典型表现
面色潮红

注：ACTH，促肾上腺皮质激素；CRH，促肾上腺皮质激素释放激素；GHRH，生长激素释放激素；PTHrP，甲状旁腺激素相关肽；VIP，血管活性肠肽。

引自Young WF Jr. Pheochromocytoma, 1926—1993. Trends Endocrinol Metab. 1993; 4: 122–127.

PPGL因为体积不大，往往在生化检测中很难被发现（病例36）。

大多数接受儿茶酚胺分泌型PPGL检测的人并没有这些罕见的肿瘤。儿茶酚胺及其代谢产物水平可能在某些临床情况下升高，包括任何急性疾病（例如，蛛网膜下腔出血、偏头痛、先兆子痫或需要入住重症监护病房的疾病）、停用药物或毒品（例如，可乐定、酒精），以及使用多种药物和毒品（表E.2）。在解释儿茶酚胺及其代谢产物检测结果时，三环类抗抑郁药是最常见的干扰药物。为了有效地筛查儿茶酚胺分泌性肿瘤，在激素评估前至少2周应逐渐减少并停止使用三环类抗抑郁药和表E.2中列出的其他精神活性药物。在某些临床情况下，有些药物（例如，抗精神病药）是不能停用的，如果病例检验测试呈阳性，那么就需要进行腹部和盆腔的CT或MRI，以排除儿茶酚胺分泌性肿瘤。如果影像学结果正常，则症状性PPGL的可能性极低，因为：①95%的儿茶酚胺分泌性肿瘤位于膈肌和耻骨之间；②症状性PPGL的平均大小为4.5cm。

所有PPGL患者都应考虑基因检测。如果是双侧PHEO或多发PGL，往往存在遗传原因（病例40～病例42、病例45和病例46）。在PPGL易感基因中发现致病变异的概率与年龄成反比——0～10岁的PPGL患者大约85%存在遗传基因致病变异，而在60～70岁时为25%。PPGL易感基因中的致病变异具有三种转录特征：①群组1，基因编码的蛋白参与细胞缺氧反应；②群组2，基因编码的蛋白能够激活激酶信号通路；③群组3，Wnt信号通路基因（表E.3）。

表E.2 可能增加去甲肾上腺素、甲氧基去甲肾上腺素和多巴胺检测水平的药物

三环类抗抑郁药（包括环苯扎林）	NE和Normet水平可上升至10倍
左旋多巴	DA水平可上升至20倍，NE和Normet上升至4倍
抗精神病药和丁螺环酮	NE和Normet水平可上升至10倍
血清素-去甲肾上腺素再摄取抑制剂	NE和Normet水平可上升至5倍
选择性血清素再摄取抑制剂	NE和Normet水平可上升至2倍
丙氯拉嗪	NE和Normet水平可上升至5倍
利血平	NE和Normet水平可上升至10倍
含有肾上腺素能受体激动剂的药物（例如，减充血剂）	NE和Normet水平可上升至5倍
苯丙胺类药	NE和Normet水平可上升至10倍
停用可乐定和其他药物	NE和Normet水平可上升至10倍
毒品（例如，可卡因、二醋吗啡）	NE和Normet水平可上升至10倍
乙醇	NE和Normet水平可上升至5倍

注：DA，多巴胺；NE，去甲肾上腺素；Normet，甲氧基去甲肾上腺素。

表E.3 嗜铬细胞瘤/副神经节瘤的易感基因

综合征名称	基因	肿瘤的典型位置和其他相关内容
缺氧通路：群组1[a]		
SDHD致病变异	*SDHD*	主要影响颅底和颈部，偶尔影响肾上腺髓质、纵隔、腹部、盆腔，GIST，可能为垂体腺瘤
SDHAF2致病变异[b]	*SDHAF2*	主要影响颅底和颈部，偶尔影响腹部和盆腔
SDHC致病变异	*SDHC*	主要影响颅底和颈部，偶尔影响腹部、盆腔或胸部，GIST，可能为垂体腺瘤
SDHB致病变异	*SDHB*	腹部、盆腔和纵隔，很少影响肾上腺髓质、颅底和颈部，GIST，肾细胞癌，可能为垂体腺瘤

续表

综合征名称	基因	肿瘤的典型位置和其他相关内容
SDHA致病变异	SDHA	主要影响颅底和颈部，偶尔影响腹部和盆腔，GIST，可能为垂体腺瘤
冯·希佩尔-林道病（VHL）	VHL	肾上腺髓质，常为双侧，偶尔从颅底到盆腔的副神经节瘤，VHL相关表现，包括视网膜血管瘤、小脑血管母细胞瘤、脊髓血管母细胞瘤、肾细胞癌、胰腺神经内分泌肿瘤和内淋巴囊肿瘤
遗传性平滑肌瘤病和肾细胞癌（Reed综合征）——苹果酸水合酶致病变异	FH	多发性和转移性副神经节瘤，与遗传性平滑肌瘤病、子宫肌瘤和肾细胞癌相关
内皮PAS	EPAS1	副神经节瘤、红细胞增多症，以及罕见的生长抑素瘤
与脯氨酸羟化酶同工酶1（PDH1）致病变异相关的家族性红细胞增多症	EGLN2（Egl-9家族）	与嗜铬细胞瘤/副神经节瘤相关的红细胞增多症
与脯氨酸羟化酶同工酶2（PDH2）致病变异相关的家族性红细胞增多症	EGLN1（Egl-9家族）	与嗜铬细胞瘤/副神经节瘤相关的红细胞增多症
驱动蛋白家族成员1B	KIF1B	副神经节瘤、神经节瘤、平滑肌肉瘤、肺腺癌、神经母细胞瘤、神经节瘤
苹果酸脱氢酶2	MDH2	嗜铬细胞瘤/副神经节瘤——外显率和相关条件尚未明确
25家族转运蛋白成员11	SLC25A11	嗜铬细胞瘤/副神经节瘤——外显率和相关条件尚未明确
DNA甲基转移酶3α	DNMT3A	嗜铬细胞瘤/副神经节瘤——外显率尚未明确，急性髓细胞性白血病
［NADP（＋）］异柠檬酸脱氢酶1	IDH1	嗜铬细胞瘤/副神经节瘤——外显率和相关条件尚未明确
二氢硫辛酰胺S-琥珀酰转移酶	DLST	嗜铬细胞瘤/副神经节瘤——外显率和相关条件尚未明确
谷氨酸草酰乙酸转氨酶2	GOT2	嗜铬细胞瘤/副神经节瘤——外显率和相关条件尚未明确
激酶信号通路：群组2[c]		
MEN2A	RET	50%的嗜铬细胞瘤（常为双侧），100%的甲状腺髓样癌，20%的原发性甲状旁腺功能亢进症，5%的皮肤类淀粉样变
MEN2B	RET	50%的嗜铬细胞瘤（常为双侧），100%的甲状腺髓样癌，大多数患者有黏膜皮肤神经瘤（通常涉及舌、唇和眼睑），大多数患者有骨骼畸形（驼背或脊柱侧弯），大多数患者有关节松弛，许多患者有角膜神经髓鞘化，大多数患者有肠道神经节瘤（赫什朋病）
神经纤维瘤病1型（NF1）[c]	NF1	3%的嗜铬细胞瘤或肾上腺周围副神经节瘤，牛奶咖啡斑，皮下或丛状神经纤维瘤，腋窝或腹股沟雀斑，视神经胶质瘤，虹膜错构瘤（Lisch结节），骨病变（例如，蝶骨发育不良）
MYC相关因子X[b]	MAX	肾上腺髓质
跨膜蛋白127	TMEM127	肾上腺髓质，可能的肾细胞癌
Wnt信号通路：群组3[d]		
含有E1的冷休克域	CSDE1	嗜铬细胞瘤/副神经节瘤——外显率和相关条件尚未明确
策划者（Mastermind）样转录共激活因子3	MAML3	嗜铬细胞瘤/副神经节瘤——外显率和相关条件尚未明确

注：[a]群组1肿瘤主要是肾上腺外副神经节瘤（VHL病除外，大多数肿瘤局限于肾上腺），几乎所有这些肿瘤都具有去甲肾上腺素能生化表型。
　　[b]与母体印记相关。
　　[c]群组2肿瘤通常是肾上腺嗜铬细胞瘤，具有肾上腺素能生化表型。
　　[d]群组3肿瘤位于肾上腺或肾上腺外，生化表型多变。
　　GIST，胃肠道间质瘤；MEN，多发性内分泌腺瘤病；SDH，琥珀酸脱氢酶。

当生化确诊的儿茶酚胺分泌性PPGL患者或者转移性PPGL患者腹部和盆腔横断面成像结果为阴性时，应使用镓–68（^{68}Ga）1, 4, 7, 10-四氮杂环十二烷-1, 4, 7, 10-四乙酸–八肽正电子发射断层扫描（^{68}Ga-DOTATATE PET）或碘-123间碘苄胍扫描（^{123}I MIBG）进行额外的定位成像（病例47和病例48）。

PPGL的首选治疗方法是完全手术切除。大多数儿茶酚胺分泌性肿瘤可以完全切除。最常见的并发症是术中血压波动和术后低血压。细致的术前药物准备对治疗成功至关重要。所有儿茶酚胺分泌性肿瘤患者，包括无症状和血压正常的患者，都需要进行某种形式的术前药物准备。联合阻断α和β肾上腺素能受体是控制血压和预防术中高血压危象的方法之一。应至少在术前7～10天开始使用多沙唑嗪或酚苄明进行α肾上腺素能阻断，以使血压正常化，并扩大本已减少的血容量。与多沙唑嗪相比，使用酚苄明在预防术中血流动力学不稳定方面更有效。

所有PPGL都有恶性潜能，因此所有患者每年都应进行生化随访，检测儿茶酚胺及其代谢产物。除了多发性内分泌腺瘤病2型和神经纤维瘤病1型（这两种疾病的PPGL总是位于肾上腺或肾上腺周围）外，对于有PPGL易感基因致病变异的患者，应定期进行从头颅到盆腔的成像，以便发现非功能性PGL。转移性PPGL无法治愈。然而，大多数转移性PPGL患者病程缓慢，中位疾病特异性生存期为33年。治疗措施应与转移性PPGL的进展速度相匹配，治疗选择包括观察（病例52）、消融疗法（病例51）、化学治疗（病例50）或放射治疗（病例53）。

（卢 毅 译）

参考文献

1. Neumann HPH, Young WF, Jr., Eng C. Pheochromocytoma and paraganglioma. *N Engl J Med.* 2019;381(6):552–565.
2. Lenders JW, Duh QY, Eisenhofer G, et al. Pheochromocytoma and paraganglioma: an Endocrine Society clinical practice guideline. *J Clin Endocrinol Metab.* 2014;99(6):1915–1942.
3. Young WF, Jr., Maddox DE. Spells: in search of a cause. *Mayo Clin Proc.* 1995;70(8):757–765.
4. Young WF, Jr., Pheochromocytoma: 1926–1993. *Trends Endocrinol Metab.* 1993;4(4):122–127.
5. Gruber LM, Hartman RP, Thompson GB, et al. Pheochromocytoma characteristics and behavior differ depending on method of discovery. *J Clin Endocrinol Metab.* 2019;104:1386–1393.
6. Weingarten TN, Welch TL, Moore TL, et al. Preoperative levels of catecholamines and metanephrines and intraoperative hemodynamics of patients undergoing pheochromocytoma and paraganglioma resection. *Urology.* 2017;100:131–138.
7. Buitenwerf E, Osinga TE, Timmers H, Lenders JWM, Feelders RA, Eekhoff EMW, et al. Efficacy of alpha-blockers on hemodynamic control during pheochromocytoma resection: a randomized controlled trial. *J Clin Endocrinol Metab.* 2020;105(7):2381–2391.
8. Young WF. Metastatic pheochromocytoma: in search of a cure. *Endocrinology.* 2020;161(3):bqz019.
9. Hamidi O, Young WF, Jr. Iñiguez-Ariza NM, et al. Malignant pheochromocytoma and paraganglioma: 272 patients over 55 years. *J Clin Endocrinol Metab.* 2017;102(9):3296–3305.
10. Kohlenberg J, Welch B, Hamidi O, et al. Efficacy and safety of ablative therapy in the treatment of patients with metastatic pheochromocytoma and paraganglioma. *Cancers (Basel).* 2019;11(2):195.
11. Huang H, Abraham J, Hung E, et al. Treatment of malignant pheochromocytoma/paraganglioma with cyclophosphamide, vincristine, and dacarbazine: recommendation from a 22-year follow-up of 18 patients. *Cancer.* 2008;113(8):2020–2028.
12. Breen W, Bancos I, Young WF, Jr. Bible KC, Laack NN, Foote RL, Hallemeier CL. External beam radiation therapy for advanced/unresectable malignant paraganglioma and pheochromocytoma. *Adv Radiat Oncol.* 2017;3(1):25–29.

大多数嗜铬细胞瘤生长缓慢

摘要

自从查理·梅奥医生于1926年成功切除了第一例嗜铬细胞瘤之后，嗜铬细胞瘤的临床表现已经发生了巨大变化。在早期，几乎所有患者都表现出高血压和高儿茶酚胺血症相关的体征和症状。然而自2005年以来，大多数就诊于梅奥医学中心的嗜铬细胞瘤患者，其肿瘤是由于其他原因在影像学检查中偶然发现的。在过去的二十年中我们也了解到，尽管所有嗜铬细胞瘤都有恶性潜能，但肿瘤生长缓慢——每年以直径3～5mm的速度增长。在此分享这样一个病例。

关键词

肾上腺质量；偶发肾上腺肿瘤；乏脂性；嗜铬细胞瘤；肿瘤的生长

病例报道

患者，男性，71岁，因偶然发现右肾上腺肿块就诊。患者5年前因左下腹痛行CT扫描偶然发现右侧肾上腺1.8cm乏脂性肿块（平扫CT值40.6HU）（图35.1）。在后续的随访中，CT扫描提示右侧肾上腺肿块以平均每年4mm的速度增大，转诊至内分泌科时肿瘤大小为3.8cm×3.3cm（图35.1）。患者无明显临床症状。高血压病史5年，服用钙通道阻滞剂（地尔硫草240mg qd）、血管紧张素受体拮抗剂（氯沙坦50mg qd）、β受体阻滞剂（美托洛尔25mg qd）三联降压，

疗效满意。糖尿病病史2年，服用二甲双胍（1000mg bid）和罗格列酮（4mg bid），血糖控制可。患者无肾上腺皮质或髓质功能异常的体征或症状。前列腺癌病史，3年前接受过放射治疗。BMI为22.7kg/m^2，血压为120/70mmHg，心率为56次/分。

辅助检查

实验室检查结果显示血去甲肾上腺素显著升高，24小时尿去甲肾上腺素和甲氧基去甲肾上腺素显著升高（表35.1）。患者未服

表35.1　实验室检查

生化检测	结果	参考区间
钠（mmol/L）	139	135～145
钾（mmol/L）	5.4	3.6～5.2
肌酐（mg/dl）	1.0	0.8～1.3
糖化血红蛋白（%）	5.8	4～6
上午血浆皮质醇（μg/dl）	17	7～25
下午血浆皮质醇（μg/dl）	7.6	2～14
血浆甲氧基肾上腺素（nmol/L）	0.34	<0.5
血浆甲氧基去甲肾上腺素（nmol/L）	8.59	<0.9
醛固酮（ng/dl）	8	≤21ng/dl
血浆肾素活性［ng/（ml·h）］	14	≤0.6～3
24小时尿		
甲氧基肾上腺素（μg）	173	<400
甲氧基去甲肾上腺素（μg）	3147	<900
去甲肾上腺素（μg）	455	<80
肾上腺素（μg）	7.2	<20
多巴胺（μg）	160	<400
皮质醇（μg）	19	3.5～45

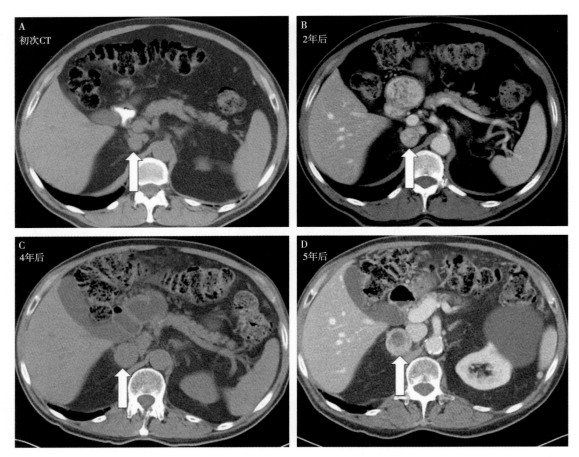

图35.1　连续5年CT轴位图像。初次CT（A）提示右侧肾上腺见一1.8cm肿块（箭头所示），平扫CT值为40.6HU。2年后的增强CT（B）提示右侧肾上腺见一2.6cm×2.4cm肿块（箭头所示）。4年后的CT（C）提示右肾上腺见一3.2cm×2.9cm肿块（箭头所示），平扫CT值为38.7HU。5年后转入内分泌科时，CT（D）提示右肾上腺见囊实性富血供肿块，大小为3.8cm×3.3cm，平扫CT值为40.6HU（箭头所示）

用会导致去甲肾上腺素或甲氧基去甲肾上腺素假阳性升高的药物。

治疗

　　生化检测结果证实该肿瘤分泌儿茶酚胺。术前应用酚苄明药物准备并停用氯沙坦，收缩压以控制在正常血压低值为宜。患者行腹腔镜右肾上腺切除术。肾上腺重19.8g（正常为4~5g），嗜铬细胞瘤大小为2.5cm×1.5cm×1.5cm。患者术后停用酚苄明，并于术后次日出院。

随访和预后

　　术后5天患者未进行药物治疗血糖即恢复正常。此外，单独使用低剂量β受体阻滞剂血压可控制正常。1年后，在未用药物干预的情况下，患者血浆甲氧基肾上腺素和糖化血红蛋白结果正常。单药治疗血压控制满意。术后14年，患者无嗜铬细胞瘤或糖尿病的复发迹象。

要点

- 由于腹部CT的广泛应用，大多数嗜铬细胞瘤是由于其他原因在影像学检查中被偶然发现。

- 肾上腺乏脂性肿块应考虑为嗜铬细胞瘤，除非被证实为其他性质肿瘤。

- 嗜铬细胞瘤患者可能没有与儿茶酚胺过量分泌相关的典型症状，但嗜铬细胞瘤可导致持续性高血压，并可能引起糖尿病。

- 约25%的嗜铬细胞瘤患者患有糖尿病，其中约75%的患者在肿瘤切除后病情治愈。

- 尽管所有嗜铬细胞瘤都有恶性潜能，但肿瘤生长缓慢——每年以直径3～5mm的速度增长。

（王　旭　译）

参考文献

1. Mayo CH. Paroxysmal hypertension with tumor of the retroperitoneal nerve: report of a case. *JAMA*. 1927;89(13):1047–1050.

2. Gruber LM, Hartman RP, Thompson GB, et al. Pheochromocytoma characteristics and behavior differ depending on method of discovery. *J Clin Endocrinol Metab*. 2019;104(5):1386–1393.

3. Beninato T, Kluijfhout WP, Drake FT, et al. Resection of pheochromocytoma improves diabetes mellitus in the majority of patients. *Ann Surg Oncol*. 2017;24(5):1208–1213.

"无生化表型"的嗜铬细胞瘤

摘要

生化检测无法检测到小嗜铬细胞瘤——因为嗜铬细胞瘤需要一个相当大的"制造工厂"才能被生化试验检测到。因此，对嗜铬细胞瘤的检测敏感度为98%或100%的报道明显是错误的。目前腹部CT已得到广泛应用，这使得我们在嗜铬细胞瘤出现症状或在生化检测到之前的"幼时状态"时便可发现它们。在此分享这样一个病例。

关键词

肾上腺肿瘤；偶发肾上腺肿瘤；嗜铬细胞瘤

病例报道

49岁男性患者，诉间歇性右上腹疼痛，考虑与胆囊功能障碍有关。腹部CT提示左肾上腺见一1.6cm乏脂富血供性肿瘤（图36.1）。患者否认肾上腺皮质或髓质功能异常的体征或症状。患者无长期用药史。血压128/78mmHg，心率74次/分，BMI 26.51kg/m²。

辅助检查

所有与肾上腺相关的实验室检查结果均正常（表36.1）。

治疗

患者被告知其左肾上腺有一个实性、富

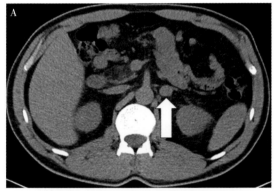
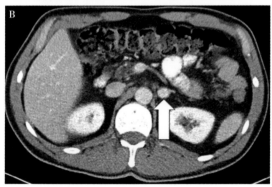

图36.1 平扫和增强CT图像。左肾上腺肿块（箭头所示）最大直径为1.6cm。平扫CT值为41.4HU（A）。注射造影剂后肾上腺肿块明显增强（B）

血供肿块，可能是无内分泌功能的嗜铬细胞瘤或是肾上腺小皮质癌。建议患者行腹腔镜左肾上腺切除术或进行影像学严密随访。患者选择手术治疗。术前采用α受体阻滞剂多沙唑嗪进行药物准备，直至其收缩压处于其年龄段正常血压的低值。患者行腹腔镜左肾上腺切除术。肾上腺重8g（正常为4~5g），嗜铬细胞瘤大小为2.1cm×1.7cm×1.3cm（图36.2）。患者于术后次日出院。

表36.1　实验室检查

生化检测	结果	参考区间
钠（mmol/L）	142	135～145
钾（mmol/L）	4.2	3.6～5.2
肌酐（mg/dl）	1.15	0.74～1.35
血浆皮质醇（晨）（μg/dl）	16	7～25
ACTH（pg/ml）	44	10～60
血浆甲氧基肾上腺素（nmol/L）	＜0.2	＜0.5
血浆甲氧基去甲肾上腺素（nmol/L）	0.55	＜0.9
醛固酮（ng/dl）	5.3	≤21ng/dl
血浆肾素活性 [ng/（ml·h）]	2	≤0.6～3
24小时尿		
甲氧基肾上腺素（μg）	151	＜400
甲氧基去甲肾上腺素（μg）	447	＜900
去甲肾上腺素（μg）	61	＜80
肾上腺素（μg）	7.6	＜20
多巴胺（μg）	201	＜400

注：ACTH，促肾上腺皮质激素。

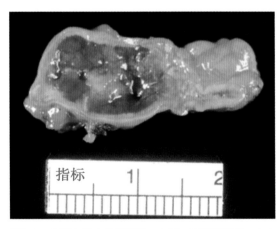

图36.2　左肾上腺大体病理图，内见一嗜铬细胞瘤，大小为2.1cm×1.7cm×1.3cm

随访和预后

患者术后第7天康复并重返工作岗位。1年后，其血浆甲氧基肾上腺素结果正常。患者因其他原因行腹部CT检查，结果显示其右肾上腺形态正常，无副神经节瘤征象。患者拒绝进行遗传性基因突变检测。

讨论

我们经常被问及是否应该在术前对儿茶酚胺和甲氧基肾上腺素水平正常的嗜铬细胞瘤或副神经节瘤患者进行肾上腺素能药物阻断。在我们对258例接受嗜铬细胞瘤或副神经节瘤切除术患者的回顾中，术前儿茶酚胺和甲氧基肾上腺素水平越高，术中血流动力学变化越大（$P<0.001$）。然而，即使术前二者水平均在正常范围内，仍可观察到显著的血流动力学变化。

要点

- 由于腹部CT的广泛应用，大多数嗜铬细胞瘤是由于其他原因在影像学检查中被偶然发现。
- 肾上腺乏脂性肿块应考虑为嗜铬细胞瘤，除非被证实为其他性质肿瘤。
- 所有嗜铬细胞瘤在初发时均为"无生化表型"状态。没有生化检验能达到100%的灵敏度。
- 嗜铬细胞瘤或副神经节瘤患者即使儿茶酚胺和甲氧基肾上腺素水平正常，也应在术前进行肾上腺素能阻断治疗。

（王　旭　译）

参考文献

1. Weingarten TN, Welch TL, Moore TL, et al. Preoperative levels of catecholamines and metanephrines and intraoperative hemodynamics of patients undergoing pheochromocytoma and paraganglioma resection. *Urology*. 2017;100:131–138.
2. Gruber LM, Hartman RP, Thompson GB, et al. Pheochromocytoma characteristics and behavior differ depending on method of discovery. *J Clin Endocrinol Metab*. 2019;104(5):1386–1393.

分泌儿茶酚胺的巨大嗜铬细胞瘤

摘要

有临床症状的分泌儿茶酚胺的肿瘤平均大小为4.5cm。一些巨大的嗜铬细胞瘤/副神经节瘤（PPGL）（例如，直径超过10cm）无内分泌功能。然而，有这样一种独特的PPGL亚群，其肿瘤巨大且大量分泌儿茶酚胺但无临床症状。在此描述这样一个病例。

关键词

儿茶酚胺；副神经节瘤；嗜铬细胞瘤

病例报道

47岁男性患者，在因良性结肠大息肉进行选择性乙状结肠部分切除术过程中偶然发现右侧肾上腺巨大嗜铬细胞瘤。术中血压平稳。术后腹部MRI显示右侧腹膜后巨大肿瘤（大小为20.0cm×10.0cm×12.0cm）（图37.1）。术后患者血压正常，否认发作性心悸、头痛或出汗。患者否认嗜铬细胞瘤家族史。体格检查：BMI 25.9kg/m^2，血压108/65mmHg，心率87次/分。

辅助检查

血液和24小时尿液检查明确证明这是一种分泌儿茶酚胺的肿瘤（表37.1）。24小时尿多巴胺、去甲肾上腺素和甲氧基肾上腺素水平分别超出各自参考区间上限的124倍、7倍和5倍。

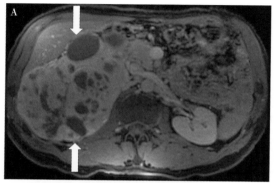

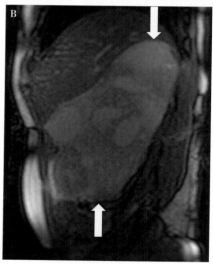

图37.1 腹部MRI轴位（A）和矢状位（B）图像提示右肾上腺一巨大嗜铬细胞瘤，大小为20.0cm×10.0cm×12.0cm。肿瘤内有多个囊性和坏死区域，并将右肾向前下方推挤

^{123}I间碘苄胍（MIBG）显像未发现肾上腺外副神经节瘤或转移征象。

治疗

酚苄明的起始治疗剂量为每日10mg，直至收缩压降至正常低值水平。在药物准备的

表37.1　实验室检查

生化检测	结果	参考区间
钠（mmol/L）	143	135～145
钾（mmol/L）	4.4	3.6～5.2
肌酐（mg/dl）	1.0	0.6～1.1
血浆甲氧基肾上腺素（nmol/L）	1.9	＜0.5
血浆甲氧基去甲肾上腺素（nmol/L）	15.0	＜0.9
24小时尿		
甲氧基肾上腺素（μg）	2155	＜400
甲氧基去甲肾上腺素（μg）	6361	＜900
去甲肾上腺素（μg）	374	＜80
肾上腺素（μg）	1.7	＜20
多巴胺（μg）	49 662	＜400

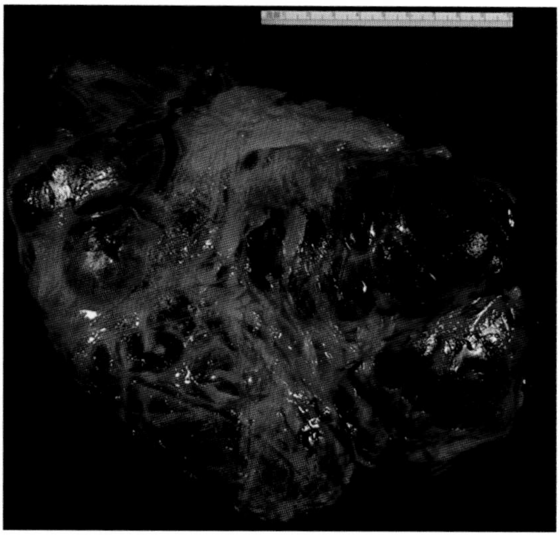

图37.2　嗜铬细胞瘤大体病理照片，肿瘤大小为23.0cm×16.0cm×8.5cm。肿瘤边界清晰，表面几乎呈黑色，无坏死区域。免疫组化结果显示肿瘤细胞突触素和嗜铬粒蛋白阳性，S-100和Melan-A阴性

同时，患者开始高钠饮食。酚苄明的剂量增加至10mg bid。术前3天给予普萘洛尔缓释片60mg/d。患者接受开腹手术，术中小心、完整地切除嗜铬细胞瘤，避免囊壁破裂。肿瘤大小为23.0cm×16.0cm×8.5cm（图37.2）。

随访和预后

术后第4天24小时尿甲氧基肾上腺素和儿茶酚胺水平正常，24小时尿多巴胺204μg（正常＜400μg，术前为49 662μg）。患者术后恢复良好，于术后第5天出院。遗传性基因突变检测未见与PPGL相关的致病性基因突变。患者每年进行24小时尿茶酚胺的检测，结果均正常，已随访12年。

要点

• 有这样一种独特的PPGL亚群，其肿瘤巨大且大量分泌儿茶酚胺但无临床症状。在这种情况下，临床医生通常认为是实验室检查结果错误。虽然尚不清楚这类患者无临床症状的原因，但这可能是数十年来PPGL生长缓慢和儿茶酚胺受体下调的结果。

• 虽然腹腔镜肾上腺切除术是嗜铬细胞瘤的首选术式，但当嗜铬细胞瘤较大（如＞8cm）时，首先需要考虑的是如何完整、安全地切除肿瘤，且不造成囊壁破裂，此时需采取开放术式。

（王　旭　译）

参考文献

1. Machairas N, Papaconstantinou D, Papala A, Ioannidis A, Patapis P, Misiakos EP. A huge asymptomatic pheochromocytoma. *Clin Case Rep*. 2018;6(7):1366–1367.

2. Afaneh A, Yang M, Hamza A, Schervish E, Berri R. Surgical management of a giant pheochromocytoma. *In Vivo*. 201;32(3):703–706.

3. Rafat C, Zinzindohoue F, Hernigou A, et al. Peritoneal implantation of pheochromocytoma following tumor capsule rupture during surgery. *J Clin Endocrinol Metab*. 2014;99(12):E2681–E2685.

甲基酪氨酸在转移性嗜铬细胞瘤患者中的应用

摘要

　　嗜铬细胞瘤的首选治疗方法是手术完整切除肿瘤。手术的成功取决于包括内分泌科医生、外科医生、麻醉医生团队在内的多学科团队的经验和专业知识。术前充分的药物准备是手术成功的关键，一般通过联合α和β受体阻滞剂来预防术中高血压危象。在某些情况下，甲基酪氨酸可用于α受体阻滞剂的联合或替代治疗。在此我们描述这样一个病例。

关键词

　　肾上腺切除术；α肾上腺素受体阻滞剂；血流动力学；转移性嗜铬细胞瘤；甲基酪氨酸；嗜铬细胞瘤

病例报道

　　21岁男性患者，数日前进行身体活动时出现急性症状，患者否认其他病史。患者在跑步时出现下肢疼痛和肌肉痉挛，跑步结束时疼痛进展至腹部和左下背部，并伴有呕吐。患者遂被送至急诊，测血压为203/117mmHg，该高血压被认为与剧烈疼痛有关。为了进一步评估腹痛情况，完善腹部CT扫描，结果提示左肾上腺可见一密度不均匀肿块，大小约为7cm，并疑似伴有淋巴结病变和数个骨病灶（图38.1）。追踪病

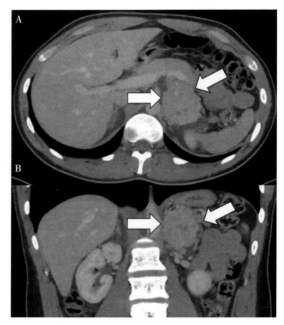

图38.1　增强CT冠状位（B）和轴位（A）提示左肾上腺可见一密度不均匀肿块，大小为7.5cm×6.0cm× 6.0cm（箭头所示）

史，患者诉数年前出现进行性出汗症状，否认心悸或头痛不适。无其他系统的阳性症状或体征。否认遗传综合征或嗜铬细胞瘤家族史。患者否认用药史。体格检查：BMI为26.3kg/m²，血压为130/97mmHg，心率为97次/分。患者手指可见轻微震颤。余查体未见明显异常。

辅助检查

　　实验室检查证实儿茶酚胺过量分泌，具

有去甲肾上腺素能生化表型（表38.1）。68-镓DOTATATE PET（图38.2）显示左肾上腺肿块放射性摄取不均（SUV$_{max}$ 16.3）；可见左侧腹膜后肿大淋巴结；C1，C6，T3，T9，T10椎体、骶骨和右侧髋臼后侧考虑骨转移。

表38.1 实验室检查

生化检测	基线 结果	肾上腺切除术后1月 结果	参考区间
血浆甲氧基肾上腺素（nmol/L）	<0.2	<0.2	<0.5
血浆甲氧基去甲肾上腺素（nmol/L）	15	1.3	<0.9
24小时尿			
甲氧基肾上腺素（µg）	149	84	<400
甲氧基去甲肾上腺素（µg）	9644	1421	<900
去甲肾上腺素（µg）	1093	125	<80
肾上腺素（µg）	9.2	2.8	<20
多巴胺（µg）	342	332	<400

治疗

患者拟行开放肾上腺切除术，应用α受体阻滞剂多沙唑嗪进行术前药物准备。然而，尽管已进行最佳的水盐液体补充，患者仍不能耐受小剂量（例如1mg）的多沙唑嗪，出现严重的体位性症状和心动过速。故而采取以下方案进行甲基酪氨酸治疗：第1天250mg q6h，第2天500mg q6h，第3天750mg q6h，第4天1000mg q6h，最后一次为手术当天早晨1000mg。患者对甲基酪氨酸耐受性良好，治疗第4天出现轻度嗜睡的副作用。患者接受开放左肾上腺切除术，并将周围疑似淋巴结的组织一同切除。病理结果提示肿瘤位于肾上腺髓质，大小为7.1cm×6.1cm×5.9cm，大体外观呈粉褐色，质软，侵犯肾上腺外肾周脂肪（图38.3）。另外2个副神经节瘤分别为2.4cm和2.5cm。免疫组化染色显示嗜铬粒蛋白及突触素阳性，琥珀酸脱氢酶（SDH）B亚基表达缺失。

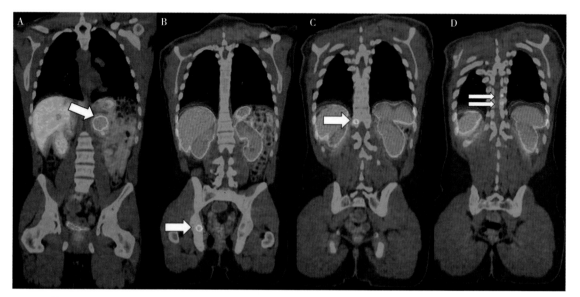

图38.2 ^{68}Ga镓DOTATATE PET显示左侧肾上腺见一7.5cm分叶状不均质肿块（A），SUV$_{max}$ 16.3，Krenning评分3（A—D）。毗邻左肾上腺可见一约2cm的病灶（副神经节瘤与淋巴结），放射性摄取不高（Krenning评分1）。C1，C6，T3，T9，T10椎体、骶骨和右侧髋臼后（B—D）侧考虑骨转移

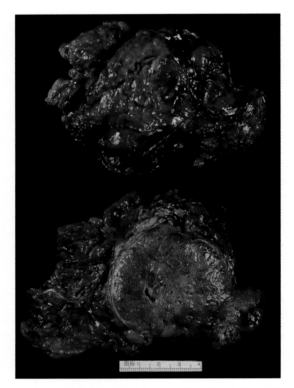

图38.3 大体病理提示肿瘤位于肾上腺髓质，外观呈粉褐色，质软，大小为7.1cm×6.1cm×5.9cm，重190g

随访和预后

肾上腺切除术后，儿茶酚胺过量分泌情况明显改善（表38.1）。基因检测发现 *SDHAF2*，c.*12C>T（g.61213555）存在杂合突变，该突变最初被认为意义不明，后被重新归类为可能良性的突变。患者随后接受椎体病变冷冻消融治疗，并开始每3个月1次唑来膦酸4mg静脉滴注治疗。在随后18个月的监测中证实了存在转移性病变。

讨论

对于转移性嗜铬细胞瘤患者来说，切除原发肿瘤与更好的预后相关。术前α和β受体阻滞剂药物准备是确保手术成功的关键。甲基酪氨酸是酪氨酸羟化酶——一种儿茶酚胺合成关键酶的抑制剂，可考虑

应用于儿茶酚胺过量分泌的手术高风险患者。甲基酪氨酸通常用于肿瘤预期难以切除的患者（44%）、α受体阻滞剂准备不足的患者（28%）、计划进行消融手术的转移性患者（20%）或符合适应证的其他患者（<10%）。三分之二接受甲基酪氨酸治疗的患者存在不良反应，其中大多数症状轻微。嗜睡和疲劳是最常见的不良反应（19%~94%）。偶有锥体外系不良反应的报道。其他不良反应包括焦虑、抑郁、腹泻和体重增加（长期使用时）。

要点

- 术前α和β受体阻滞剂药物准备是确保手术成功的关键。
- 甲基酪氨酸是酪氨酸羟化酶——一种儿茶酚胺合成关键酶的抑制剂。
- 甲基酪氨酸适用于预期儿茶酚胺过量分泌的患者，或α受体阻滞剂准备不足的患者。
- 嗜睡和疲劳是甲基酪氨酸最常见的不良反应，更罕见的不良反应包括锥体外系表现和抑郁。

（王 旭 译）

参考文献

1. Gruber LM, Jasim S, Ducharme-Smith A, Weingarten T, Young WF, Bancos I. The role for metyrosine in the treatment of patients with pheochromocytoma and paraganglioma. *J Clin Endocrinol Metab*. 2021;106(6): e2393–e2401.

2. Jeon HL, Oh IS, Baek YH, et al. Zoledronic acid and skeletal-related events in patients with bone metastatic cancer or multiple myeloma. *J Bone Miner Metab*. 2020;38(2):254–263.

3. Hamidi O, Young WF Jr, Iniguez-Ariza NM, et al. Malignant pheochromocytoma and paraganglioma: 272 patients over 55 years. *J Clin Endocrinol Metab*. 2017;102(9):3296–3305.

神经纤维瘤病Ⅰ型患者合并嗜铬细胞瘤

摘要

神经纤维瘤病Ⅰ型（neurofibromatosis type 1，NF1）是一种常染色体显性疾病，由位于染色体17q11.2上的*NF1*基因突变引起。约50%的NF1患者存在新的遗传性突变。临床诊断标准至少包含以下2个特征：咖啡牛奶斑（≥6），神经纤维瘤（≥2）或1个丛状神经纤维瘤，腋窝或腹股沟区雀斑，视神经胶质瘤，2个及以上Lisch结节（虹膜错构瘤），特征性骨变，或一级亲属诊断为NF1。约3%的NF1患者合并嗜铬细胞瘤。

关键词

病例筛查；神经纤维瘤病Ⅰ型；嗜铬细胞瘤

病例报道

21岁男性患者，因检查发现左侧肾上腺8cm肿块就诊。患者在6个月大时，因体检时发现咖啡牛奶斑和神经纤维瘤确诊为NF1。患者诉9年前出现心悸、焦虑和头痛症状，进行性加重。在过去的一年里，上述症状可因情绪紧张而加剧，此外患者还出现腹痛不适。因腹痛进行CT扫描查因时偶然发现肾上腺肿块。患者既往存在注意力缺陷障碍病史，否认药物史。无NF1家族史。体格检查：血压143/92mmHg，心率80次/分，

BMI 24.1kg/m^2。查体可见咖啡牛奶斑和腋窝雀斑（图39.1）。

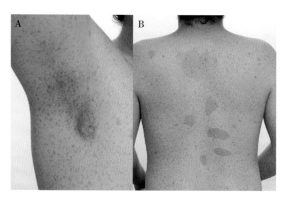

图39.1 腋窝雀斑（A）和咖啡牛奶斑（B）

辅助检查

腹部CT提示左肾上腺见一质地不均匀肿块，大小为6.7cm×7.7cm×7.8cm，向下推挤左肾（图39.2）。右肾上腺外观正常。^{123}I间碘苄胍（MIBG）显像提示左肾上腺肿块放射性摄取增加，余腹部和骨盆无明显异常（图39.3）。术前实验室检查见表39.1。血液和尿液中甲氧基肾上腺素水平支持嗜铬细胞瘤诊断。

治疗

患者术前应用α受体阻滞剂酚苄明（30mg tid）和β受体阻滞剂普萘洛尔（20mg tid）进行药物准备。行腹腔镜左肾上腺切除术，

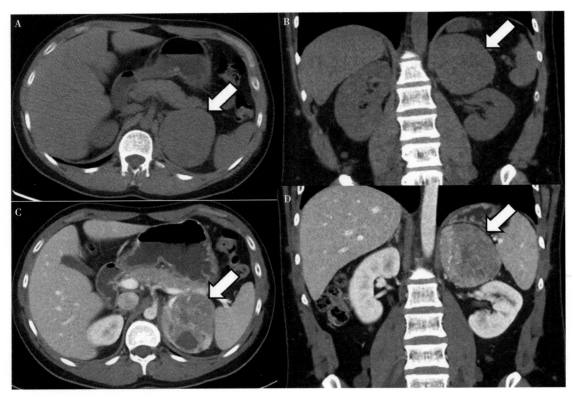

图39.2 腹部平扫CT轴位（A、C）、冠状位（B、D）和增强CT（C、D）提示左肾上腺见一6.7cm×7.7cm×7.8cm肿块，向下推挤左肾。平扫CT显示该肾上腺肿块乏脂（CT值42HU），增强CT提示该肿瘤内部密度不均

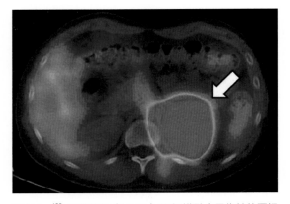

图39.3 ^{123}I间碘苄胍（MIBG）CT扫描融合显像轴位图提示左肾上腺肿块明显摄取增高（箭头所示），余腹部无明显异常

表39.1 实验室检查

生化检测	结果	参考区间
血浆甲氧基肾上腺素（nmol/L）	12	<0.5
血浆甲氧基去甲肾上腺素（nmol/L）	31	<0.9
24小时尿		
甲氧基肾上腺素（μg）	13 532	<400
甲氧基去甲肾上腺素（μg）	13 881	<900

术后无并发症。左肾上腺重275g（正常为4~5g），其中嗜铬细胞瘤大小为9.5cm×7.5cm×7.0cm（图39.4）。术后患者停用肾上腺素能阻滞剂并顺利出院。患者恢复良好，嘱每年完善24小时尿儿茶酚胺和甲氧基肾上腺素以监测嗜铬细胞瘤是否复发。

讨论

在NF1患者中嗜铬细胞瘤的患病率为3%，大多数是由于其他原因在影像学检查

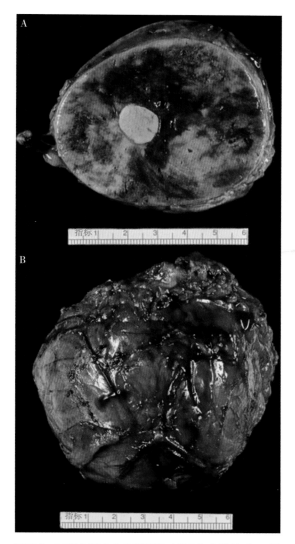

图39.4　左肾上腺大体病理照片（B图为完整外观，A图为剖面图）。左肾上腺重275g（正常为4～5g），其中嗜铬细胞瘤大小为9.5cm×7.5cm×7.0cm。该肿瘤异质明显：颜色从棕褐色到红褐色，包括实性质硬部分、局部囊性变和出血区。肿瘤未突破肾上腺轮廓。肿瘤内可见坏死区域

要点

- NF1患者应每3年进行嗜铬细胞瘤的生化筛查。
- 有15%～20%的NF1患者可发生双侧嗜铬细胞瘤，7%的患者出现病灶转移或复发。

（王　旭　译）

参考文献

1. Bausch B, Borozdin W, Neumann HP. European-American Pheochromocytoma Study G. Clinical and genetic characteristics of patients with neurofibromatosis type 1 and pheochromocytoma. *N Engl J Med.* 2006;354(25):2729–2731.

2. National Institutes of Health Consensus Development Conference Statement: neurofibromatosis. Bethesda, MD, USA, July 13-15, 1987. *Neurofibromatosis.* 1988;1(3):172–178.

3. Gruber LM, Hartman RP, Thompson GB, et al. Pheochromocytoma characteristics and behavior differ depending on method of discovery. *J Clin Endocrinol Metab.* 2019;104(5):1386–1393.

4. Gruber LM, Erickson D, Babovic-Vuksanovic D, Thompson GB, Young WF Jr. Bancos I. Pheochromocytoma and paraganglioma in patients with neurofibromatosis type 1. *Clin Endocrinol (Oxf).* 2017;86(1):141–149.

5. Yan Q, Bancos I, Gruber LM, et al. When biochemical phenotype predicts genotype: pheochromocytoma and paraganglioma. *Am J Med.* 2018;131(5):506–509.

中被偶然发现。15%～20%的患者可发生双侧病变，7%的患者出现肿瘤转移或复发。患者表现出分泌肾上腺素的生化特征（主要是肾上腺素和甲氧基肾上腺素升高）。所有NF1患者应每3年，或在择期手术前和妊娠前接受嗜铬细胞瘤生化筛查。有嗜铬细胞瘤病史的患者应每年监测复发情况。

多发性内分泌腺瘤病 2A 型合并双侧嗜铬细胞瘤

摘要

多发性内分泌腺瘤病2A型（multiple endocr-ine neoplasia type 2A，MEN2A）是一种常染色体显性遗传病，由转染重排（RET）蛋白基因突变引起。MEN2A患者表现为甲状腺髓样癌（MTC）、嗜铬细胞瘤和由甲状旁腺增生引起的原发性甲状旁腺功能亢进。

关键词

双侧；遗传性；MEN2A；嗜铬细胞瘤；RET基因

病例报道

39岁男性患者，主诉发作性头痛、心悸和阵发性高血压（240/120mmHg）2年，偶伴有震颤、恶心和出汗。症状每天发作1~4次，每次持续10~15分钟。随着病程的进展，上述症状逐渐加重、发作更频繁。保健医生怀疑嗜铬细胞瘤，实验室检查结果证实为儿茶酚胺过量分泌（表40.1）。予以赖诺普利和氨氯地平控制血压，并转到梅奥医学中心进一步评估。患者否认嗜铬细胞瘤、甲状腺肿瘤、高钙血症家族史。体格检查：血压为148/95mmHg，心率为73次/分，BMI为23.3kg/m²。无其他异常。

表40.1　实验室检查

生化检测	结果	参考区间
血浆甲氧基肾上腺素（nmol/L）	9	<0.5
血浆甲氧基去甲肾上腺素（nmol/L）	15	<0.9
降钙素（pg/ml）	52	<14.3
甲状旁腺素（pg/ml）	179	15~65
钙（mg/dl）	11.4	8.6~10
24小时尿		
钙（mg）	410	<250
甲氧基肾上腺素（μg）	7729	<400
甲氧基去甲肾上腺素（μg）	6011	<900

辅助检查

腹部CT示双侧肾上腺肿瘤：左侧肾上腺见一3.9cm×4.2cm×5.2cm肿块，右侧肾上腺见一2.4cm×2.9cm×2.4cm肿块（图40.1）。另见双侧肾囊肿和左侧输尿管5mm梗阻性结石。回顾外院资料提示高钙血症史。实验室检查见表40.1。血浆和尿液中甲氧基肾上腺素水平确诊嗜铬细胞瘤。此外，降钙素水平升高，证实为原发性甲状旁腺功能亢进。甲状腺超声见一0.9cm×0.6cm×0.7cm实性低回声不规则结节，伴点状回声灶，高度怀疑恶性。基因检测发现RET基因的致病性突变（c.19OOT>C; p.Cys634Arg）。

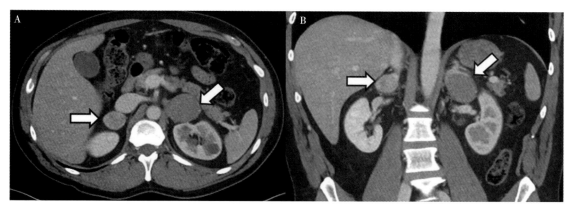

图40.1　增强CT轴位（A）和冠状位（B）提示左侧肾上腺见一3.9cm×4.2cm×5.2cm肿块，右侧肾上腺见一2.4cm×2.9cm×2.4cm肿块（箭头所示）

治疗和结局

　　告知患者拟行双侧肾上腺切除术。给予α受体阻滞剂多沙唑嗪（14mg bid）和氨氯地平（2.5mg bid）药物准备。最初计划保留肾上腺皮质，但考虑到解剖因素最终放弃该方案。患者行腹腔镜双侧肾上腺全切术，无手术并发症。病理证实双侧嗜铬细胞瘤（图40.2）。术后予氢化可的松和氟氢可的松治疗，并停用肾上腺素能阻滞剂。2个月后患者行甲状腺全切除术、中央淋巴结清扫术和甲状旁腺次全切除术（切除左上、左下、右下甲状旁腺）。MTC位于甲状腺右叶（0.9cm×0.5cm），手术切缘阴性。在15枚淋巴结中，1枚受MTC累及。予以左甲状腺素治疗原发性医源性甲状腺功能减退。术后患者高钙血症消失，血清降钙素浓度阴性。术后密切随访。在诊断MEN2A后，对患者的家庭成员进行了基因检测，其10岁的女儿也具有相同的遗传易感性。对女儿行预防性甲状腺切除术。

讨论

　　MTC是MEN2A患者发病和死亡的主要原因。所有患者建议在早期行预防性甲状腺

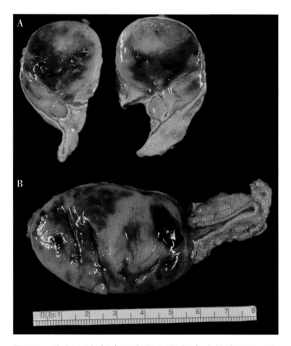

图40.2　右肾上腺（A）和左肾上腺（B）大体病理图。右肾上腺重16.5g（正常为4～5g），内见一3.6cm×2.8cm×2.2cm嗜铬细胞瘤。右侧肾上腺肿块呈红棕色，坚硬。左肾上腺重61.6g，内见一6.0cm×4.3cm×3.3cm嗜铬细胞瘤。左侧肾上腺肿块为黄褐色，可见坏死、出血区，质软

全切术。大约一半的MEN2A患者会出现嗜铬细胞瘤。嗜铬细胞瘤通常是多灶性和双侧，转移性嗜铬细胞瘤极罕见。嗜铬细胞瘤表现为肾上腺素能生化表型，原发性甲状旁腺功能亢进在MEN2A患者中的发生率高达

25%，通常由甲状旁腺增生所致。患者应每年进行一次嗜铬细胞瘤检测，也应在择期手术或怀孕前进行检测。

要点

- 嗜铬细胞瘤在MEN2A中多为双侧。
- 所有MEN2A患者都应进行终身监测。

（王　旭　译）

参考文献

1. Rohmer V, Vidal-Trecan G, Bourdelot A, et al. Prognostic factors of disease-free survival after thyroidectomy in 170 young patients with a RET germline mutation: a multicenter study of the Groupe Francais d'Etude des Tumeurs Endocrines. *J Clin Endocrinol Metab*. 2011;96(3):E509–E518.

2. Cupisti K, Wolf A, Raffel A, et al. Long-term clinical and biochemical follow-up in medullary thyroid carcinoma: a single institution's experience over 20 years. *Ann Surg*. 2007;246(5):815–821.

3. Wells SA Jr., Asa SL, Dralle H, et al. Revised American Thyroid Association guidelines for the management of medullary thyroid carcinoma. *Thyroid*. 2015;25(6):567–610.

4. Castinetti F, Maia AL, Peczkowska M, et al. The penetrance of MEN2 pheochromocytoma is not only determined by RET mutations. *Endocr Relat Cancer*. 2017;24(8):L63–LL7.

5. Bausch B, Boedeker CC, Berlis A, et al. Genetic and clinical investigation of pheochromocytoma: a 22-year experience, from Freiburg, Germany to international effort. *Ann N Y Acad Sci*. 2006;1073:122–137.

6. Gruber LM, Hartman RP, Thompson GB, et al. Pheochromocytoma characteristics and behavior differ depending on method of discovery. *J Clin Endocrinol Metab*. 2019;104(5):1386–1393.

7. Neumann HPH, Young WF Jr., Eng C. Pheochromocytoma and paraganglioma. *N Engl J Med*. 2019;381(6):552–565.

8. Yan Q, Bancos I, Gruber LM, et al. When biochemical phenotype predicts genotype: pheochromocytoma and paraganglioma. *Am J Med*. 2018;131(5):506–509.

希佩尔－林道综合征合并嗜铬细胞瘤

摘要

至少40%的嗜铬细胞瘤/副神经节瘤（PPGL）患者存在遗传易感性。希佩尔－林道（von Hippel-Lindau，VHL）综合征是一种常染色体显性遗传病，表现为视网膜、脑和脊髓血管母细胞瘤，肾细胞癌，嗜铬细胞瘤，内耳淋巴囊肿瘤，胰腺浆液性囊腺瘤，以及胰腺神经内分泌肿瘤。VHL综合征患者中发生PPGL的比例高达18%。

关键词

双侧；多灶性；副神经节瘤；嗜铬细胞瘤；希佩尔－林道综合征

病例报道

一名20岁女性患者为行多灶性PPGL评估前来就诊。患者诉6岁时出现高血压（继发于肾动脉狭窄）诱发的癫痫发作。10岁时再次出现高血压，当时诊断为右肾上腺嗜铬细胞瘤，并行腹腔镜肾上腺切除术。患者诉数月前再次出现高血压并伴有头晕、出汗、视物模糊和头痛。考虑到既往嗜铬细胞瘤病史，行24小时尿儿茶酚胺和甲氧基肾上腺素检验，确认去甲肾上腺素型儿茶酚胺过量分泌（表41.1）。腹部（CT）扫描显示腹膜后见3个动脉期增强肿块：左肾上腺见一2.7cm肿块，左肾上腺周围、左肾盂前见一2.6cm肿块，右侧腹膜后、下腔静脉后方见一2.3cm肿块，毗邻右肾动脉（图41.1）。血压133/81mmHg，心率93次/分，BMI 34.1kg/m²。家族史：患者母亲和外祖父有嗜铬细胞瘤病史。

表41.1 实验室检查

生化检测	结果	参考区间
血浆甲氧基肾上腺素（nmol/L）	<0.2	<0.5
血浆甲氧基去甲肾上腺素（nmol/L）	7.9	<0.9
24小时尿		
肾上腺素（μg）	1.1	<21
去甲肾上腺素（μg）	313	15～80
多巴胺（μg）	191	65～400
甲氧基肾上腺素（μg）	48	<400
甲氧基去甲肾上腺素（μg）	4340	<900

辅助检查

术前实验室检查见表41.1。血液和尿液中甲氧基去甲肾上腺素水平升高，定性为分泌儿茶酚胺的肿瘤（去甲肾上腺素型）。除了腹部CT扫描外（图41.1），回顾[123]I间碘苄胍（MIBG）成像结果，提示[123]I MIBG在3个区域摄取增高：①左腹部病变可能来源于左肾上腺；②左侧腹部另见一摄取增高肿

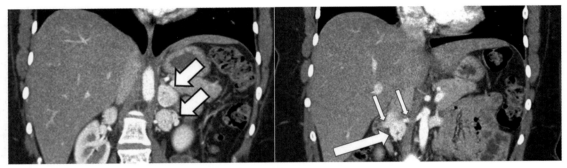

图41.1 腹部增强CT冠状位图像提示腹膜后见3个动脉期增强肿块：左侧可见2个病变（2.7cm×2.3cm×2.5cm嗜铬细胞瘤和2.1cm×2.6cm×2.5cm副神经节瘤）；右侧可见一2.3cm×1.2cm×2.1cm副神经节瘤，位于腔静脉旁、右肾动脉下方

块，位于①肿块下方、左肾动静脉之间、毗邻主动脉；③右侧腹部见一摄取增高区（图41.2）。遗传分析显示VHL基因外显子1中存在致病性突变（c.202 T＞C）。

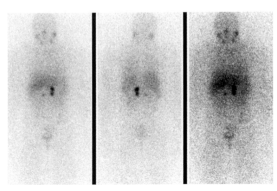

图41.2 ¹²³I 间碘苄胍（MIBG）成像显示共有3个区域摄取增高区，结果与CT一致

治疗

予α受体阻滞剂多沙唑嗪（每日总剂量8mg）和β受体阻滞剂普萘洛尔（每日总剂量40mg）治疗。行开腹探查+保留皮质的左肾上腺大部切除术（图41.3）+左侧主动脉旁副神经节瘤切除术+右腔静脉旁副神经节瘤切除术。术后停用肾上腺素能阻滞剂，患者接受糖皮质激素替代治疗后出院。

随访和预后

患者术后恢复良好。重新评估肾上腺功能：皮质醇为22μg/dl（正常为7～25μg/d），促肾上腺皮质激素（ACTH）为26pg/ml（正常为10～60pg/ml），硫酸脱氢表雄酮为148μg/dl（正常为44～332μg/dl）。停用氢化可的松。术后血浆甲氧基肾上腺素水平正常。告知患者视网膜、小脑和脊髓血管母细胞瘤、胰腺病变、肾癌和其他PPGL的风险。建议终身监测VHL综合征相关情况。

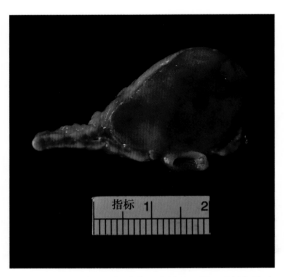

图41.3 左肾上腺部分切除术后大体病理图，嗜铬细胞瘤（大小为2.9cm×2.4cm×2.0cm）。左侧主动脉旁副神经节瘤（大小为3.2cm×3.0cm×1.7cm）和右侧腔静脉旁副神经节瘤（大小为3.0cm×2.5cm×1.5cm）未展示

要点

- 建议VHL综合征患者终身监测，以确保对VHL综合征相关表现做到早发现、早治疗。
- VHL综合征相关的PPGL可无生化异常或表现为去甲肾上腺素过量分泌。
- VHL综合征中PPGL的患病率约为18%，双侧肾上腺或多灶性病变的可能性很高。
- 在技术可行的情况下，VHL综合征患者可尝试保留皮质的肾上腺切除术。在一项纳入VHL综合征和多发性内分泌腺瘤病2型引起的双侧嗜铬细胞瘤患者的研究中，13%接受保留皮质的肾上腺切除术患者在8年后中位时间于残余肾上腺内再次出现嗜铬细胞瘤。

- 保留皮质的肾上腺切除术在保护肾上腺皮质功能方面的成功率约为75%。

（王　旭　译）

参考文献

1. Baghai M, Thompson GB, Young WF Jr., Grant CS, Michels VV, van Heerden JA. Pheochromocytomas and paragangliomas in von Hippel-Lindau disease: a role for laparoscopic and cortical-sparing surgery. *Arch Surg.* 2002;137(6):682–688; discussion 8–9.

2. Yan Q, Bancos I, Gruber LM, et al. When biochemical phenotype predicts genotype: pheochromocytoma and paraganglioma. *Am J Med.* 2018;131(5):506–509.

3. Neumann HPH, Tsoy U, Bancos I, et al. Comparison of pheochromocytoma-specific morbidity and mortality among adults with bilateral pheochromocytomas undergoing total adrenalectomy vs cortical-sparing adrenalectomy. *JAMA Netw Open.* 2019;2(8):e198898.

MYC- 关联蛋白 X（MAX）遗传易感性患者双侧嗜铬细胞瘤一例

摘要

至少40%的嗜铬细胞瘤/副神经节瘤（PPGL）患者具有遗传易感性，双侧或多灶性PPGL患者具有遗传易感性的比例可能达到100%。大多数双侧嗜铬细胞瘤患者患有神经纤维瘤病Ⅰ型、多发性内分泌腺瘤病2型或希佩尔-林道（VHL）综合征。1.7%的双侧嗜铬细胞瘤与MYC关联蛋白X（MAX）基因功能缺失相关。

关键词

双侧；MAX；转移；副神经节瘤；嗜铬细胞瘤

病例报道

56岁男性患者，因肺癌筛查行胸部CT检查时偶然发现双侧肾上腺肿瘤。进一步行腹部CT显示左侧肾上腺一2.8cm肿块，平扫CT值为38HU，右侧肾上腺一3.5cm肿块，平扫CT值为27HU（图42.1）。激素水平评估提示儿茶酚胺过分泌（表42.1）。既往史包括5年的2型糖尿病和高血压病史，治疗药物包括6种抗高血压药物（氨氯地平、苯贝普利、卡维地洛、可乐定、氢氯噻嗪和多沙唑嗪），以及糖尿病治疗药物格列本脲和二甲双胍。患者血压为126/83mmHg，心率为72次/分，BMI为30.9kg/m^2。家族史：患者

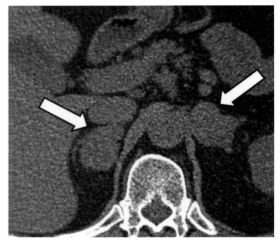

图42.1 平扫CT轴位显示左侧肾上腺一2.8cm乏脂性肿块（CT值38HU）（箭头所示）和右侧肾上腺3.5cm乏脂性肿块（CT值27HU）（箭头所示）

的姐姐患有转移性PPGL并死于PPGL并发症，生前曾接受过遗传性基因突变检测，未发现异常。

辅助检查

术前实验室检查结果如表42.1所示。血浆和尿液中的甲氧基去甲肾上腺素水平提示肿瘤分泌去甲肾上腺素。腹部CT显示双侧肾上腺肿块（左侧2.8cm，右侧3.5cm）（图42.2）。^{123}I 间碘苄胍（MIBG）显像提示双侧肾上腺结节^{123}I MIBG高摄取，未见其他异常高摄取病灶。遗传分析提示*MAX*基因存在致病性突变（c.97C＞T；p.Arg33*）。

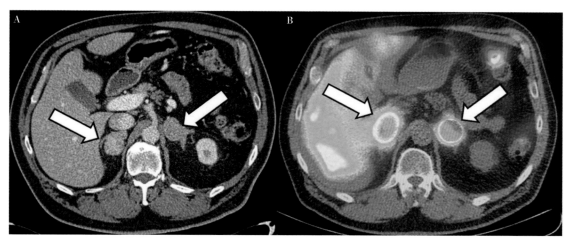

图42.2　腹部增强CT轴位影像（A）显示左侧肾上腺2.8cm肿块，右侧肾上腺3.5cm肿块。^{123}I MIBG成像（B）显示双侧肾上腺结节具有明显的^{123}I MIBG摄取，未见其他异常放射性示踪剂摄取灶

表42.1　实验室检查

生化检测	结果	参考区间
血浆甲氧基肾上腺素（nmol/L）	0.3	<0.5
血浆甲氧基去甲肾上腺素（nmol/L）	17	<0.9
24小时尿		
甲氧基肾上腺素（μg）	259	<400
甲氧基去甲肾上腺素（μg）	4882	<900

治疗

患者口服α受体阻滞剂多沙唑嗪30mg/d（从2mg/d开始逐渐增加），以及β受体阻滞剂卡维地洛（12.5mg bid）进行术前准备。行腹腔镜双侧肾上腺切除术：右侧保留皮质，左侧完全切除。右侧肾上腺为26g（正常为4～5g），包含一个4.1cm×2.6cm×2.2cm的褐色质软嗜铬细胞瘤。左侧肾上腺为39g，包含2个明显的结节，一个为位于中央髓质的3.9cm×3.7cm×2.7cm实性红棕色质软肿块，另一个为位于边缘的3.0cm×2.7cm×2.7cm囊性红棕色质软肿块，两者均为嗜铬细胞瘤（图42.3）。患者术后停用肾上腺素能阻滞剂，予糖皮质激素替代治疗后出院。

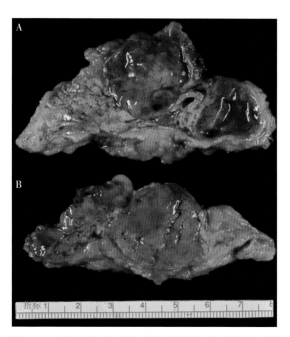

图42.3　左肾上腺（A）和右肾上腺（B）大体病理图像。左侧肾上腺重39g（正常为4～5g），包含两个不同的结节：中央髓质中的3.9cm×3.7cm×2.7cm实性红棕色质软嗜铬细胞瘤和边缘3.0cm×2.7cm×2.7cm囊性红棕色质嗜铬细胞瘤。右侧肾上腺重26g，包含一个4.1cm×2.6cm×2.2cm棕色质软嗜铬细胞瘤

随访和预后

患者术后恢复良好，肾上腺皮质功能评估提示糖皮质激素缺乏，但无盐皮质激素缺

乏。患者继续氢化可的松替代治疗，停用氟氢可的松。术后3年未见PPGL复发。

讨论

　　PPGL可发生于*MAX*基因功能缺失的患者中，约占所有病例的1%，占双侧嗜铬细胞瘤的1.7%。*MAX*基因位于染色体14q23.3并编码肿瘤抑制因子MAX蛋白。患者通常合并有嗜铬细胞瘤，50%～60%的病例为双侧或多灶性，恶性比例高达25%，需要终身监测。

要点

- 50%～60%的*MAX*基因功能缺失病例中的嗜铬细胞瘤为双侧或多灶性。
- 在技术可行的情况下，可以尝试对*MAX*基因功能缺失患者进行保留皮质的肾上腺切除术。目前尚没有MAX患者远期结局的数据；但在一项VHL综合征和多发性内分泌腺瘤病2型相关的双侧嗜铬细胞瘤的研究中，13%接受保留皮质的肾上腺切除术患者8年后（中位数）在残余的肾上腺内再次出现嗜铬细胞瘤。
- 保留皮质的肾上腺切除术在保留肾上腺皮质功能方面的成功率约为75%。

（廖章诚　译）

参考文献

1. Neumann HPH, Tsoy U, Bancos I, et al. Comparison of pheochromocytoma-specific morbidity and mortality among adults with bilateral pheochromocytomas undergoing total adrenalectomy vs cortical-sparing adrenalectomy. *JAMA Netw Open*. 2019;2(8):e198898.
2. Comino-Mendez I, Gracia-Aznarez FJ, Schiavi F, et al. Exome sequencing identifies *MAX* mutations as a cause of hereditary pheochromocytoma. *Nat Genet*. 2011;43(7):663–667.
3. Brito JP, Asi N, Bancos I, et al. Testing for germline mutations in sporadic pheochromocytoma/paraganglioma: a systematic review. *Clin Endocrinol (Oxf)*. 2015;82(3):338–345.

囊性嗜铬细胞瘤

摘要

随着肿瘤的增大，嗜铬细胞瘤会形成出血性坏死区。大多数直径＞4cm的嗜铬细胞瘤都有一些囊性成分，在计算机横断面成像中可明显见到。一些嗜铬细胞瘤逐渐变成囊性，放射科医生将其理解为肾上腺囊肿。在此报道这样一个病例。

关键词

肾上腺囊肿；肾上腺肿块；偶发肾上腺肿块；嗜铬细胞瘤

病例报道

50岁女性患者，持续性和反复性呕吐，腹部CT检查偶然发现右侧肾上腺一7.0cm×8.3cm囊性肿块（图43.1）。患者病态肥胖，BMI为51.6kg/m^2。高血压7年，服用β受体阻滞剂阿替洛尔100mg/d和血管紧张素受体拮抗剂缬沙坦80mg/d，血压控制良好。2型糖尿病5年，服用二甲双胍500mg/d。血压为136/76mmHg，心率为76次/分。

辅助检查

血浆和24小时尿甲氧基肾上腺素和儿茶酚胺明确了嗜铬细胞瘤的诊断（表43.1）。

治疗

停用缬沙坦，给予酚苄明10mg/d，并逐步调整药物剂量使收缩压维持在正常低值

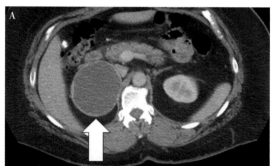
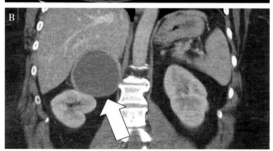

图43.1 增强CT轴位（A）和冠状位（B）影像。右侧肾上腺囊性肿块（箭头所示），大小为7.0cm×8.3cm

表43.1 实验室检查

生化检测	结果	参考区间
钠（mmol/L）	141	135～145
钾（mmol/L）	4.0	3.6～5.2
肌酐（mg/dl）	0.8	0.6～1.04
糖化血红蛋白（%）	7.0	4.2～5.6
血浆甲氧基肾上腺素（nmol/L）	1.1	＜0.5
血浆甲氧基去甲肾上腺素（nmol/L）	14.0	＜0.9
醛固酮（ng/dl）	10	≤21ng/dL
血浆肾素活性［ng/（ml·h）］	14	≤0.6～3
24小时尿		
甲氧基肾上腺素（μg）	1022	＜400
甲氧基去甲肾上腺素（μg）	6761	＜900
去甲肾上腺素（μg）	239	＜80
肾上腺素（μg）	9.1	＜20
多巴胺（μg）	219	＜400

水平。继续服用阿替洛尔，剂量同前。高钠饮食扩容，预防直立性低血压。每日在门诊监测血压，8天后行开放右侧肾上腺切除术（图43.2）。在避免囊性嗜铬细胞瘤术中破裂方面，开放手术优于腹腔镜手术。手术过程中肿瘤破裂可能是一个致命的并发症——会造成腹膜和腹膜后肿瘤播散，导致腹膜癌和转移性疾病。患者术后第2天停用酚苄明，第4天出院。患者拒绝遗传性基因检测。

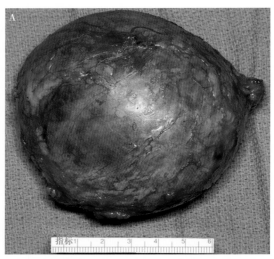

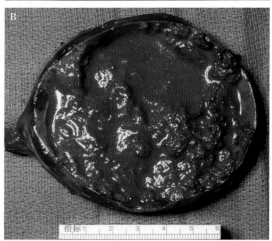

图43.2　大体病理图像：右侧肾上腺嗜铬细胞瘤形成囊性肿块，大小为9.4cm×8.2cm×6.6cm，伴有广泛的出血性坏死。图左为完整的手术标本，图右为出血坏死的嗜铬细胞瘤

随访和预后

术后1周，患者血浆甲氧基肾上腺素<0.2nmol/L（正常<0.5），甲氧基去甲肾上腺素为0.86nmol/L。术后3个月，单用阿替洛尔50mg/d，血压控制良好。继续小剂量服用二甲双胍（500mg/d），糖化血红蛋白水平改善（6.4%）。患者每年复查一次，血浆分馏甲氧基肾上腺素均正常。患者在肾上腺切除术8年后死于转移性子宫内膜癌。

要点

• 多数直径＞4cm的嗜铬细胞瘤因出血、坏死而形成囊性成分。

• 关注肾上腺囊肿！大的嗜铬细胞瘤几乎完全呈囊性。所有肾上腺囊肿患者均应进行嗜铬细胞瘤相关的生化检测。

• 如果患者在被诊断为嗜铬细胞瘤时正在服用β受体阻滞剂，无需停用，加用α受体阻滞剂即可，并根据年龄将收缩压调整至正常低值水平。

（廖章诚　译）

参考文献

1. Rafat C, Zinzindohoue F, Hernigou A, et al. Peritoneal implantation of pheochromocytoma following tumor capsule rupture during surgery. *J Clin Endocrinol Metab*. 2014;99(12):E2681–E2685.

2. Cajipe KM, Gonzalez G, Kaushik D. Giant cystic pheochromocytoma. *BMJ Case Rep*. 2017;2017: bcr2017222264.

3. Kumar S, Parmar KM, Aggarwal D, Jhangra K. Simple adrenal cyst masquerading clinically silent giant cystic pheochromocytoma. *BMJ Case Rep*. 2019;12(9):e230730.

4. Gupta A, Bains L, Agarwal MK, Gupta R. Giant cystic pheochromocytoma: a silent entity. *Urol Ann*. 2016; 8(3):384–386.

5. Wang HL, Sun BZ, Xu ZJ, Lei WF, Wang XS. Undiagnosed giant cystic pheochromocytoma: a case report. *Oncol Lett*. 2015;10(3):1444–1446.

颅底和颈部副神经节瘤：内分泌学家的思考

摘要

副神经节瘤（PGL）起源于副交感神经链和交感神经链中的副神经节，沿着大血管分布。从颅底、内耳到阴囊均可发生PGL。大多数颅底和颈部的PGL起源于副交感神经，没有生化功能。然而，3%～5%的颅底和颈部PGL起源于交感神经，过度分泌多巴胺和/或去甲肾上腺素。内分泌学家在看到颅底和/或颈部PGL患者时，需要考虑的问题包括：①PGL是否过度分泌儿茶酚胺；②患者是否存在易致PGL的遗传性致病基因变异；③PGL是否存在转移性病灶；④身体其他部位是否存在PGL？

关键词

儿茶酚胺；多巴胺分泌肿瘤；副神经节瘤；嗜铬细胞瘤；琥珀酸脱氢酶突变

病例报道

46岁女性患者，因右侧颈部迷走神经PGL来内分泌科就诊。大约10年前，患者就注意到右侧颈部有个结节。多年来，医生一直将其归因为"腺体肿大"。近期患者出现了阵发性心动过速的症状。尽管一般情况下血压正常，但间歇性出现血压升高（例如188/110mmHg）。为诊治颈部肿块，患者在外院进行了MRI检查，发现一个大的右侧颈部迷走神经PGL。患者BMI为26.8kg/m^2，血压为140/86mmHg，心率为77次/分。颈部触诊可触及颈部上方肿块，延伸至下颌角下。

辅助检查

血浆甲氧基肾上腺素及24小时尿甲氧基肾上腺素和儿茶酚胺均正常（表44.1）。

颅底和颈部PGL均应筛查是否存在多巴胺过度分泌。大多数内分泌学家不知道的是，由于多巴胺在肾脏的硫酸化率较高，24小时尿多巴胺检测可能并不可靠。因此，应测量血浆多巴胺或甲基氧酪胺。患者仰卧位休息30分钟后，从留置针中抽取血浆测量儿茶酚胺。尽管24小时尿多巴胺正常，但血浆多巴胺浓度比参考区间上限高19倍以上（表44.1）。

所有PGL患者均应接受琥珀酸脱氢酶亚基（SDHx）致病性变异的遗传性基因检测。该患者被证实存在SDHB致病性变异（SDHB；p.V140F）。

颅底和颈部MRI显示右侧颈部一2.8cm×5.3cm×2.9cm迷走神经PGL（图44.1）。由于该患者存在SDHB突变，具有多发PGL的风险，且颈部PGL具有潜在的转移风险，因此进一步行腹部和骨盆的^{123}I间碘苄胍（MIBG）显像和MRI检查，但未发现其他PGL或转移性病变。

表44.1　实验室检查

生化检测	结果	参考区间
钠（mmol/L）	139	135～145
钾（mmol/L）	4.2	3.6～5.2
肌酐（mg/dl）	0.9	0.6～1.1
血浆甲氧基肾上腺素（nmol/L）	1.1	<0.5
血浆甲氧基去甲肾上腺素（nmol/L）	14.0	<0.9
血浆去甲肾上腺素（pg/ml）	388	<750
血浆肾上腺素（pg/ml）	<25	<111
血浆多巴胺（pg/ml）	575	<30
24小时尿		
甲氧基肾上腺素（µg）	129	<400
甲氧基去甲肾上腺素（µg）	263	<900
去甲肾上腺素（µg）	35	<80
肾上腺素（µg）	5.7	<20
多巴胺（µg）	333	<400

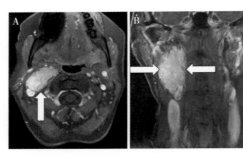

图44.1　颈部MRI轴位（A）和冠状位（B）影像。右侧颈部可见一个大的（2.8cm×5.3cm×2.9cm）富血供肿块（箭头所示），压迫颈内动脉和颈外动脉向前移位，符合迷走神经球瘤表现

治疗

术前予酚苄明药物治疗，初始剂量为10mg/d，逐步调整药物剂量使收缩压维持在正常低值水平。3天后，加用美托洛尔缓释剂，目标心率为80次/分。术前拟行肿瘤栓塞，除α和β受体阻滞剂外，在肿瘤栓塞前4天加用α-甲基对酪氨酸（甲酪氨酸）。甲酪氨酸可抑制酪氨酸羟化酶活性，减少儿茶酚胺的合成，防止肿瘤栓塞过程中多巴胺的大量释放。采用微导管技术对右侧咽升动脉分支和2支右枕动脉分支进行选择性置管，用聚乙烯醇泡沫颗粒（250～350µm）完成肿瘤栓塞。大约80%的肿瘤血管被成功栓塞。幸运的是，肿瘤栓塞过程中和栓塞后的血压控制尚可。

手术在肿瘤栓塞术后第2天进行，术中可见肿瘤起源于迷走神经（图44.2），手术过程中尽可能保护迷走神经、舌下神经、颈交感神经和脊副神经。

随访和预后

患者术后出现舌下神经和迷走神经功能障碍，以及右声带麻痹。术后第1天在患者声带右侧注射了Cymetra（一种可注射的无细胞真皮微粒），以矫正声带位置，改善患者的发声和吞咽能力。

患者最后一次随访时（手术后1年），

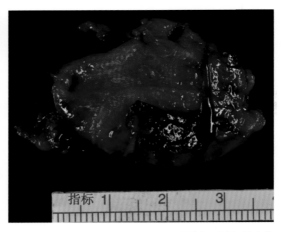

图44.2　大体病理图片：右侧颈部迷走神经副神经节瘤构成3.3cm×2.5cm×1.2cm棕红色纤维性肿块。免疫组化显示肿瘤细胞突触素和嗜铬粒蛋白阳性，S-100免疫组化染色可见支持细胞

血浆儿茶酚胺水平正常［包括多巴胺<10pg/ml（正常为<30pg/ml）］。向患者强调终身监测PGL复发，并告知患者转移性病灶甚至可能在术后50年出现，同时也告知患者需要长期监测与*SDHB*突变相关的新发PGL。我们建议：①每年评估一次血浆甲氧基肾上腺素和儿茶酚胺水平；②连续5年每年进行颅底和颈部MRI检查，5年后每2~3年复查一次；③每2~3年进行一次腹部和骨盆MRI检查；④每5年进行一次胸部MRI检查；⑤每5年进行一次^{18}F-氟代脱氧葡萄糖正电子发射断层扫描（PET/CT）或^{68}Ga PET/CT检查，以筛查MRI未发现的转移病灶或PGL。

要点

- 所有颅底和颈部PGL患者应检测血浆儿茶酚胺或甲基氧酪胺来明确是否存在多巴胺过度分泌。由于多巴胺在肾脏的高硫酸化速率，在一些分泌多巴胺的肿瘤患者中，24小时尿多巴胺可能并不可靠。然而，当24小时尿多巴胺>700μg时，可诊断为多巴胺分泌肿瘤（病例37）或见于服用干扰性药物（如左旋多巴）的患者。
- 应对所有PGL患者进行遗传性基因检测。
- 多巴胺分泌型PGL患者应像去甲肾上腺素或肾上腺素肿瘤患者一样使用α和β受体阻滞剂进行术前准备。

- 如果计划术前栓塞功能性PGL，应予以甲酪氨酸进行准备，以耗尽PGL中的儿茶酚胺储备。

（廖章诚　译）

参考文献

1. Erickson D, Kudva YC, Ebersold MJ, et al. Benign paragangliomas: clinical presentation and treatment outcomes in 236 patients. *J Clin Endocrinol Metab*. 2001;86(11):5210–5216.
2. Foo SH, Chan SP, Ananda V, Rajasingam V. Dopamine-secreting phaeochromocytomas and paragangliomas: clinical features and management. *Singapore Med J*. 2010;51(5):e89–e93.
3. Dubois LA, Gray DK. Dopamine-secreting pheochromocytomas: in search of a syndrome. *World J Surg*. 2005;29(7):909–913.
4. Neumann HPH, Young WF Jr., Eng C. Pheochromocytoma and paraganglioma. *N Engl J Med*. 2019;381(6):552–565.
5. Butz JJ, Weingarten TN, Cavalcante AN, et al. Perioperative hemodynamics and outcomes of patients on metyrosine undergoing resection of pheochromocytoma or paraganglioma. *Int J Surg*. 2017;46:1–6.
6. Deljou A, Kohlenberg JD, Weingarten TN, et al. Hemodynamic instability during percutaneous ablation of extra-adrenal metastases of pheochromocytoma and paragangliomas: a case series. *BMC Anesthesiol*. 2018;18(1):158.
7. Hamidi O, Young WF Jr., Iñiguez-Ariza NM, et al. Malignant pheochromocytoma and paraganglioma: 272 patients over 55 years. *J Clin Endocrinol Metab*. 2017;102(9):3296–3305.

心脏副神经节瘤

摘要

分泌儿茶酚胺的肿瘤［嗜铬细胞瘤/副神经节瘤（PPGL）］可见于从内耳至阴囊的任何躯体中线部位。但大多数（约85%）位于肾上腺，95%位于膈肌和耻骨之间。心脏副神经节瘤（PGL）罕见且具有挑战性。本文报道一例PGL。

关键词

心脏副神经节瘤；副神经节瘤；嗜铬细胞瘤

病例报道

43岁女性患者，13年前被诊断为多发性PGL，因担心手术风险而拒绝手术治疗。患者随后妊娠3次，成功活产2胎，因妊娠晚期出现严重高血压而进行了剖宫产。服用钙通道阻滞剂（氨氯地平，5mg/d）并联合β和α受体阻滞剂（拉贝洛尔，400mg bid）治疗，血压控制不佳。此外，患者患有2型糖尿病，需胰岛素治疗，但血糖控制不佳。查体：BMI为24.5kg/m^2，血压为124/81mmHg，心率为75次/分。无呼吸困难，心脏和肺部检查正常。本次就诊再次考虑手术治疗PGL。

辅助检查

血浆甲氧基肾上腺素、24小时尿甲氧基肾上腺素和儿茶酚胺明确了儿茶酚胺分泌型PPGL的诊断（表45.1）。胸部MRI显示，右侧房室沟内有一个6.8cm×4.3cm的富血管心包PGL，包绕了50%的升主动脉的和右冠状动脉（图45.1）。腹部CT血管造影显示有一个4.7cm×3.3cm的Zuckerkandl器官PGL和一个1.9cm的膀胱PGL（图45.2）。^{18}F-FDG PET/CT提示除了已知的3个PGL病灶，没有其他副神经节瘤或转移性病灶（图45.3）。经证实，该患者的琥珀酸脱氢酶B亚基存在大量基因缺失（外显子3~8缺失）。

表45.1 实验室检查

生化检测	结果	参考区间
钠（mmol/L）	140	135~145
钾（mmol/L）	5.3	3.6~5.2
肌酐（mg/dl）	0.61	0.6~1.04
糖化血红蛋白（%）	9.4	4.2~5.6
血浆甲氧基肾上腺素（nmol/L）	0.21	<0.5
血浆甲氧基去甲肾上腺素（nmol/L）	28.0	<0.9
24小时尿		
甲氧基肾上腺素（μg）	230	<400
甲氧基去甲肾上腺素（μg）	9859	<900
去甲肾上腺素（μg）	2744	<80
肾上腺素（μg）	8.2	<20
多巴胺（μg）	1036	<400

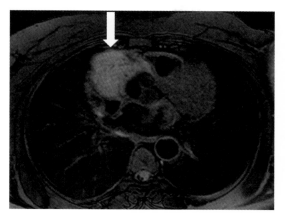

图45.1 心脏MRI轴位影像显示右侧房室沟内有一个6.8cm×4.3cm的富血管心包肿块（箭头所示），从右侧心膈角向下延伸至升主动脉周围间隙。该肿块从外部压迫右心房和右心室，包绕了约50%的升主动脉，并包绕了右侧冠状动脉的起始处

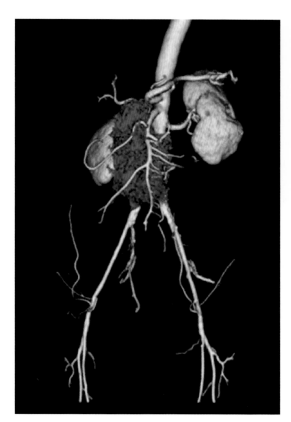

图45.2 CT血管造影冠状位影像显示一大小为4.7cm×3.3cm的Zuckerkandl器官副神经节瘤（紫色），与肾脏以下的腹主动脉紧密相邻，累及约50%的前、后以及右侧主动脉壁，但未侵入主动脉管腔。下腔静脉也被部分包裹，累及50%的前侧和左侧血管壁。肿块还包绕着肠系膜下动脉近端

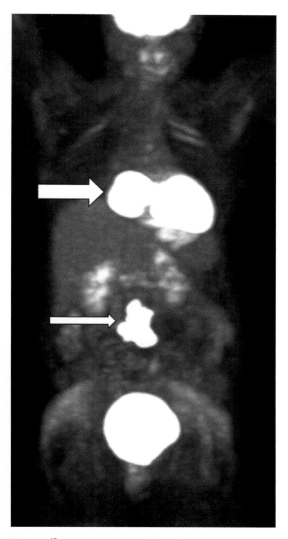

图45.3 ^{18}F-FDG PET/CT冠状位图像显示3个高代谢副神经节瘤：①右侧心包前部—7.0cm×5.3cm×6.9cm肿块（大箭头所示），最大标准单位值（SUV$_{max}$）为21.3；②腹部—5.8cm×5.0cm×4.2cm分叶状肿块（小箭头所示），SUV$_{max}$为25.4，累及肾脏以下主动脉腔区域，延伸至主动脉分叉处；③膀胱前下壁—2.0cm×1.7cm肿块（在该冠状位图像上被膀胱遮挡），SUV$_{max}$为15.9

治疗

拟先处理心脏副神经节瘤。加用多沙唑嗪1mg bid，并逐步调整药物剂量使收缩压维持在正常低值水平。患者高钠饮食扩容并防止直立性低血压，每日监测血压。为了减少心脏PGL儿茶酚胺的储存，在手术前4天开始使用甲酪氨酸治疗，逐日增加剂

量（第一天每6小时250mg；第2天每6小时500mg；第3天每6小时750mg；第4天每6小时1000mg；手术日晨服1000mg）。心脏PGL切除手术术中体外循环时间为56分钟。右侧房室沟PGL包绕右冠状动脉起始段，但没有侵入血管管腔，术中顺利切除右房室沟PGL（图45.4），且无右侧冠状动脉损伤。大部分右心房被切除并被修复。术后并发症为右侧心包多发积液和阵发性心房颤动。

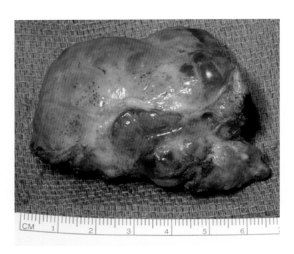

图45.4　心脏副神经节瘤大体病理照片：大小为7.0cm×5.3cm×3.5cm的质韧肿块，灰褐色，边界清晰，局灶性出血，切面呈实性

随访和预后

患者在手术后6个月内予α和β受体阻滞剂，血压控制良好。此外，不再需要胰岛素治疗糖尿病，糖化血红蛋白下降至6.4%。截至本病例报道发表时，患者暂未返回行腹部和膀胱PGL切除术。该患者于2019年接受手术治疗，因而未纳入我们2000—2015年的22例胸PGL手术患者的回顾性研究中。在该研究中，16例PGL（73%）为功能性肿瘤（11例去甲肾上腺素肿瘤，4例去甲肾上腺素和多巴胺混合肿瘤，1例多巴胺肿瘤）。所有功能性PGL患者术前均接受了肾上腺素受体阻滞剂治疗，13例患者（59%）接受了甲酪氨酸进行术前准备。10例患者在术中接受了体外循环支持。1例患者因术中出血无法控制而死亡。随访中位时间为8.2年（范围为2.1～17.2年），6例患者术后发生转移，其中1名患者在术后第6年死亡。

要点

- 所有PGL患者都应该进行全身影像学检查来检测其他潜在的PGL。
- 所有PGL患者均应接受遗传基因检测，以发现PGL易感基因中的致病性变异。
- 心脏PGL是可切除的，但风险高，应转诊至具有诊治这种罕见疾病经验的中心。
- 术前使用酪氨酸羟化酶抑制剂治疗有助于心脏PGL的手术治疗。

（廖章诚　译）

参考文献

1. Gurrieri C, Butz JJ, Weingarten TN, et al. Resection of intrathoracic paraganglioma with and without cardiopulmonary bypass. *Ann Thorac Surg.* 2018;105(4):1160–1167.

多发性内分泌腺瘤病 2B 型相关嗜铬细胞瘤

摘要

多发性内分泌腺瘤病2B型（MEN2B）是一种常染色体显性遗传疾病，其外显率与年龄相关，约占所有MEN2病例的5%。MEN2B患者均患有甲状腺髓样癌（medullary thyroid carcinoma，MTC），50%的患者合并嗜铬细胞瘤（以分泌肾上腺素和甲氧基肾上腺素为主），大多数患者合并皮肤黏膜神经瘤（通常累及舌、唇和眼睑），以及骨骼畸形（例如脊柱后侧凸、脊柱前凸）、关节松弛、髓鞘角膜神经和肠神经节瘤。MEN2B相关肿瘤是由于RET蛋白的胞内结构域突变引起的。95%以上MEN2B病例是由于RET原癌基因16号外显子（p.Met918Thr; c.2753T＞C）中的甲硫氨酸错义突变为苏氨酸。另一种致病性变异则是RET原癌基因15号外显子上密码子为883的丙氨酸变异为苯丙氨酸，这一变异发生于4%的MEN2B患者家系中。

关键词

多发性内分泌腺瘤病2B型；嗜铬细胞瘤；RET原癌基因

病例报道

19岁男性患者，阵发性心动过速1年，隔天发作1次，每次持续10分钟。患者12岁时，眼科医生发现他角膜神经增大，进一步行遗传基因检测，结果显示RET原癌基因存在致病性变异（p.Met918Thr；c.2753T＞C），被诊断为MEN2B。与大多数MEN2B患者一样，患者的家族中没有其他人携带该突变。患者MEN2B的其他特征也很明显，包括唇和舌的黏膜皮肤神经瘤（图46.1）。12岁时，患者因双侧多发MTC接受了甲状腺切除术，MTC转移至4个淋巴结。患者术前血清降钙素浓度为970pg/ml，术后降低至41pg/ml（正常＜15.9pg/ml）。15岁时，因多发嗜铬细胞瘤（2.0cm×1.5cm×1.2cm和0.5cm）接受了右侧肾上腺切除术。患者没有服用常规的治疗药物。患者最苦恼的是舌黏膜皮肤

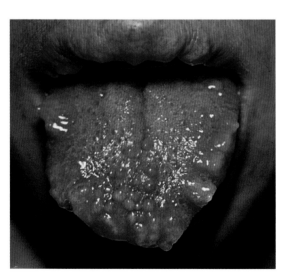

图46.1 患者舌和上唇有大量的皮肤黏膜神经瘤

神经瘤，因为会因不经意间咬到它们而引起疼痛。患者血压为118/55mmHg，心率为68次/分，BMI为18.6kg/m²。

辅助检查

术前实验室检查如表46.1所示。根据患者血浆和尿液中的甲氧基肾上腺素水平可诊断为嗜铬细胞瘤。血清降钙素升高至168pg/ml（正常＜15.9pg/ml），符合转移性MTC的表现。肾上腺CT扫描显示左侧肾上腺多发结节（图46.2）。颈部超声及胸腹盆CT未发现MTC的征象。

表46.1　实验室检查

生化检测	结果	参考区间
钠（mmol/L）	141	135～145
钾（mmol/L）	4.2	3.6～5.2
肌酐（mg/dl）	1.1	0.8～1.3
血浆甲氧基肾上腺素（nmol/L）	1.47	＜0.5
血浆甲氧基去甲肾上腺素（nmol/L）	1.38	＜0.9
血清降钙素（pg/ml）	168	＜15.9
24小时尿		
甲氧基肾上腺素（μg）	490	＜400
甲氧基去甲肾上腺素（μg）	328	＜900
去甲肾上腺素（μg）	28	＜80
肾上腺素（μg）	4.5	＜20
多巴胺（μg）	182	＜400

治疗

患者服用α受体阻滞剂酚苄明10mg/d和β受体阻滞剂普萘洛尔缓释剂60mg/d进行术前准备，并接受了腹腔镜左侧肾上腺切除术，肾上腺重量为12.75g，内含多个嗜铬细胞瘤

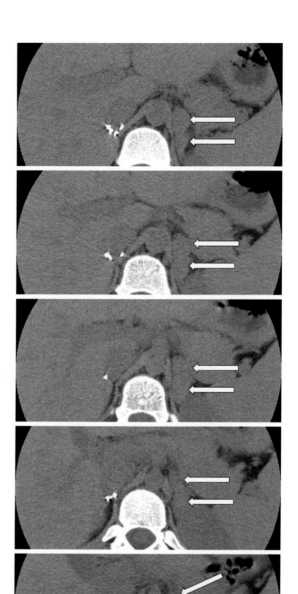

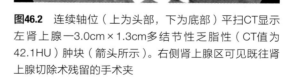

图46.2 连续轴位（上为头部，下为底部）平扫CT显示左肾上腺一3.0cm×1.3cm多结节性乏脂性（CT值为42.1HU）肿块（箭头所示）。右侧肾上腺区可见既往肾上腺切除术残留的手术夹

病灶（图46.3）。患者同时接受了前舌部分切除术（6.2cm×3.1cm×1.7cm），包含10余个黏膜下神经瘤病灶，直径为0.1～0.4cm。术后停用肾上腺素受体阻滞剂，出院时予以标准

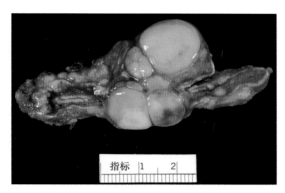

图46.3　左侧肾上腺的大体病理图片，重12.75g（正常4～5g），可见8个独立的嗜铬细胞瘤（直径为0.3cm～1.6cm）

的糖皮质激素和盐皮质激素替代治疗。

随访和预后

　　患者术后恢复良好。最后一次复查是术后第4年，血浆甲氧基肾上腺素正常。血清降钙素水平仍偏高：196pg/ml（正常＜15.9pg/ml）。

要点

• MEN2B和MEN2A中的嗜铬细胞瘤通常不是孤立的，而是多发的，且与髓质增生有关。

• 尽管有人主张对MEN2B和MEN2A患者进行保留皮质的肾上腺切除术，但外科医生在保留皮质时很难保证完全切除髓质。因此，嗜铬细胞瘤复发的风险很高。希佩尔–林道（VHL）综合征的髓质受累并不广泛，在技术上可行时可考虑保留皮质。

在一项纳入VHL综合征和MEN2患者的研究中，13%保留皮质的患者术后第8年（中位值）在残余肾上腺上再次出现嗜铬细胞瘤。

• 大多数MEN2B患者存在新发突变，但父母和儿科医生往往未能发现MEN2B的症状或体征，甲状腺切除术也因此未能及时进行，直至敏锐的临床医生基于查体结果怀疑MEN2B。若出生后第1年内未进行甲状腺全切术，MTC常发生转移，这是发病和早期死亡的主要原因。

（廖章诚　译）

参考文献

1. Castinetti F, Waguespack SG, Machens A, et al. Natural history, treatment, and long-term follow up of patients with multiple endocrine neoplasia type 2B: an international, multicentre, retrospective study. *Lancet Diabetes Endocrinol.* 2019;7(3):213–220.

2. Redlich A, Lessel L, Petrou A, Mier P, Vorwerk P. Multiple endocrine neoplasia type 2B: frequency of physical stigmata—results of the GPOH-MET registry. *Pediatr Blood Cancer.* 2020;67(2):e28056.

3. Baghai M, Thompson GB, Young WF Jr, Grant CS, Michels VV, van Heerden JA. Pheochromocytomas and paragangliomas in von Hippel-Lindau disease: a role for laparoscopic and cortical-sparing surgery. *Arch Surg.* 2002;137(6):682–688; discussion 688–9.

4. Neumann HPH, Tsoy U, Bancos I, et al. Comparison of pheochromocytoma-specific morbidity and mortality among adults with bilateral pheochromocytomas undergoing total adrenalectomy vs cortical-sparing adrenalectomy. *JAMA Netw Open.* 2019;2(8):e198898.

转移性副神经节瘤：一种利用连续成像评估肿瘤进展速度的疾病管理方法

摘要

转移性嗜铬细胞瘤或转移性副神经节瘤（PPGL）目前尚无治愈方法。转移性PPGL治疗的首要步骤是评估肿瘤进展速度，然后给予相应的治疗方案。在此，将用一个病例来说明，虽然患者存在多发转移病灶，但进展速度缓慢，仅需给予最小限度的治疗。

关键词

转移性副神经节瘤；转移性嗜铬细胞瘤；副神经节瘤

病例报道

65岁女性患者，因转移性副神经节瘤（PGL）就诊于内分泌科。患者20年前（45岁）切除了一个3cm大小的右侧颈动脉体瘤，其为无功能肿瘤。患者没有随访期间的颈部影像学检查资料。近期，患者盆腔CT扫描偶然发现多发性骨转移瘤，活检证实为转移性PGL。^{18}F-氟代脱氧葡萄糖（FDG）正电子发射断层扫描（PET/CT）显示广泛的FDG高摄取骨硬化性转移瘤，累及中轴骨和四肢近端骨骼，以及部分肋骨和右侧下颌骨（图47.1）。^{123}I间碘苄胍（MIBG）扫描显示转移PGL无摄取。患者没有症状且感觉良好，每天均进行步行锻炼，且每周4天在椭圆机上锻炼40分钟。体格检查：BMI为21.3kg/m^2，血压为127/74mmHg，心率为65次/分，触诊无压痛。关于治疗方案，患者收到了许多意见和建议，前来寻求最佳的治疗方案。

辅助检查

实验室检查证实转移性PGL为无功能肿瘤（表47.1）。

表47.1 实验室检查

生化检测	结果	参考区间
钠（mmol/L）	143	135～145
钾（mmol/L）	4.2	3.6～5.2
肌酐（mg/dl）	0.7	0.6～1.1
血浆甲氧基肾上腺素（nmol/L）	<0.2	<0.5
血浆甲氧基去甲肾上腺素（nmol/L）	0.9	<0.9
血浆去甲肾上腺素（pg/ml）	450	<750
血浆肾上腺素（pg/ml）	<25	<111
血浆多巴胺（pg/ml）	10	<30
24小时尿		
甲氧基肾上腺素（μg）	107	<400
甲氧基去甲肾上腺素（μg）	389	<900
去甲肾上腺素（μg）	68	<80
肾上腺素（μg）	<2	<20
多巴胺（μg）	156	<400

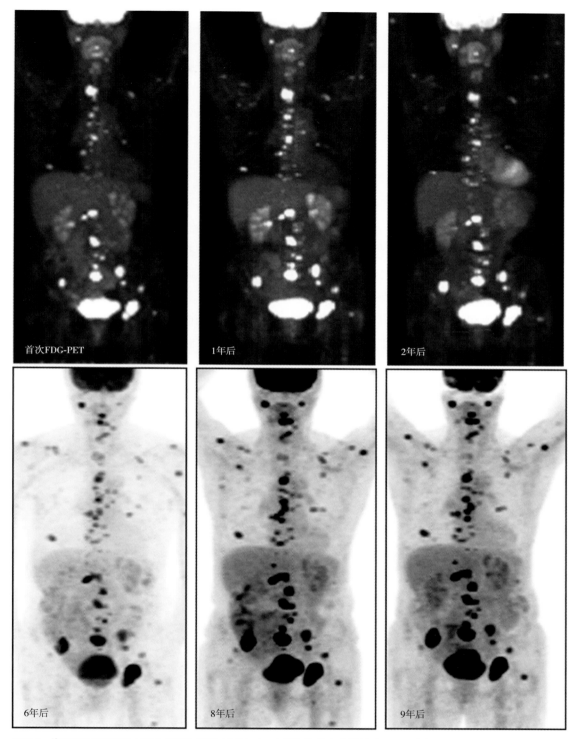

图47.1　¹⁸F-FDG PET/CT（FDG-PET）显示广泛的FDG高摄取的骨硬化性转移，累及中轴骨、四肢近端骨骼及部分肋骨和右侧下颌骨。连续FDG-PET成像表明9年来疾病进展缓慢

患者拒绝琥珀酸脱氢酶亚基致病性变异的遗传基因检测。

脊柱MRI显示颈椎、胸椎和腰椎有多个转移瘤（图47.2）。T2受累最广泛，且发生了椎体置换。L2和L4亦有明显的病变，但无硬膜外侵犯（图47.2）。

治疗

很明显，该患者在20年前颈动脉体瘤切除之前就存在转移性PGL。对于这位无症状的65岁女性来说，尽管存在广泛的转移性病灶，但关键问题是肿瘤生长的速度是多少？每3个月予以静脉输注4mg唑来膦酸进行治疗，并建议患者1年内随访。1年后行FDG-PET扫描显示转移病灶稳定（图47.1），但脊柱MRI显示T2肿瘤有轻微的前硬膜外侵犯。尽管患者没有症状，但为了防止胸椎肿瘤进展（可能会损害患者的生活质量），建议患者进行放射治疗。T1～T3椎体接受了25次放射治疗，总剂量为4500cGy。

随访和预后

自患者初次就诊梅奥医学中心以来的13年里，脊柱MRI和FDG-PET显示疾病略有进展（图47.1）。2020年，患者78岁（颈动脉体瘤切除术后33年），仍然没有转移性PPGL的症状。针对肿瘤的治疗仅仅是胸椎放射治疗和每6个月静脉输注4mg唑来膦酸（患者因不耐受而减少用药频率）。

讨论

我们在延长生命方面取得了最大的成功，采用了多模式、多学科和个体化的方法来控制儿茶酚胺的相关症状、局部肿块效应和总体肿瘤负担。治疗方案的级别应与转移性PPGL的侵袭性相匹配——这是一个"将惩罚（我们的治疗）与犯罪（肿瘤）相匹配"的过程。因为尚无治愈的方法，且所有的治疗方案均存在相应的风险，对于患有惰性疾病的患者，最好的治疗方法可能就是定期进行生化检测和影像学检查。在转移瘤数量较少（如少于6个）的患者中，更推荐靶向治疗而不是全身治疗方案。治疗方案包括观察、手术、热消融、放射治疗、生长抑素类似物、化学治疗、酪氨酸激酶抑制剂、高特异性的 ^{131}I MIBG 和肽受体放射治疗。梅奥医学中心使用这种治疗方法，转移性PPGL患者的中位总生存期和疾病特异性生存期分

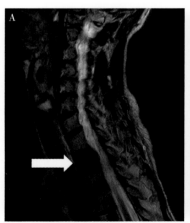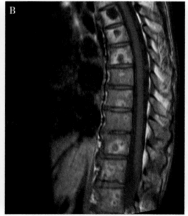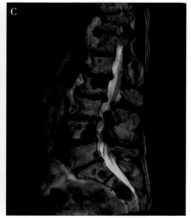

图47.2　脊柱MRI显示颈椎（A）、胸椎（B）和腰椎（C）存在多个转移瘤。T2受累最广泛（箭头所示），且发生了椎体置换。L2和L4处也有明显的病变，但无硬膜外侵犯

别可达到24.6年和33.7年。

　　转移瘤应尽可能切除，以减少肿瘤负担。疼痛或威胁结构功能的骨骼转移瘤可以通过体外放射治疗、热消融或手术治疗。如果转移性PPGL被认为具有侵袭性，且肿瘤负担已经超过了靶向治疗方案所能控制的范围，那么环磷酰胺、长春新碱和达卡巴嗪（CVD）的细胞毒性化学治疗可以稳定疾病（病例50）。

要点

- 转移性PPGL目前尚无治愈方法。
- 治疗转移性PPGL的首要步骤是确定疾病的进展速度，然后给予相应的治疗方案。
- 在许多进展缓慢的PPGL患者中，观察是最佳的治疗策略。

- FDG-PET连续成像非常有助于评估总的肿瘤负担和疾病进展速度。

（赵　扬　译）

参考文献

1. Jeon HL, Oh IS, Baek YH, et al. Zoledronic acid and skeletal-related events in patients with bone metastatic cancer or multiple myeloma. *J Bone Miner Metab*. 2020;38(2):254–263.

2. Hamidi O, WF Young Jr., Iniguez-Ariza NM, et al. Malignant pheochromocytoma and paraganglioma: 272 patients over 55 years. *J Clin Endocrinol Metab*. 2017;102(9):3296–3305.

3. Young WF. Metastatic pheochromocytoma: in search of a cure. *Endocrinology*. 2020;161(3):1–4.

4. Strajina V, Dy BM, Farley DR, et al. Surgical treatment of malignant pheochromocytoma and paraganglioma: retrospective case series. *Ann Surg Oncol*. 2017;24(6): 1546–1550.

转移性嗜铬细胞瘤：^{68}Ga DOTATATE PET/CT 的作用

摘要

转移性嗜铬细胞瘤或副神经节瘤（PPGL）目前尚无治愈方法。转移性PPGL诊治的首要步骤是评估肿瘤进展速度，然后给予相应的治疗。本文中，展示了镓-68（^{68}Ga）1, 4, 7, 10-四氮杂环十二烷-1, 4, 7, 10-四乙酸（DOTA）-奥曲肽（DOTATATE）正电子发射断层扫描-计算机断层扫描（PET/CT）在评估总肿瘤负荷方面的作用。

关键词

转移性副神经节瘤；转移性嗜铬细胞瘤；副神经节瘤；嗜铬细胞瘤

病例报道

58岁女性患者，因转移性嗜铬细胞瘤于内分泌科就诊。3年前，患者因发现左肾上腺3cm的嗜铬细胞瘤而接受了左肾上腺切除术。术前血浆和尿液中的甲氧基肾上腺素和甲氧基去甲肾上腺素均高于正常值上限，术后恢复正常，一直未复查。此次就诊前患者出现了阵发性症状，每次发作持续15分钟，开始时出现颤抖感，随后伴随头部胀痛、跳痛，自述"感觉我的头要爆炸了"。患者家族中无其他嗜铬细胞瘤患者。患者曾因甲状腺肿接受右侧甲状腺叶切除术，术后病理提示符合桥本甲状腺炎。患者因高血压使用

β受体阻滞剂（卡维地洛6.25mg/d）、血管紧张素转换酶抑制剂（依那普利5mg/d）和盐皮质激素受体拮抗剂（螺内酯50mg/d）进行治疗。体格检查：体重指数为40.9kg/m^2，血压为126/74mmHg，心率为76次/分。

辅助检查

实验室检查证实了嗜铬细胞瘤复发（表48.1）。患者拒绝基因检测。

表48.1　实验室检查

生化检测	结果	参考区间
钠（mmol/L）	142	135～145
钾（mmol/L）	4.8	3.6～5.2
肌酐（mg/dl）	1.1	0.6～1.1
血浆甲氧基肾上腺素（nmol/L）	4.1	<0.5
血浆甲氧基去甲肾上腺素（nmol/L）	8.0	<0.9
24小时尿		
甲氧基肾上腺素（μg）	2402	<400
甲氧基去甲肾上腺素（μg）	2771	<900
去甲肾上腺素（μg）	107	<80
肾上腺素（μg）	34	<20
多巴胺（μg）	278	<400

腹盆平扫CT未见明确嗜铬细胞瘤复发的表现。^{18}F-氟代脱氧葡萄糖（FDG）PET/

CT（FDG-PET）扫描显示左髂骨顶部有中度FDG摄取（最大SUV值为5.7），左侧残余甲状腺叶有高FDG摄取，并且胃窦靠近幽门处有局部中度FDG摄取（图48.1）。甲状腺超声提示甲状腺病变符合桥本甲状腺炎，这可解释甲状腺的高FDG摄取。因此，FDG-PET的发现不能解释明显异常的实验室检查结果。盆腔MRI显示左髂骨内有一个边界清晰的病变，最大径2.3cm。此外，盆腔和脊柱上存在多个小的长T_2信号区域，其中最大的位于左髂骨后缘骨嵴、左髂骨翼、骶骨和右髂骨，均符合转移性病灶的特征。MRI的结果证实FDG-PET扫描未能检测到患者的全部病灶。^{123}I 间碘苄胍

（MIBG）显像显示胸部、腹部、盆腔和左大腿有多个MIBG摄取灶（图48.2）。左股骨的CT显示远端左股骨骨髓受侵，病灶大小为2.3cm×2.3cm×2.6cm。

治疗

医生告知患者：对于转移性PPGL目前尚无治愈方法。为了预防症状再次发作，加入了酚苄明降压治疗。为了预防病理性骨折，对左大腿的较大病灶进行了外放射治疗，同时给予每3个月一次4mg唑来膦酸静脉注射治疗。然而，对于该患者来说，一个关键的问题是：肿瘤的生长有多快？因为患者左肾上腺切除后的24小时尿甲氧

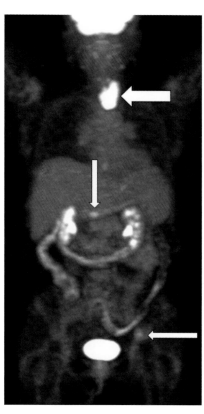

图48.1　FDG-PET全身图像。左髂骨顶部有中度的FDG摄取（最大SUV值5.7）（小水平箭头所示）。既往右甲状腺切除术后，残留的左甲状腺叶增大并且有强烈FDG摄取（大水平箭头所示）。胃窦靠近幽门处有局灶中度的FDG摄取（小垂直箭头所示）

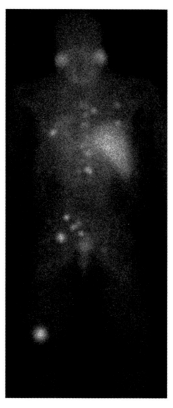

图48.2　MIBG显像显示胸部、腹部、盆腔和左大腿有大量MIBG高摄取灶

基肾上腺素和儿茶酚胺恢复正常，此次复查以上指标再次升高，因此怀疑患者疾病可能具有侵袭性。

随访和预后

1年后患者接受随访，与上次就诊时相比，患者血浆和尿液中的甲氧基肾上腺素略微升高，但MIBG扫描结果保持稳定，遂决定1年后再次评估。再次随访时，患者血浆甲氧基肾上腺素和24小时尿甲氧基肾上腺素的水平分别比2年前增加了5.9倍和5.1倍；血浆甲氧基去甲肾上腺素和24小时尿甲氧基去甲肾上腺素分别增加了2.5倍和2.4倍。然而，MIBG显像仅显示出多灶性病变

的轻微进展（图48.3A）。我们尝试用^{68}Ga-DOTATATE PET/CT检查评估她的整体肿瘤负荷，与MIBG显像相比，^{68}Ga-DOTATATE PET/CT显示骨转移瘤数量显著增加，在包括颅底、胸骨、肋骨、肩胛骨和颅盖骨的躯干和四肢骨骼中广泛存在放射性示踪剂摄取升高（图48.3B）。患者随后接受了环磷酰胺、长春新碱和达卡巴嗪（CVD）的全身化学治疗。对于恶性PPGL，CVD化学治疗可导致4%的患者完全缓解，37%的患者部分缓解，即肿瘤体积减小。CVD化学治疗通常持续6个月，除非出现新病变或已知肿瘤部位出现显著增大（如＞25%）的情况。

不幸的是，在进行了为期6个月的CVD

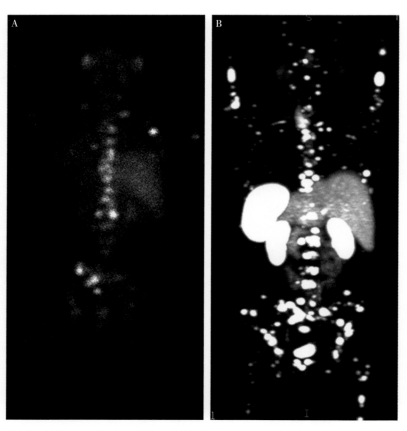

图48.3 （A）MIBG显像显示出大量MIBG高摄取灶，与2年前的扫描相比有中度进展（图48.2）。（B）^{68}Ga-DOTATATE PET/CT扫描显示出多个骨转移瘤，在包括颅底、胸骨、肋骨、肩胛骨和颅盖骨的躯干和四肢骨骼中广泛存在放射性示踪剂摄取升高。摄取较高的部位包括：右侧近端肱骨（SUV值为36.5）；胸骨（SUV值为19）；左侧骶骨（SUV值为33.6）；L4椎骨（SUV值为29）；T11椎骨（SUV值为34）

治疗后，一些指标提示疾病出现生化进展：血浆甲氧基肾上腺素为74nmol/L（正常值<0.5nmol/L），血浆甲氧基去甲肾上腺素为56nmol/L（正常值<0.9nmol/L），24小时尿甲氧基肾上腺素为27 600μg（正常值<400μg），24小时尿甲氧基去甲肾上腺素为12 672μg（正常值<900μg）。随后患者接受了生长抑素类似物、酪氨酸激酶抑制剂和帕博利珠单抗免疫疗法的试验性治疗，但均未能有效控制肿瘤。她最近参加了一个肽受体放射治疗的临床试验。

　　根据梅奥医学中心数据，转移性PPGL的中位总体生存期和疾病特异性生存期分别为24.6年和33.7年，但约有13%的患者患有快速进展的疾病，从原发肿瘤被诊断开始，生存期不到5年。

要点

• 转移性PPGL尚无治愈方法。
• 转移性PPGL诊治的首要步骤是评估肿瘤进展速度，然后给予相应的治疗。
• 快速进展的转移性PPGL患者推荐接受全身化学治疗。
• 对转移性PPGL患者而言，选择最佳影像学检查非常重要。整体而言，^{68}Ga DOTATATE PET/CT最敏感，FDG-PET和MIBG次之。但在一些病例中，病灶对DOTATATE亲和度较低，FDG-PET是更好的选择。

（赵　扬　译）

参考文献

1. Young WF. Metastatic pheochromocytoma: in search of a cure. *Endocrinology*. 20201;161(3).
2. Niemeijer ND, Alblas G, van Hulsteijn LT, Dekkers OM, Corrsmit EPM. Chemotherapy with cyclophosphamide, vincristine, and dacarbazine for malignant paraganglioma and pheochromocytoma: a systematic review and meta-analysis. *Clin Endocrinol (Oxf)*. 2014;81:642–651.
3. Hamidi O, Young WF Jr., Iniguez-Ariza NM, et al. Malignant pheochromocytoma and paraganglioma: 272 patients over 55 years. *J Clin Endocrinol Metab*. 2017;102(9):3296–3305.

卡尼三联征（五联征）和分泌儿茶酚胺的副神经节瘤

摘要

卡尼三联征（1977年首次提出）是一种罕见的非家族性多发肿瘤综合征，最初描述中包括三种肿瘤：胃肠间质瘤（GIST）、肺软骨瘤和肾上腺外副神经节瘤（PGL）。随后，另外两种肿瘤，肾上腺皮质腺瘤和食管平滑肌瘤，也被认为是该病的可能表现，因此卡尼三联征实际上是"五联征"。尽管罕见，但内分泌医师需要意识到这种疾病，因为它与PGL和肾上腺皮质肿瘤有关。

关键词

肾上腺腺瘤；卡尼三联征；食管平滑肌瘤；胃肠道间质瘤；副神经节瘤；肺软骨瘤

病例报道

26岁女性患者，因卡尼三联征相关肿瘤而被转诊接受进一步治疗。三联征的首个症状出现在17岁时，当时患者出现了小细胞性贫血（血红蛋白7.0g/dl），接受硫酸铁治疗贫血难以纠正。就诊于梅奥医学中心前1年，食管胃十二指肠镜检查发现了一个巨大的胃肠间质瘤（GIST），接受80%胃切除术切除了一枚17cm的GIST。最近发现患者左肺叶有一个肿块，经手术切除后证实为一枚3.3cm的软骨瘤。患者还被发现在主动脉弓附近有一枚4cm的肿块。患者血压不稳定，服用钙通道阻滞剂（氨氯地平10mg/d）控制。患者无肾上腺皮质或肾上腺髓质激素过分泌的症状或体征。体格检查：BMI为$28.7kg/m^2$，血压为138/84mmHg，心率为96次/分。

辅助检查

胸部MRI显示一4.1cm × 3.3cm的前纵隔软组织肿块（图49.1）。血浆去甲肾上腺素和24小时尿去甲肾上腺素和儿茶酚胺中度升高，符合分泌儿茶酚胺的肿瘤（表49.1）。MIBG显像提示前纵隔肿块高摄取，上腹部有两处异常高摄取点位于中线右侧和左侧（图49.2）。腹部MRI显示两处腹膜后病变与MIBG显像结果一致（图49.3）。此外，腹部MRI检测到一2.5cm的右肾上腺肿块，影像特征符合皮质腺瘤（图49.4）。1mg过夜地塞米松抑制试验正常（表49.1）。食管胃十二指肠镜检查未发现残留GIST迹象，但发现两枚无症状的1.5～2.0cm食管平滑肌瘤。

治疗

通过检查明确提示该患者患有三个副神经节瘤，一个位于胸部，两个位于腹部。我们首先对胸部副神经节瘤进行了手术治疗。术前口服酚苄明进行药物准备，酚苄明剂量滴加至10mg tid，以使收缩压达到正常

表49.1　实验室检查

生化检测	结果	参考区间
钠（mmol/L）	137	135～145
钾（mmol/L）	3.9	3.6～5.2
肌酐（mg/dl）	0.8	0.7～1.2
血浆甲氧基肾上腺素（nmol/L）	0.32	<0.5
血浆甲氧基去甲肾上腺素（nmol/L）	2.23	<0.9
1mg过夜地塞米松抑制试验（μg/dl）	1.5	<1.8
24小时尿		
甲氧基肾上腺素（μg）	104	<400
甲氧基去甲肾上腺素（μg）	979	<900
去甲肾上腺素（μg）	203	<80
肾上腺素（μg）	3.3	<20
多巴胺（μg）	305	<400

低值水平。予长效普萘洛尔60mg以维持目标心率为在80次/分左右。鼓励患者高钠饮食。术中见一大的分叶状纵隔肿块，周围粘连严重，切除过程中大量失血。术中将肿块与气管前壁、气管分叉、上腔静脉、右肺动脉、主动脉和肺动脉干分离，过程较困难。术后病理显示，副神经节瘤大小为6.5cm×3.0cm×2.7cm。五个区域淋巴结未见肿瘤浸润。术后患者出现持续乳糜性心包积液，需要进行心包膜开窗术治疗。

在切除纵隔副神经节瘤后，患者的血浆和24小时尿去甲肾上腺素水平仍然较高。在接受胸腔手术8个月后，患者接受了腹部副神经节瘤开腹切除术。与之前一样，术前服用肾上腺素受体阻滞药物治疗。右侧主动脉旁副神经节瘤大小为3.3cm×1.9cm×1.4cm，左侧副神经节瘤位于左肾静脉旁，大小为4.5cm×3.0cm×2.3cm。

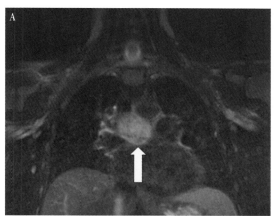

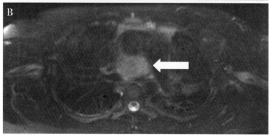

图49.1　胸部MRI冠状位（A）和轴位（B）显示一4.1cm×3.3cm的前纵隔软组织肿块（箭头所示）

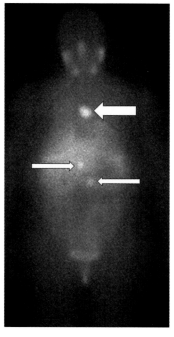

图49.2　MIBG显像的平面图像。前纵隔区域存在强烈的放射性示踪剂吸收（大水平箭头所示），上腹部中线右侧和左侧各有两处吸收点（小水平箭头所示）

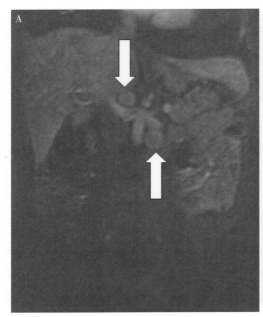
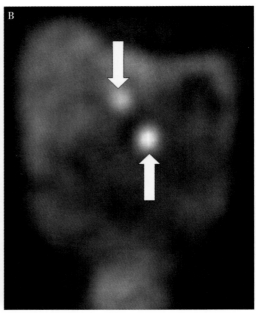

图49.3 （A）腹部冠状位MRI显示两处腹膜后病变：最大的病变位于左侧主动脉旁腹膜后区（箭头所示），仅低于左侧肾血管，直径为2.5cm；第二个病变位于主动脉和下腔静脉之间的右上腹膜后区，大约在腹腔干水平（箭头所示）。（B）MRI上显示的病变与MIBG显像上的发现相符，并确认它们为副神经节瘤（箭头所示）

随访和预后

术后患者的血浆和24小时尿液去甲肾上腺素水平恢复正常，不再需要降压药物。术后11年随访时，影像学及生化检测未见胃肠间质瘤或副神经节瘤复发证据。术后18年，患者在44岁时因心源性猝死去世。

讨论

卡尼三联征是一种罕见的多发肿瘤综合征。目前已有大约150例病例报道。该疾病几乎只见于年轻女性，且无家族史。本病例描述的患者是唯一已知同时涉及五个器官的病例，大多数患者涉及两个器官。因此，卡尼三联征通常只部分表现。在卡尼三联征的主要表现中，胃的GIST是恶性的，可转移到肝脏、腹膜和淋巴结；肺部、肾上腺和食管肿瘤为良性；副神经节瘤通常是良性的。长期随访显示，该综合征是一种慢性、持续

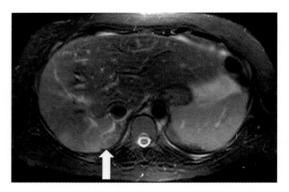

图49.4 MRI轴位图像显示右侧2.5cm椭圆形肾上腺肿块（箭头所示），其影像特征符合皮质腺瘤

性、进展缓慢的疾病，其预后在很大程度上取决于胃肠间质瘤有无转移。

一项研究结果表明，DNA高甲基化模式与琥珀酸脱氢酶复合物（*SDHC*）的mRNA表达降低及同时发生的蛋白质水平上的SDHC亚基缺失有关。这些数据表明，*SDHC*基因位点的表观遗传失活和SDH复合物功能受损，是卡尼三联征肿瘤发生的可能机制。

要点

- 尽管卡尼三联征罕见，内分泌学家应该了解其五个组成部分，包括副神经节瘤、肾上腺皮质腺瘤、肺软骨瘤、食管平滑肌瘤和胃肠间质瘤。

- 在计划实施肾上腺切除术时，所有直径大于1cm的肾上腺腺瘤患者，应在术前进行亚临床糖皮质激素分泌自主性的相关检测（病例22）。卡尼三联征中的副神经节瘤可以是多发的，常见于胸部、腹部或盆腔。

（赵　扬　译）

参考文献

1. Carney JA, Sheps SG, Go VL, et al. The triad of gastric leiomyosarcoma, functioning extra-adrenal paraganglioma and pulmonary chondroma. *N Engl J Med*. 1977;296:1517–1518.

2. Carney JA. The triad of gastric epithelioid leiomyosarcoma, functioning extra-adrenal paraganglioma, and pulmonary chondroma. *Cancer*. 1979;43:374–382.

3. Carney JA, Stratakis CA, Young WF Jr. Adrenal cortical adenoma: the fourth component of the Carney triad and an association with subclinical Cushing syndrome. *Am J Surg Pathol*. 2013 Aug;37(8):1140–1149 .

4. Carney JA. Carney triad. *Front Horm Res*. 2013;41: 92–110.

5. Haller F, Moskalev EA, Faucz FR, et al. Aberrant DNA hypermethylation of SDHC: a novel mechanism of tumor development in Carney triad. *Endocr Relat Cancer*. 2014;21(4):567–577.

转移性副神经节瘤：全身化学治疗的作用

摘要

转移性副神经节瘤（PGL）目前尚无治愈方法。转移性PGL诊治的首要步骤是评估肿瘤进展速度，然后给予相应的治疗。当转移性PGL病灶数量超过可以通过局部/靶向治疗（如射频消融和放射治疗）控制的范围，并且总体肿瘤体积的增长速度过快时，应考虑全身化学治疗。首选的全身化学治疗方案是环磷酰胺、长春新碱和达卡巴嗪（CVD）方案的细胞毒化学治疗。尽管CVD化学治疗并非治愈性治疗，但它可使疾病显著缓解。本文展示了CVD化学治疗在转移性PGL治疗中的作用。

关键词

转移性副神经节瘤；转移性嗜铬细胞瘤；副神经节瘤；嗜铬细胞瘤

病例报道

38岁男性患者，于外院通过CT引导下病灶活检诊断为腹部PGL，因此于内分泌门诊就诊。患者慢跑时感到腰部不适，进行腰椎MRI检查时偶然发现了一个腹膜后肿块。随后的CT检查证实腹膜后下腔静脉（IVC）前方存在一个3.7cm×5.5cm×5.5cm的实性强化肿块。患者无阵发性症状或高血压病史，其侄女近期被诊断患有转移性分泌儿茶酚胺的腹部副神经节瘤。体格检查：BMI为$29.1kg/m^2$，血压为142/78mmHg，心率为54次/分。

辅助检查

实验室检查显示该副神经节瘤是非功能性的（表50.1）。基因检测发现琥珀酸脱氢酶B亚基（SDHB）中存在大片基因缺失（启动子和外显子1）。MIBG显像显示该副神经节瘤不具有MIBG亲和性。

表50.1　实验室检查

生化检测	结果	参考区间
钠（mmol/L）	143	135～145
钾（mmol/L）	4.8	3.6～5.2
肌酐（mg/dl）	1.0	0.8～1.3
血浆甲氧基肾上腺素（nmol/L）	<0.2	<0.5
血浆甲氧基去甲肾上腺素（nmol/L）	0.5	<0.9
24小时尿		
甲氧基肾上腺素（μg）	132	<400
甲氧基去甲肾上腺素（μg）	418	<900
去甲肾上腺素（μg）	52	<80
肾上腺素（μg）	6.2	<20
多巴胺（μg）	353	<400

治疗

尽管该肿瘤在生化上是非功能性的，但作为预防措施，患者在开腹术前接受了肾上腺素能阻滞治疗。术中发现副神经节瘤位于下腔静脉和主动脉之间，并被完全切除。术中血压和心率保持稳定。病理检查显示该副神经节瘤大小为5.9cm×5.8cm×4.9cm。术后恢复良好，每6个月复查影像。

随访和预后

术后2年，MRI扫描显示原发肿瘤部位出现复发病灶。FDG PET/CT显示腹膜后有一个分叶状的3.6cm×2.7cm×1.6cm肿块，FDG强烈摄取（SUV 22.0）。在肿块下方的主动脉和下腔静脉间淋巴结中发现FDG高摄取转移病灶，除此没有其他转移瘤的迹象。患者接受了第二次手术，切除了复发的副神经节瘤，同时切除了部分下腔静脉壁（采用6.0cm×2.0cm牛心包修补）。术中探查盆腔，切除了一个位于骶前突起前方的5mm结节。病理检查显示多结节性副神经节瘤（5.0cm×5.0cm×2.0cm）和一个单独的副神经节瘤结节（1.0cm×1.0cm×0.5cm）。不

幸的是，1年后在原发肿瘤部位再次出现复发，患者接受了放射治疗（分25次，总剂量为6250cGy）。患者在连续随访中表现良好，直到距离第一次手术7年后在FDG PET/CT上出现多发骨转移瘤。病灶数量超过了靶向放射治疗或消融疗法可以有效治疗的范围，因此患者开始了CVD化学治疗。在一项非随机、单臂试验中，14例恶性嗜铬细胞瘤患者接受了CVD方案化学治疗（环磷酰胺750mg/m²，第1天；长春新碱1.4mg/m²，第1天；达卡巴嗪600mg/m²，第1天和第2天；每21～28天重复1次）。79%的患者出现了完全和部分生化反应（中位持续时间＞22个月，范围为6～＞35个月）。所有有反应的患者在生活质量和血压方面都有明显改善。

本例患者共进行了13个周期的CVD化学治疗，肿瘤几乎完全消退（图50.1）。在CVD化学治疗结束后的2年后，疾病再次复发。在这期间，患者参加了生长抑素类似物和酪氨酸激酶抑制剂的临床研究，但肿瘤反应有限或无明显改善。患者初次手术后13年进行的FDG PET/CT扫描如图50.2A所示。遂重新开始CVD化学治疗，仅一个月后就出现显著疗效（图50.2B）。目前认为CVD

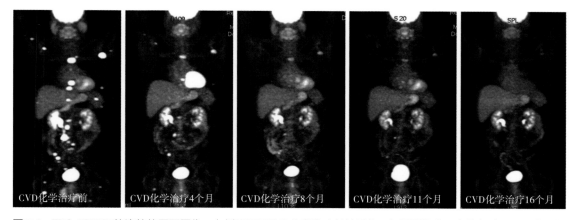

图50.1　FDG PET/CT的连续的平面图像。左侧显示了CVD化学治疗前的图像。每幅图像右下角的标注显示了自开始CVD化学治疗以来的月数（从左到右）。CVD治疗在第14个月停止。在第16个月的FDG PET/CT显示肿瘤几乎完全缓解

图中标注（从左到右）：CVD化学治疗前　CVD化学治疗4个月　CVD化学治疗8个月　CVD化学治疗11个月　CVD化学治疗16个月

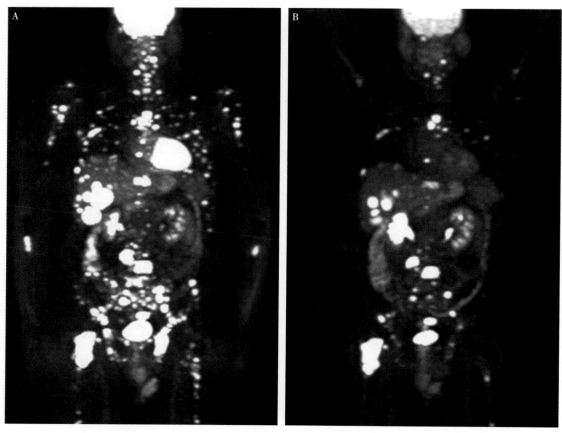

图50.2 FDG PET/CT的平面全身图像。（A）FDG PET/CT显示了轴骨和近端附肢骨骼中无数新的高代谢病灶。（B）经过一周期CVD化学治疗后的FDG PET/CT扫描显示，轴骨和近端附肢骨骼中多处弥漫性高代谢病灶的FDG摄取减少，许多较小病灶消失

化学治疗应继续进行，直到肿瘤反应趋于平稳或肿瘤进展几乎完全消退（通常CVD治疗持续时间为6～12个月）。

要点

- 转移性PGL尚无治愈方法。
- 转移性PPGL治疗的首要步骤是确定疾病进展的速度，然后选择适当的治疗方案。
- 对于病情迅速恶化的转移性PPGL患者，应考虑使用CVD全身化学治疗。
- 尽管不能治愈，CVD化学治疗可以提供1～5年的显著缓解期。

参考文献

1. Averbuch SD, Steakley CS, Young RC, et al. Malignant pheochromocytoma: effective treatment with a combination of cyclophosphamide, vincristine, and dacarbazine. *Ann Intern Med*. 1988;109(4):267–273.
2. Huang H, Abraham J, Hung E, et al. Treatment of malignant pheochromocytoma/paraganglioma with cyclophosphamide, vincristine, and dacarbazine: recommendation from a 22-year follow-up of 18 patients. *Cancer*. 2008; 113(8):2020–2028.
3. Young WF. Metastatic pheochromocytoma: in search of a cure. *Endocrinology*. 2020;1(3):161.

（赵 扬 译）

冷冻消融治疗转移性副神经节瘤

摘要

转移性嗜铬细胞瘤或副神经节瘤（PPGL）目前尚无治愈方法。转移性PPGL治疗的首要步骤是评估肿瘤进展速度，然后给予相应的治疗。对于转移数量有限或进展缓慢的患者，首选局部治疗而非全身治疗。本病例中介绍了冷冻消融术在转移性副神经节瘤治疗中的应用。

关键词

转移性副神经节瘤；转移性嗜铬细胞瘤；副神经节瘤；嗜铬细胞瘤；冷冻消融治疗

病例报道

47岁女性患者，因发现左颈部肿块5年就诊。病程中病灶进行性增大，患者无症状，未服用任何药物。既往史阴性。家族史：父亲曾于78岁时接受颈部肿块切除术，姐姐可疑颈动脉体瘤。

体格检查：BMI为27.3kg/m²，血压为141/79mmHg，心率为69次/分。左颈部可触及一个约7.0cm×6.0cm的肿块，可活动，无压痛。无淋巴结肿大。余查体未见异常。

辅助检查

颈部增强CT显示左颈部双叶状强化肿块，大小为6.2cm×4.2cm×9.5cm，符合颈动脉体瘤（图51.1）。^{18}F-FDG PET/CT提示左颈部肿块摄取异常增高，L3和L5椎体可见高摄取病灶，转移可能（图51.2）。实验室检查证实转移性PGL在生化上无功能（表51.1）。

治疗及随访

经过耳鼻咽喉科、神经外科、放射肿瘤学和介入放射学专家的多学科评估后，患者接受了左侧颈部肿块的质子束放射治疗。18个月后随访：影像学检查显示颈部肿块稳定，L3和L5转移瘤轻微增大。患者因此接受了L3和L5椎体转移瘤的冷冻消融治疗。2年后随访时发现患者出现C1、C4、T1、T2、T10和T12椎体转移，均无症状。因T3和T10转移瘤进展存在引发临床表现的风险，患者接受了T3和T10转移瘤的冷冻消

表51.1 实验室检查

生化检测	结果	参考区间
血浆甲氧基肾上腺素（nmol/L）	< 0.2	< 0.5
血浆甲氧基去甲肾上腺素（nmol/L）	0.36	< 0.9
24小时尿		
甲氧基肾上腺素（μg）	122	< 400
甲氧基去甲肾上腺素（μg）	297	< 900
去甲肾上腺素（μg）	39	< 80
肾上腺素（μg）	4.7	< 20
多巴胺（μg）	226	< 400

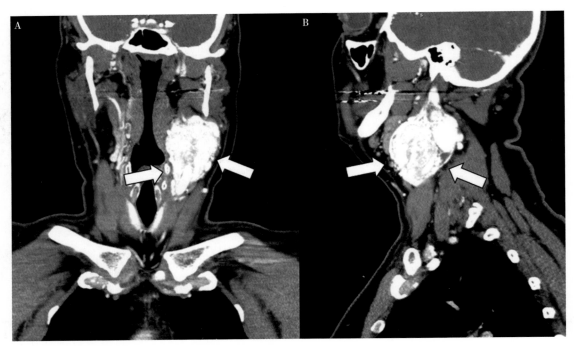

图51.1 颈部增强CT冠状位（A）和矢状位（B）图像上可见左颈部一双叶状强化肿块，大小为6.2cm×4.2cm×9.5cm

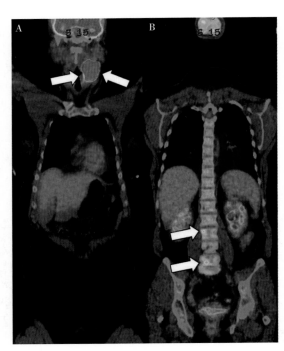

图51.2 ^{18}F-FDG PET/CT图像上可见左颈部肿块摄取异常升高（A），L3和L5椎体可见高摄取病灶，转移可能（B）

融治疗。1年后随访患者转移瘤稳定，无进展，无新发转移瘤。

患者拒绝琥珀酸脱氢酶（*SDH*）亚基基因遗传性基因突变检测。

讨论

进展缓慢的转移性PPGL患者需要定期进行生化及影像学检查。对于该类患者，冷冻消融、体外放射治疗、转移瘤切除等靶向治疗优于全身治疗。据梅奥医学中心1960—2016年统计，转移性PPGL的中位生存期和疾病特异性生存期分别为24.6年和33.7年。因此权衡一种治疗方案的长期潜在危害和获益是非常重要的。

PPGL转移瘤的冷冻消融治疗可以改善患者局部症状（如疼痛），控制儿茶酚胺过度分泌及抑制肿瘤生长。一项研究纳入31例PPGL患者的123个转移瘤，转移瘤接受了冷冻消融、射频消融或经皮无水乙醇注射治疗。结果显示病灶的影像学控制率可达86%。有92%的患者疼痛缓解及儿茶酚胺过度分泌得到了改善。12%的骨转移瘤出现影像学进展。对于有功能的转移瘤，冷冻消融治疗前需给予患者适量的α受体阻滞剂或甲基酪氨酸治疗。冷冻消融术应由有经验的介入放射科团队实施。1/3的病例会出现治疗并发症，但大多轻微，如疼痛、少量出血和术中高血压等。

要点

- 对于大多数进展缓慢的转移性PPGL患者来说，观察是最佳的治疗方案。
- PPGL骨转移瘤的冷冻消融可控制肿瘤相关疼痛、儿茶酚胺过度分泌及肿瘤生长。
- 对于有功能的转移瘤，冷冻消融前需给予α受体阻滞剂或甲基酪氨酸治疗。

（周　玥　译）

参考文献

1. Hamidi O, Young Jr WF, Iniguez-Ariza NM, et al. Malignant pheochromocytoma and paraganglioma: 272 patients over 55 years. *J Clin Endocrinol Metab.* 2017;102(9):3296–3305.

2. Kohlenberg J, Welch B, Hamidi O, et al. Efficacy and safety of ablative therapy in the treatment of patients with metastatic pheochromocytoma and paraganglioma. *Cancers (Basel).* 2019;11(2).

3. Gruber LM, Jasim S, Ducharme-Smith A, Weingarten T, Young WF, Bancos I. The role for metyrosine in the treatment of patients with pheochromocytoma and paraganglioma. *J Clin Endocrinol Metab.* 2021;106(6):e2393–e2401.

4. Deljou A, Kohlenberg JD, Weingarten TN, et al. Hemodynamic instability during percutaneous ablation of extra-adrenal metastases of pheochromocytoma and paragangliomas: a case series. *BMC Anesthesiol.* 2018;18(1):158.

发绀型先天性心脏病患者合并副神经节瘤

摘要

生活在高海拔地区的人群，副神经节瘤或嗜铬细胞瘤（PPGL）的发病率较高，提示环境缺氧是PPGL发生的危险因素。有限的文献表明，发绀型先天性心脏病患者发生PPGL的风险升高，在此，分享这样的一个病例。

关键词

发绀型心脏病；缺氧；副神经节瘤

病例报道

51岁女性患者，近期因触及左颈部肿块而发现左侧颈动脉体瘤。患者无儿茶酚胺过度分泌体征。既往有复杂发绀型先天性心脏病病史。无PPGL综合征家族史。

复杂发绀型先天性心脏病病史

患者出生时呈现"蓝色"，新生儿评估细节不详。患者于5个月大时接受经典的Glenn吻合术，5~6岁接受Potts吻合术（降主动脉–左肺动脉吻合术）。5~34岁期间，患者运动耐量逐渐降低，并出现进行性疲劳。35岁时，患者再次接受外科干预，包括房间隔切除术，尝试用同种移植物行右中央分流术和右上腔静脉补片修补术以建立肺动脉汇合及结扎左上腔静脉。38岁时，患者接受左Blalock-Taussig分流术（左锁骨下动脉至左肺动脉远端间植入一个7mm的GORE-TEX人造血管）。术后患者氧合和心血管状况得到改善。

辅助检查

颈部增强CT显示左侧颈动脉分叉内可见局限性肿块，轻至中度强化，大小约为2.0cm×1.8cm×1.9cm，符合副神经节瘤（图52.1）。实验室检查结果未见明显异常，24小时尿儿茶酚胺及其代谢产物正常（表52.1）。腹盆CT未见其他PPGL病灶。

表52.1　实验室检查

生化检测	结果	参考区间
24小时尿		
甲氧基肾上腺素（μg）	101	<400
甲氧基去甲肾上腺素（μg）	288	<900
去甲肾上腺素（μg）	58	<80
肾上腺素（μg）	6.2	<20
多巴胺（μg）	152	<400

治疗

患者接受左颈部肿块切除术，术后无并发症。病理提示：左侧颈动脉体瘤，大小约为2.1cm×1.8cm×1.5cm（图52.2）。

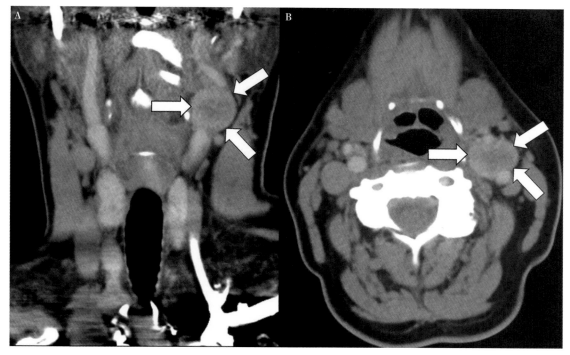

图52.1　颈部增强CT冠状位（A）和轴位（B）图像显示左侧颈动脉分叉内可见一个肿块，大小约为2.0cm×1.8cm×1.9cm

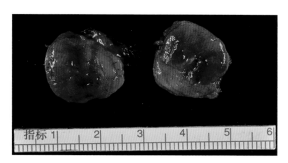

图52.2　左颈部肿块大体病理照片提示左侧颈动脉体瘤，大小约为2.1cm×1.8cm×1.5cm

淋巴结未见受累。

随访

　　患者接受了琥珀酸脱氢酶（SDH）B、琥珀酸脱氢酶C、琥珀酸脱氢酶D亚基遗传基因突变检测，结果未见致病性变异。

　　术后患者定期接受影像学随访，手术部位肿瘤未见复发。术后2年，影像学检查结果提示右侧新发颈动脉体瘤。继续随访

2年，肿瘤增长缓慢；最近3年内，肿瘤未见增长。末次随访影像学结果显示右颈动脉体瘤，大小为10mm（图52.3）。生化检验结果表明儿茶酚胺水平正常。在医师与患者充分沟通后，患者选择继续随访。

要点

- 生活在高海拔地区的人群中，发生PPGL的风险增加。提示环境缺氧是PPGL发病的危险因素。
- 发绀型先天性心脏病患者（慢性缺氧）发生PPGL的风险增加了5倍。
- 在一个发绀型先天性心脏病合并PPGL的小样本队列中，5例患者中有4例存在高频*EPAS1*基因体细胞功能获得性突变。

（周　玥　译）

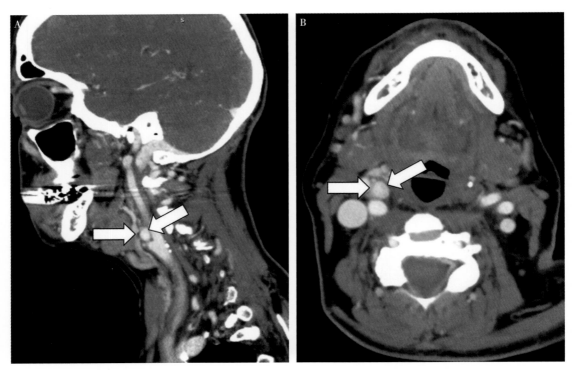

图52.3 初次就诊7年后影像学检查图像。颈部增强CT冠状位（A）和轴位（B）图像显示右侧颈动脉体分叉处可见大小为0.8cm×0.8cm×1.0cm的肿块

参考文献

1. Rodriguez-Cuevas S, Lopez-Garza J, Labastida-Almendaro S. Carotid body tumors in inhabitants of altitudes higher than 2000 meters above sea level. *Head Neck*. 1998;20(5):374–378.

2. Vaidya A, Flores SK, Cheng ZM, et al. EPAS1 mutations and paragangliomas in cyanotic congenital heart disease. *N Engl J Med*. 2018;378(13):1259–1261.

3. Ponz de Antonio I, Ruiz Cantador J, Gonzalez Garcia AE, Oliver Ruiz JM, Sanchez-Recalde A, Lopez-Sendon JL. Prevalence of neuroendocrine tumors in patients with cyanotic congenital heart disease. *Rev Esp Cardiol (Engl Ed)*. 2017;70(8):673–675.

4. Opotowsky AR, Moko LE, Ginns J, et al. Pheochromocytoma and paraganglioma in cyanotic congenital heart disease. *J Clin Endocrinol Metab*. 2015;100(4):1325–1334.

转移性副神经节瘤：体外放射治疗的作用

摘要

转移性嗜铬细胞瘤或副神经节瘤（PPGL）尚无治愈方法。所有治疗方案均存在风险——治疗副作用往往比肿瘤相关疾病更为严重。转移性PPGL治疗的首要步骤是评估肿瘤进展速度，然后给予相应的治疗。本病例展示了体外放射治疗对转移性PPGL的作用。

关键词

转移性副神经节瘤；转移性嗜铬细胞瘤；副神经节瘤；嗜铬细胞瘤；放射治疗

病例报道

65岁男性患者，12年前（1990年）于外院行结肠镜检查时，偶然发现有一个伸入结肠的搏动性肿块，大小为4.0cm×5.0cm×6.0cm。当时患者除轻度高血压外，无其他症状。于是患者接受手术治疗，切除腹主动脉旁副神经节瘤（PGL），手术记录不详。术后患者每年复查1次CT和生化检测，规律随访3年。2002年，患者因近期血浆去甲肾上腺素水平异常就诊，无任何症状。体格检查：BMI为28.1kg/m^2，血压为130/80mmHg，心率为78次/分。一般情况好。

辅助检查

实验室检查提示肿瘤复发，存在儿茶酚胺分泌功能（表53.1）。腹部CT及MIBG显像显示上腹部有4处PGL复发灶，最大者为2.4cm×2.9cm（图53.1）。

表53.1 实验室检查

生化检测	结果	参考区间
钠（mmol/L）	143	135～145
钾（mmol/L）	4.2	3.6～5.2
肌酐（μmol/L）	1.0	0.8～1.3
血浆甲氧基肾上腺素（nmol/L）	<0.2	<0.5
血浆甲氧基去甲肾上腺素（nmol/L）	1.85	<0.9
24小时尿		
甲氧基肾上腺素（μg）	139	<400
甲氧基去甲肾上腺素（μg）	1434	<900
去甲肾上腺素（μg）	189	<80
肾上腺素（μg）	5.3	<20
多巴胺（μg）	235	<400

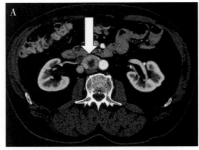

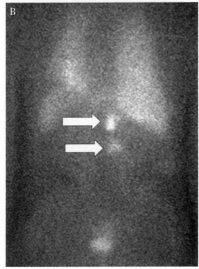

图53.1 （A）腹部CT（轴位）图像显示邻近腹主动脉的右侧和左肾静脉的后方有一2.4cm×2.9cm的肿块（箭头所示）。其余3个肿块中，1个位于其右侧，大小为1.5cm×1.8cm；1个邻近右侧膈肌脚，大小为0.8cm×0.7cm，1个位于肝尾状叶与膈肌脚之间，大小为1.4cm×2.6cm。（B）MIBG显像显示右上腹部靠近肝脏下方中线处有一处摄取增高，其下方有一处摄取稍增高（箭头所示）；单光子发射CT显示另外2个摄取增高的病灶与CT所示病灶一致

基因检测结果未发现患者携带有*SDHB*、*SDHC*或*SDHD*基因致病突变或大片段缺失。

治疗

经α受体阻滞剂和β受体阻滞剂术前充分准备后，患者接受开腹手术治疗。术中分别在膈肌脚部（1.2cm×0.5cm×0.5cm）、门静脉旁（2.7cm×1.8cm×1.5cm）、左肾静脉后方（3.5cm×2.5cm×1.8cm）、右肾动脉旁（1.8cm×1.5cm×1.1cm）见到PGL组织。病理结果提示多发性副神经节瘤或既往手术过程中肿瘤播散种植引起。术后6个月，患者血浆和尿去甲肾上腺素水平恢复正常。

随访和预后

患者可能在初次手术过程中出现肿瘤包膜破坏导致肿瘤播散种植至腹膜后。每年随访生化检测结果正常。但开腹手术后4年（2006年），患者在行结肠镜检查时出现血压升高，达190/110mmHg。CT检查及MIBG显像显示右肾上方（2.2cm）和膈肌附近（2.6cm）存在两个占位。肾上腺素受体阻滞剂术前充分准备后，患者接受了第三次开腹手术。术中可见组织广泛粘连，为切除PGL复发灶，同时切除了右肾。病理结果证实复发性PGL，共3个结节（3.0cm×2.9cm×2.0cm，2.5cm×2.0cm×1.5cm，0.8cm×0.6cm×0.6cm）。术后6个月复查患者血浆和尿甲氧基肾上腺素水平正常。

2009年（首次术后19年），影像学检查在胰头附近发现PGL复发灶（2cm）（图53.2）。患者血浆和尿甲氧基肾上腺素水平未见异常，无任何临床症状。由于再次开腹手术风险高，医生建议随访观察。在随访4年间，PGL复发灶缓慢增大。2013年病灶达5.8cm（图53.2），MIBG显像阳性，未见其他部位异常摄取。患者始终无临床症状，血浆和尿甲氧基肾上腺素水平正常。

2016年（首次术后26年，患者79岁），患者出现右上腹痛。生化检测结果显示血浆甲氧基去甲肾上腺素为3.9nmol/L（参考值<0.9nmol/L），24小时尿甲氧基去甲肾上腺素为2023μg（参考值<900μg），24小时尿去甲肾上腺素为357μg（参考值<80μg）。腹部CT显示胰腺周围PGL转移瘤，大小为7.2cm×5.7cm×8.0cm（图53.2）。[18]F-FDG

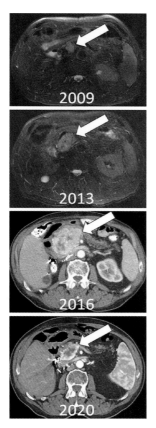

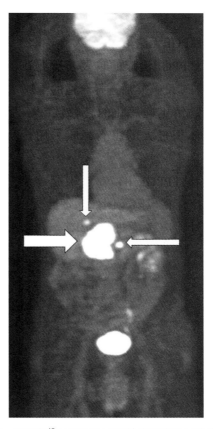

图53.2　2009—2020年腹部CT轴位图像显示的患者胰腺周围副神经节瘤（箭头所示）。2009年和2013年为MRI检查图像，2016年和2020年为CT检查图像。2016年CT检查后患者接受体外放射治疗，2020年CT结果提示病灶强化，中央坏死，病灶大小从7.2cm×5.7cm×8.0cm减小到3.0cm×3.0cm×5.1cm

图53.3　2016年^{18}F-FDG PET/CT检查图像显示胰头中央可见一个较大肿块（大箭头所示，SUV$_{max}$ 19.1）。在肿块与腹主动脉间以及右侧膈肌后部可见两个FDG摄取增高结节（小箭头所示）

PET/CT显示病灶及周围两个结节放射性高摄取（图53.3）。于是患者接受了体外放射治疗（EBRT，3000cGy，共5次）。数周后，患者腹痛消失。

2020年（首次术后30年，EBRT治疗后4年，患者83岁），患者未再出现腹痛，无任何恶性PGL相关症状。患者血浆甲氧基去甲肾上腺素水平降低至2.7nmol/L（参考值 <0.9nmol/L）。腹部CT显示病灶强化，中央坏死，病灶体积减小至3.0cm×3.0cm×5.1cm；腹主动脉旁肿块同前，大小约1.9cm（图53.2）。

讨论

梅奥医学中心最近报道了EBRT在治疗转移性PPGL方面的经验。该队列包括来源于41例患者的107个病灶。其中63%的患者原发肿瘤为PGL。EBRT能够实现局部肿瘤控制（66%）、缓解疼痛（22%）或改善脊髓压迫（12%）。治疗部位包括骨骼（69%）、软组织（30%）和肝脏（1%）。EBRT治疗中使用的中位放射剂量为40Gy（范围：6.5～70Gy）。患者5年总生存率为65%，所有病灶的5年局部控制率为81%，94%有症状的患者症状得到改善。

要点

- 转移性PGL无法治愈。
- 转移性PPGL治疗的首要步骤是确定疾病的进展速度，然后选择合适的治疗方案。
- 对于病情迅速恶化的转移性PPGL患者或肿瘤体积过大的患者，应采用全身化学治疗。
- 在转移性PPGL中，对于引起疼痛或如果不治疗存在风险（例如病理性骨折）的局部病灶，应考虑进行EBRT。在这些情况下，EBRT是一种非常有效的选择，其疗效会令许多临床医生惊叹。

（周 玥 译）

参考文献

1. Breen W, Bancos I, Young WF Jr, et al. External beam radiation therapy for advanced/unresectable malignant paraganglioma and pheochromocytoma. *Adv Radiat Oncol.* 2017;3(1):25–29.
2. Young WF. Metastatic pheochromocytoma: in search of a cure. *Endocrinology.* 2020 Mar 1; 161(3):1.

ACTH依赖性皮质醇增多症

促肾上腺皮质激素（ACTH）

ACTH依赖性皮质醇增多症有多种临床表现（表F.1），并非所有库欣综合征（CS）患者在体格检查时都能够发现典型体征，目前没有任何一个临床特征在诊断CS时的敏感度和特异度达到100%，然而，锁骨上脂肪垫、宽大的紫纹和近端肌病在除了CS以外的其他疾病中十分罕见。

表F.1　ACTH依赖性皮质醇增多症的临床表现

肥胖，体重增加
腹部脂肪重分布
水牛背
锁骨上脂肪垫
紫纹（腹部、腰部、手臂、臀部、胸部等部位的宽大紫红色条纹）
近端肌病
皮肤变薄
容易淤青
高血压
糖尿病前期、2型糖尿病
血脂异常
心血管事件
骨质疏松、易骨折
抑郁、焦虑

大多数ACTH依赖性皮质醇增多症患者都有分泌ACTH的垂体瘤，然而，约10%～15%的患者存在异位分泌ACTH的肿瘤（表F.2），其中较为常见的是支气管类癌（约占25%）、胰腺神经内分泌肿瘤（约16%）、隐匿性和定位不明确的肿瘤（约16%）、小细胞肺癌（约11%）、甲状腺髓样癌（约9%）、其他神经内分泌肿瘤（约7%）、胸腺类癌（约5%）和嗜铬细胞瘤（约3%）；另外还有一种极其罕见的情况，即神经内分泌肿瘤分泌促肾上腺皮质激素释放激素（corticotropin releasing hormone，CRH）或同时分泌CRH和ACTH，进而导致异位CRH综合征（<1%）。

一旦诊断出ACTH依赖性皮质醇增多症，下一步就是确定皮质醇增多症是由垂体还是异位肿瘤引起的（表F.3）。由于大多数ACTH依赖性皮质醇增多症都是垂体起源的，因此下一步首先选择垂体磁共振成像（MRI）检查。如果在MRI上确实发现垂体肿瘤，并且患者为女性，临床上表现为缓慢进展的轻度至中度ACTH依赖性皮质醇增多症时，可直接进行经蝶垂体手术（transphenoidal pituitary surgary，TSS）。值得注意的是，高达50%的垂体性ACTH依赖性皮质醇增多症患者并没有出现明显的垂体肿瘤。

岩下窦静脉取血（inferior petrosal sinus sampling，IPSS）可用于明确ACTH分泌的来源。患者在进行IPSS当天必须处于皮质醇增多症的活动状态，否则检测结果无

表F.2 ATCH依赖性皮质醇增多症亚型的病因及临床表现

	垂体性ATCH依赖性皮质醇增多症	异位ATCH依赖性皮质醇增多症
占比（%）	85～90	10～15
年龄（岁）	20～50	35～60
性别，女性（%）	70～80	50～60
诊断前症状持续时间	进展缓慢（数年）	快速起病（数月）
临床表现	轻度至中度库欣病表现（表F.1）	肌肉减少、肌病、低钾血症
皮质醇增多症严重程度	轻度～中度 24小时尿皮质醇：100～50μg/24h	重度 24小时尿皮质醇：＞1000μg/24h
垂体MRI	50%的患者可见垂体病变	—
治疗	经蝶垂体肿瘤切除手术	切除神经内分泌肿瘤；如未找到神经内分泌肿瘤，行双侧肾上腺切除术

表F.3 诊断ATCH依赖性皮质醇增多症的辅助检查

	垂体性ATCH依赖性皮质醇增多症	异位ATCH依赖性皮质醇增多症
明确皮质醇增多症的诊断	夜间唾液皮质醇（升高） 24小时尿游离皮质醇（通常＜500μg/24h） 1mg过夜地塞米松抑制试验（可能不需要）	夜间唾液皮质醇（通常非常高） 24小时尿游离皮质醇（通常＞500～1000μg/24h） 1mg过夜地塞米松抑制试验（通常不需要）
明确皮质醇增多症的ACTH依赖性	血浆ACTH位于正常范围中间值或升高 DHEA-S正常高值或升高	血浆ACTH升高，甚至极高 DHEA-S升高
皮质醇增多症的定位诊断	垂体MRI：第一步 IPSS：如果垂体腺瘤明显可见，则不需要	对于已知存在神经内分泌肿瘤的患者，可能不需要进一步检查 IPSS（适用于部分患者） 定位检查：胸部CT、[68]Ga-DOTATATE PET-CT

注：ACTH，促肾上腺皮质激素；CT，计算机断层扫描；DHEA-S，硫酸脱氢表雄酮；DOTATATE，1，4，7，10-四氮杂环十二烷-1，4，7，10-四乙酸奥曲肽；DST，地塞米松抑制试验；IPSS，岩下窦静脉取血；MRI，磁共振成像；PET，正电子发射断层扫描；UFC，尿游离皮质醇。

效，无法用于诊断。如果基线时中枢与外周的ACTH比值＞2∶1，且给予CRH刺激后比值＞3∶1，可确诊垂体性疾病。几乎所有的垂体性CS患者中枢与外周的ACTH比值都明显超过上述阈值。如果相比于基线水平，CRH刺激后ACTH增加＞50%，皮质醇增加＞20%，则支持垂体性皮质醇增多症的诊断。值得注意的是，IPSS在垂体内ACTH分泌瘤的定位诊断方面不太可靠，因为一项研究表明，以两侧岩下窦静脉间ACTH比值≥1.4预测肿瘤位置的准确率仅为68%。IPSS存在一定风险，包括脑干损伤（0.2%）等其他严重并发症，如蛛网膜下腔出血、下肢深静脉血栓形成（2%），以及暂时性第六对脑神经麻痹（2%）。

经蝶垂体手术（TSS）是治疗垂体性皮质

醇增多症的首选方法。在一项涉及215名接受TSS治疗的CS患者大型病例系列报道中，手术缓解率达到了85.6%，初次术后1年、2年、3年和5年的复发率分别为0.5%、6.7%、10.8%和25.5%，复发的中位时间为39个月。

对于异位ACTH分泌的患者，没有标准的影像学检查方法。由于大多数神经内分泌肿瘤位于肺部，因此胸部计算机断层扫描（CT）可作为首选。此外，奥曲肽（DOTATATE）正电子发射断层扫描（PET）/CT在定位神经内分泌肿瘤方面的敏感性和特异性最佳。然而，高达9%~27%的异位ACTH分泌患者可能找不到肿瘤。尽管神经内分泌肿瘤应当尽量切除，但是如果确实难以找到，不可延误严重皮质醇增多症患者的治疗，此时可行双侧肾上腺切除术，以挽救他们的生命。

如果手术切除原发性肿瘤不能治疗ACTH依赖性皮质醇增多症，通常可行双侧肾上腺切除术，这种方法能够迅速缓解皮质醇增多症，但需终身糖皮质激素和盐皮质激素替代治疗，因此肾上腺功能不全相关管理的患者教育工作十分重要。为治疗垂体性皮质醇增多症而接受双侧肾上腺切除术的患者，术后需要警惕Nelson-Salassa综合征的发生。

ACTH依赖性皮质醇增多症手术治疗可能会导致暂时性肾上腺功能不全，需要及时治疗，这类患者并不需要24肽促皮质素试验来评估下丘脑–垂体–肾上腺（HPA）轴的恢复情况，在梅奥医学中心只需清晨服用氢化可的松前测定血清皮质醇，以此了解下丘脑CRH产生、垂体ACTH分泌以及肾上腺皮质醇分泌的情况。如果患者术后仅每天早上服用一次氢化可的松，则可定期测定清晨血清皮质醇水平，以监测HPA轴的恢复情况，该方法简单经济。

大多数患者表示，CS治愈后出现的糖皮质激素停药症状比CS本身还要严重，可以持续数月，这些症状主要包括疲劳、关节痛、肌痛、头痛、失眠、焦虑和抑郁等，因此所有患者都需接受关于肾上腺功能不全管理和糖皮质激素停药综合征症状方面的咨询服务。

（周　玥　译）

参考文献

1. Lindholm J, Juul S, Jorgensen JO, et al. Incidence and late prognosis of Cushing's syndrome: a population-based study. *J Clin Endocrinol Metab*. 2001;86(1):117–123.
2. Isidori AM, Kaltsas GA, Pozza C, et al. The ectopic adrenocorticotropin syndrome: clinical features, diagnosis, management, and long-term follow-up. *J Clin Endocrinol Metab*. 2006;91(2):371–377.
3. Aniszewski JP, Young WF Jr., Thompson GB, Grant CS, van Heerden JA. Cushing syndrome due to ectopic adrenocorticotropic hormone secretion. *World J Surg*. 2001;25(7):934–940.
4. Ilias I, Torpy DJ, Pacak K, Mullen N, Wesley RA, Nieman LK. Cushing's syndrome due to ectopic corticotropin secretion: twenty years' experience at the National Institutes of Health. *J Clin Endocrinol Metab*. 2005;90(8):4955–4962.
5. Carey RM, Varma SK, Drake CR Jr., et al. Ectopic secretion of corticotropin-releasing factor as a cause of Cushing's syndrome. A clinical, morphologic, and biochemical study. *N Engl J Med*. 1984;311(1):13–20.
6. O'Brien T, Young WF Jr., Davila DG, et al. Cushing's syndrome associated with ectopic production of corticotrophin-releasing hormone, corticotrophin and vasopressin by a phaeochromocytoma. *Clin Endocrinol (Oxf)*. 1992;37(5):460–467.
7. Invitti C, Pecori Giraldi F, de Martin M, Cavagnini F. Diagnosis and management of Cushing's syndrome: results of an Italian multicentre study. Study Group of the Italian Society of Endocrinology on the Pathophysiology of the Hypothalamic-Pituitary-Adrenal Axis. *J Clin Endocrinol Metab*. 1999;84(2):440–448.
8. Chowdhury IN, Sinaii N, Oldfield EH, Patronas N, Nieman LK. A change in pituitary magnetic resonance imaging protocol detects ACTH-secreting tumours in

patients with previously negative results. *Clin Endocrinol (Oxf)*. 2010;72(4):502–506.

9. Findling JW, Aron DC, Tyrrell JB, et al. Selective venous sampling for ACTH in Cushing's syndrome: differentiation between Cushing disease and the ectopic ACTH syndrome. *Ann Intern Med*. 1981;94(5):647–652.

10. Oldfield EH, Chrousos GP, Schulte HM, et al. Preoperative lateralization of ACTH-secreting pituitary microadenomas by bilateral and simultaneous inferior petrosal venous sinus sampling. *N Engl J Med*. 1985;312(2):100–103.

11. Nieman LK, Biller BM, Findling JW, et al. The diagnosis of Cushing's syndrome: an Endocrine Society Clinical Practice Guideline. *J Clin Endocrinol Metab*. 2008;93(5):1526–1540.

12. Natt N, Young WF, Jr. The ovine corticotropin-releasing hormone stimulation test in the differential diagnosis of adrenocorticotropic hormone-dependent cushing's syndrome. *Endocr Pract*. 1997;3(3):130–134.

13. Oldfield EH, Doppman JL, Nieman LK, et al. Petrosal sinus sampling with and without corticotropin-releasing hormone for the differential diagnosis of Cushing's syndrome. *N Engl J Med*. 1991;325(13):897–905.

14. Miller DL, Doppman JL, Peterman SB, Nieman LK, Oldfield EH, Chang R. Neurologic complications of petrosal sinus sampling. *Radiology*. 1992;185(1):143–147.

15. Bonelli FS, Huston 3rd, J, Carpenter PC, Erickson D, Young WF Jr, Meyer FB. Adrenocorticotropic hormone-dependent Cushing's syndrome: sensitivity and specificity of inferior petrosal sinus sampling. *AJNR Am J Neuroradiol*. 2000;21(4):690–696.

16. Lefournier V, Martinie M, Vasdev A, et al. Accuracy of bilateral inferior petrosal or cavernous sinuses sampling in predicting the lateralization of Cushing's disease pituitary microadenoma: influence of catheter position and anatomy of venous drainage. *J Clin Endocrinol Metab*. 2003;88(1):196–203.

17. Patil CG, Prevedello DM, Lad SP, et al. Late recurrences of Cushing's disease after initial successful transsphenoidal surgery. *J Clin Endocrinol Metab*. 2008;93(2):358–362.

18. Isidori AM, Sbardella E, Zatelli MC, et al. Conventional and nuclear medicine imaging in ectopic Cushing's syndrome: a systematic review. *J Clin Endocrinol Metab*. 2015;100(9):3231–3244.

19. Bancos I, Hahner S, Tomlinson J, Arlt W. Diagnosis and management of adrenal insufficiency. *Lancet Diabetes Endocrinol*. 2015;3(3):216–226.

20. Assie G, Bahurel H, Coste J, et al. Corticotroph tumor progression after adrenalectomy in Cushing's Disease: a reappraisal of Nelson's Syndrome. *J Clin Endocrinol Metab*. 2007;92(1):172–179.

21. Osswald A, Plomer E, Dimopoulou C, et al. Favorable long-term outcomes of bilateral adrenalectomy in Cushing's disease. *Eur J Endocrinol*. 2014;171(2): 209–215.

22. Graffeo CS, Perry A, Carlstrom LP, et al. Characterizing and predicting the Nelson-Salassa syndrome. *J Neurosurg*. 2017;127(6):1277–1287.

23. Hurtado MD, Cortes T, Natt N, Young WF Jr., Bancos I. Extensive clinical experience: hypothalamic-pituitary- adrenal axis recovery after adrenalectomy for corticotropin- independent cortisol excess. *Clin Endocrinol (Oxf)*. 2018;89(6):721–733.

促肾上腺皮质激素依赖性库欣综合征易被误诊

摘要

促肾上腺皮质激素（ACTH）依赖性库欣综合征（CS）通常由分泌ACTH的垂体腺瘤引起（80%~90%）。大多数ACTH依赖性CS患者为女性，疾病进展缓慢，CS症状轻至中度，并可以找到分泌ACTH的垂体肿瘤。垂体源性CS患者从症状出现到诊断的平均时间超过3年，其诊断易与多囊卵巢综合征混淆。当表现为缓慢进展的轻至中度ACTH依赖性CS的女性患者在MRI检查中发现明确的垂体肿瘤时，可直接进行经蝶垂体手术（TSS）。

关键词

库欣病；库欣综合征；诊断；岩下窦静脉取血；垂体腺瘤

病例报道

33岁女性患者，因发现垂体腺瘤就诊。患者由于近期头痛频发，行脑部MRI检查，偶然发现垂体病变。既往史：患者5年前诊断为多囊卵巢综合征（基于体重增加和毛发生长过多的表现）。近期诊断为2型糖尿病、轻度高血压和焦虑。从高中开始，患者体重逐渐增加了63.5kg，并注意到背颈部和锁骨上脂肪垫逐渐进展。月经周期不规则。患者用药情况：按需服用0.25mg阿普唑仑治疗焦虑；二甲双胍500mg bid，利拉鲁肽1mg qd治疗2型糖尿病。体格检查：BMI为46.6kg/m^2，血压为132/88mmHg，体型肥胖，轻度锁骨上脂肪垫、背颈部脂肪垫。轻度面部圆润和多血质。无皮肤瘀斑、皮肤变薄、紫纹或近端肌病等表现。临床评估结果提示该患者CS的概率为中等。

辅助检查

实验室检查结果如表54.1所示。血清皮

表54.1　实验室检查

生化检测	结果	参考区间
血清皮质醇（8AM）（µg/dl）	15	7~25
血清皮质醇（4PM）（µg/dl）	12	2~14
1mg过夜地塞米松试验（DST）后皮质醇（µg/dl）	18	<1.8
24小时尿游离皮质醇（24hUFC）（µg）	138	<45
午夜唾液皮质醇（ng/dl）	78	≤100
ACTH（pg/ml）	53	10~60
DHEA-S（µg/dl）	246	31~228
催乳素（ng/ml）	15.7	3~27
IGF1（ng/ml）	240	59~279
游离甲状腺素（FT）（ng/dl）	1.2	09~1.7

注：ACTH，促肾上腺皮质激素；DHEA-S，硫酸脱氢表雄酮；IGF1，胰岛素样生长因子1。

质醇水平升高且缺乏昼夜节律。24小时尿游离皮质醇和1mg过夜地塞米松抑制试验（DST）结果均异常，而午夜唾液皮质醇水平正常。结合患者实验室检查结果及临床表现，可以明确ACTH依赖性CS的诊断。垂体功能减退相关检查结果均为阴性。头部MRI显示垂体左侧有一8.0cm×10.0cm×7.0mm的腺瘤（图54.1）。

治疗

根据患者缓慢进展的病程、轻至中度的CS表现及头部MRI上显示的垂体腺瘤，患者被诊断为垂体源性CS。医生建议患者无需进行岩下窦静脉取血（IPSS），可直接进行TSS。术后病理及免疫组化结果证实为皮质腺瘤，且肿瘤细胞ACTH和嗜铬粒蛋白染色强阳性。

随访和预后

术后次日清晨患者血清皮质醇水平为4.8μg/dl，表明疾病初步治愈。患者出院后，每日清晨服用30mg氢化可的松，中午服用20mg，并逐渐减量。然而患者停药过程中出现了严重的糖皮质激素戒断综合征（GWS），表现为关节痛、肌痛、极度疲劳、焦虑加剧和新发抑郁症。针对患者明显的停药反应，减慢了氢化可的松减量速度。患者下丘脑-垂体-肾上腺（HPA）轴的恢复速度较慢，其血清皮质醇水平变化如下：术后3个月为4.8μg/dl；术后1年为5.2μg/dl；术后16个月为8μg/dl；术后19个月为9.8μg/dl。最后一次随访时，患者氢化可的松已减量至每天早上10mg。患者无需进行促肾上腺皮质激素刺激试验来评估HPA轴恢复情况，在我们中心，仅在早晨服用氢化可的松前检测血清皮质醇水平，就可评估下丘脑促肾上腺皮质激素释放激素（CRH）产生、垂体ACTH分泌和肾上腺皮质醇分泌功能。

讨论

在本病例中，患者垂体腺瘤所导致的ACTH依赖性CS长期未被诊断。直到偶然发现垂体腺瘤，患者才被确诊为CS。在此之前，患者一系列临床表现被归因于多囊卵巢综合征（包括体重增加、多毛症和2型糖尿病）。一项包含5367例CS患者的系统性回顾表明，异位ACTH源性CS从症状出现到诊断的平均时间为14个月，肾上腺源性CS为30个月，垂体源性CS为38个月。这种诊断时间的滞后反映了CS准确诊断的困难性，可

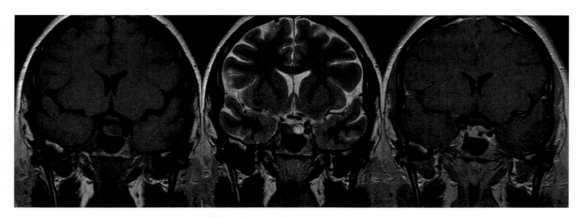

图54.1　头部MRI（冠状位）图像显示垂体左侧有一8.0cm×10.0cm×7.0mm的腺瘤

能与 CS 患者非特异性且轻微的临床表现与其他疾病存在交叉有关。

　　该患者生化检测结果符合 ACTH 依赖性 CS，即血清 ACTH 及硫酸脱氢表雄酮处于正常高限、1mg 过夜 DST 结果异常和 24 小时尿游离皮质醇异常升高。但患者午夜唾液皮质醇水平正常。一项针对 CS 诊断试验的系统回顾和荟萃分析发现午夜唾液皮质醇水平诊断库欣综合征的敏感性为 95%，特异性为 90%。没有任何一个单独的试验能够 100% 准确诊断 CS，需要结合患者临床表现及生化检测结果。

　　垂体源性 CS 的治愈性手术会引起肾上腺功能不全。因此，确保患者接受糖皮质激素替代治疗及相关教育非常重要。HPA 轴的恢复可能取决于术前高皮质醇血症持续的时间和程度。年龄、性别、BMI、CS 亚型、症状持续时间、临床和生化严重程度及术后糖皮质激素使用剂量等因素都会影响 HPA 轴的恢复。所有肾上腺功能不全的 CS 患者都应定期进行 HPA 轴评估。HPA 轴的恢复通常需要数月到数年。

　　GWS 是由于超生理剂量的糖皮质激素浓度降低而发生的停药反应。GWS 的机制是多因素的，由中枢去甲肾上腺素和多巴胺系统介导。由于 HPA 轴长期受抑制，导致前阿黑皮素原相关肽减少，细胞因子如白细胞介素（IL）-6、肿瘤坏死因子 α、IL-1b 和前列腺素等随糖皮质激素减少而反应性增加。患者通常会感到不适，出现流感样症状，包括厌食、恶心、呕吐、嗜睡、昏睡、关节痛、肌痛、发热和直立性低血压。尽管患者接受了糖皮质激素替代治疗，但其症状和体征可能会持续存在，且无法立即恢复身体健康和生活质量。因此，术前为患者提供适当的 GWS 咨询教育非常重要。

要点

- 由于症状轻微且非特异，CS 的诊断通常会被延误，有时长达数年。任何出现体重增加、多毛和月经不规律的女性都应考虑 CS 的可能。
- 皮质醇增多症的任何检验都可能出现假阳性或假阴性结果，因此 CS 的诊断应结合临床评估及生化检测结果。
- 大多数轻至中度的 ACTH 依赖性 CS 且起病缓慢的女性患者都可能为垂体源性。当 MRI 发现明确的非泌乳素分泌性垂体肿瘤时，可直接进行 TSS。
- 如患者每天清晨服用一次氢化可的松，可通过测定清晨血清皮质醇水平以监测术后 HPA 轴恢复情况。该方法简单且经济。
- 大多数患者表示，CS 治愈后的糖皮质激素停药症状比 CS 本身还要严重。

（周　玥　译）

参考文献

1. Nieman LK, Biller BM, Findling JW, et al. The diagnosis of Cushing's syndrome: an Endocrine Society Clinical Practice Guideline. *J Clin Endocrinol Metab.* 2008;93(5):1526–1540.

2. Rubinstein G, Osswald A, Hoster E, et al. Time to diagnosis in Cushing's syndrome: a meta-analysis based on 5367 patients. *J Clin Endocrinol Metab.* 2020;105(3):dgz136.

3. Hurtado MD, Cortes T, Natt N, Young WF Jr, Bancos I. Extensive clinical experience: hypothalamic-pituitary-adrenal axis recovery after adrenalectomy for corticotropin-independent cortisol excess. *Clin Endocrinol (Oxf).* 2018;89(6):721–733.

4. Galm BP, Qiao N, Klibanski A, Biller BMK, Tritos NA. Accuracy of laboratory tests for the diagnosis of Cushing syndrome. *J Clin Endocrinol Metab.* 2020;105(6):2081–2094.

5. Bancos I, Hahner S, Tomlinson J, Arlt W. Diagnosis and management of adrenal insufficiency. *Lancet Diabetes Endocrinol.* 2015;3(3):216–226.

6. Berr CM, Di Dalmazi G, Osswald A, et al. Time to

recovery of adrenal function after curative surgery for Cushing's syndrome depends on etiology. *J Clin Endocrinol Metab*. 2015;100(4):1300–1308.

7. Klose M, Jorgensen K, Kristensen LO. Characteristics of recovery of adrenocortical function after treatment for Cushing's syndrome due to pituitary or adrenal adenomas. *Clin Endocrinol (Oxf)*. 2004;61(3):394–399.

8. Prete A, Paragliola RM, Bottiglieri F, et al. Factors predicting the duration of adrenal insufficiency in patients successfully treated for Cushing disease and nonmalignant primary adrenal Cushing syndrome. *Endocrine*. 2017;55(3): 969–980.

9. Hochberg Z, Pacak K, Chrousos GP. Endocrine withdrawal syndromes. *Endocr Rev*. 2003;24(4):523–538.

10. Dorn LD, Burgess ES, Friedman TC, Dubbert B, Gold PW, Chrousos GP. The longitudinal course of psychopathology in Cushing's syndrome after correction of hypercortisolism. *J Clin Endocrinol Metab*. 1997;82(3):912–919.

促肾上腺皮质激素依赖性库欣综合征：岩下窦静脉取血的作用

摘要

大多数促肾上腺皮质激素（ACTH）依赖性库欣综合征（CS）是由分泌ACTH的垂体腺瘤引起，然而约10%～15%的患者存在异位分泌ACTH的病灶（病例58～病例63）。当表现为缓慢进展的轻至中度ACTH依赖性CS的女性患者，通过MRI发现明确的垂体肿瘤时，可直接进行经蝶垂体手术（TSS）。然而，当MRI显示垂体正常时，区分异位和垂体原位ACTH依赖性CS非常重要。大剂量地塞米松抑制试验在区分这两种情况时缺乏准确性。依据岩下窦静脉取血（IPSS）定位ACTH分泌的来源（垂体或异位）是过去40年来评估CS最重要的技术进步。在此，介绍一个IPSS在指导CS治疗中发挥关键作用的病例。

关键词

库欣病；库欣综合征；异位ACTH综合征；岩下窦静脉取血

病例报道

51岁女性患者，为评估和治疗CS转诊至梅奥医学中心。患者症状和体征与CS相符：近2年出现继发性闭经，面部逐渐变圆，9年前被诊断为糖尿病和高血压，5年前诊断为骨质疏松症，头发稀疏和明显卷曲，易擦伤及伤口愈合不良。尽管患者体重稳定，但她自己感觉较前变胖。患者四肢变细，但腹围增加。上楼时感到困难。患者用药情况：格列吡嗪10mg bid；二甲双胍1000mg bid；西他列汀100mg qd；阿仑膦酸钠70mg qw；氢氯噻嗪25mg qd；辛伐他汀20mg qd。体格检查：BMI为32.2kg/m^2，血压为121/79mmHg，心率为80次/分。有库欣面容，满月脸，锁骨上和背颈部脂肪垫，脱发明显（图55.1）。患者四肢相对较细，近端肌肉无力。

辅助检查

实验室检查结果如表55.1所示。患者血清皮质醇水平升高，缺乏昼夜节律。24小时尿游离皮质醇和午夜唾液皮质醇水平均比正常值上限高出一倍以上。结合患者临床表现和实验室检查结果，可以明确CS的诊断，无需进行其他检查［如1mg过夜地塞米松抑制试验（DST）或低剂量2天DST］。患者血清ACTH水平处于正常高限，提示CS为ACTH依赖性。头部MRI显示垂体左侧前部有一3.0cm×5.0cm×7.0mm的低强化区域（图55.2）；虽然病灶强化不均匀且不典型，但符合垂体微腺瘤表现。患者血清催乳素水平正常（表55.1）。术前筛查胸部X线显示左肺上叶外侧有一个小结节。胸部CT显示左肺上叶外侧有一个7mm的非钙化结节，与X

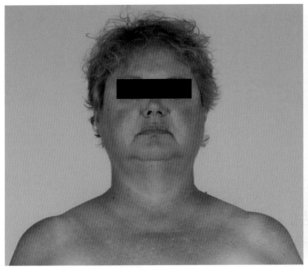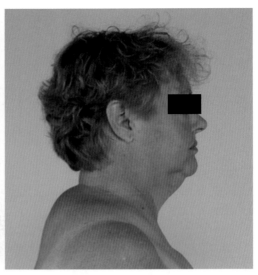

图55.1 照片显示患者有满月脸、锁骨上和背颈部脂肪垫、头发稀疏卷曲（非天生）

表55.1 实验室检查

生化检测	结果	重复结果	参考区间
钠（mmol/L）	141		135～145
钾（mmol/L）	4.1		3.6～5.2
空腹血糖（mg/dl）	96		70～100
HbA1c（%）	7.7		4～6
肌酐（mg/dl）	0.7		0.6～1.1
eGFR [ml/（min·BSA）]	>60		>60
血清皮质醇（8AM）（μg/dl）	25	15	7～25
血清皮质醇（4PM）（μg/dl）	25		2～14
24小时 UFC（μg）	284	103	3.5～45
24小时尿量（L）	1.7	1.3	<4L
午夜唾液皮质醇（ng/dl）	215	198	≤100
ACTH（pg/ml）	52	50	10～60
DHEA-S（μg/dl）	138		15～200
泌乳素（ng/ml）	11		3～27

注：ACTH，促肾上腺皮质激素；BSA，体表面积；DHEA-S，硫酸脱氢表雄酮；eGFR，估计的肾小球滤过率；UFC，尿游离皮质醇。

线发现的结节相对应（图55.3）。总体来看，患者病情进展缓慢，CS程度轻至中度，且头部MRI上可见明显的垂体腺瘤，提示垂体源性CS。然而，患者胸部CT上还发现了结节，不排除异位分泌ACTH的支气管类癌可能，其临床表现和生化检验结果与垂体源性CS类似。于是医生建议患者行IPSS，结果如表55.2所示。基线血清皮质醇浓度证实IPSS当天患者处于活动性CS状态。只有在IPSS当天，患者CS处于活动期，IPSS结果才有效，否则检测结果无效，不能用于指导患者的治疗。

促肾上腺皮质激素释放激素（CRH）给药前，患者右侧IPS中枢与外周ACTH比值为13.3∶1，CRH给药后比值为36.6∶1。

当比值在基线时＞2∶1或在CRH给药后＞3∶1时，可以诊断垂体依赖性库欣综合征。在几乎所有垂体依赖性CS患者中，中枢与外周比值都显著高于上述切点值（例如本例患者检查结果）。然而，当比值仅轻微高于切点值时，患者有可能患有异位CS。此外，CRH刺激后，ACTH相比于基线升高

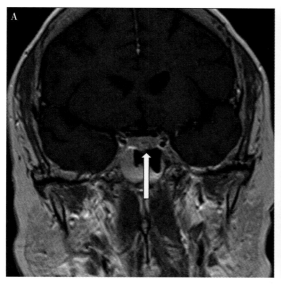 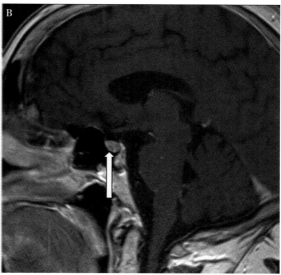

图55.2　头部MRI冠状位（A）和矢状位（B）图像显示垂体前部有一3.0cm×5.0cm×7.0mm的低强化区域（箭头所示）。冠状位图像上可见病变异质性大，符合垂体微腺瘤表现

了90%，而皮质醇较基线升高100%。如果CRH刺激后患者ACTH较基线升高>50%且皮质醇较基线升高>20%，则可以诊断为垂体依赖性CS。

表55.2　岩下窦静脉取血[a]

	ACTH，pg/ml		皮质醇，μg/dl	
	右侧IPS	PV	左侧IPS	PV
−5分钟	423	57	32	14
−1分钟	403	54	30	14
+2分钟	987	70	28	13
+5分钟	1370	52	32	13
+10分钟	1155	59	37	13
+30分钟			54	22
+45分钟			59	26
+60分钟			55	28

注：[a]，分别于促肾上腺皮质激素释放激素（CRH）（1μg/kg；最大剂量100μg）刺激前（−5分钟和−1分钟）和刺激后（+2，+5，+10分钟）行双侧同步IPSS。在CRH刺激后60分钟内连续取患者外周血。ACTH，促肾上腺皮质激素；IPS，岩下窦静脉；IPSS，岩下窦静脉取血；PV，外周静脉。

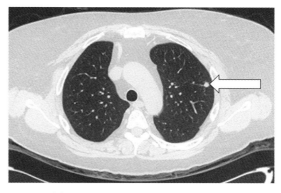

图55.3　胸部CT轴位图像显示左肺上叶外侧有一7mm的非钙化结节（箭头所示）

治疗

最终患者接受了TSS，术中进入蝶鞍后即可见肿瘤并切除了肿瘤。免疫组织化学结果证实为垂体ACTH腺瘤，肿瘤细胞ACTH和嗜铬粒蛋白染色强阳性。术后次日清晨，患者血清皮质醇水平为1.6μg/dl，证实疾病治愈。出院后，患者服用泼尼松（10mg bid）治疗，并按计划逐渐减量。我们在手术前告知所有患者，虽然CS与明显的衰弱体征和症状有关，但从CS中恢复更糟糕！

随访和预后

术后3个月随访，患者CS部分症状和体征已经缓解，泼尼松减量至每日5mg，但患者糖皮质激素停药症状明显。患者体重减轻了约9kg，HbA1c降至5.4%，且已停用了2种降糖药物。患者清晨血清皮质醇水平为5.4μg/dl。由于明显的糖皮质激素停药反应，患者泼尼松剂量增加，减量速度减慢。然后换成每天早上15mg氢化可的松替代。患者每6周测定1次清晨8点的血清皮质醇水平（服用氢化可的松前）。术后9个月，患者血清皮质醇水平>10μg/dl，并停用了氢化可的松治疗。患者无需进行CRH刺激试验评估下丘脑–垂体–肾上腺（HPA）轴的恢复情况，只需在清晨服用氢化可的松前测定血清皮质醇水平以评估下丘脑CRH产生、垂体ACTH分泌和肾上腺皮质醇分泌功能。

最后一次随访是在术后10年，此期间患者每年检测24小时UFC，均正常。患者体重从术前90kg下降到术后最低74.4kg。糖尿病和高血压得到了缓解。胸部影像学检查显示肺结节长期稳定。患者头发卷曲情况得到了改善。

要点

- 大多数起病缓慢的轻到中度ACTH依赖性CS女性患者为垂体源性。当同时在MRI上发现明确的非泌乳素分泌性垂体肿瘤时，可以考虑直接TSS。

- 部分ACTH依赖性CS由异位分泌ACTH的支气管类癌引起，患者可能仅表现为轻到中度的CS，与垂体源性患者表现相似。因此，应降低行IPSS的限制——尤其是影像学检查发现可疑的异位ACTH分泌病灶（如肺结节）。

- 为了验证IPSS的有效性，患者必须在取血当天处于CS活动期。

- 当IPSS中枢与外周的比值在基线时>2∶1，CRH刺激后>3∶1时，可确诊垂体源性CS。几乎所有垂体源性CS患者的中枢与外周ACTH的比值都明显超过上述标准。当比值仅轻微高于上述切点值时，不能排除异位ACTH分泌性CS可能。

- 如患者每日清晨服用氢化可的松治疗，定期检测清晨血清皮质醇水平可用于监测HPA轴恢复情况。该方法简单经济。

- 大多数患者表明CS治愈后的糖皮质激素停药症状比CS本身还要严重。

（周　玥　译）

参考文献

1. Findling JW, Aron DC, Tyrrell JB, et al. Selective venous sampling for ACTH in Cushing's syndrome: differentiation between Cushing disease and the ectopic ACTH syndrome. *Ann Intern Med*. 1981;94(5):647–652.

2. Manni A, Latshaw RF, Page R, Santen RJ. Simultaneous bilateral venous sampling for adrenocorticotropin in pituitary-dependent Cushing's disease: evidence for lateralization of pituitary venous drainage. *J Clin Endocrinol Metab*. 1983;57(5):1070–1073.

3. Oldfield EH, Chrousos GP, Schulte HM, et al. Preoperative lateralization of ACTH-secreting pituitary microadenomas by bilateral and simultaneous inferior petrosal venous sinus sampling. *N Engl J Med*. 1985;312(2):100–103.

4. Nieman LK, Biller BM, Findling JW, et al. The diagnosis of Cushing's syndrome: an Endocrine Society Clinical Practice Guideline. *J Clin Endocrinol Metab*. 2008;93(5):1526–1540.

5. Yamamoto Y, Davis DH, Nippoldt TB, Young WF Jr, Huston J 3rd, Parisi JE. False-positive inferior petrosal sinus sampling in the diagnosis of Cushing's disease. Report of two cases. *J Neurosurg*. 1995;83(6):1087–1091.

6. Natt N, Young WF Jr. The ovine corticotropin-releasing hormone stimulation test in the differential diagnosis of adrenocorticotropic hormone-dependent Cushing's syndrome. *Endocr Pract*. 1997;3(3):130–134.

7. Hurtado MD, Cortes T, Natt N, Young WF Jr, Bancos I. Extensive clinical experience: hypothalamic-pituitary-adrenal axis recovery after adrenalectomy for corticotropin-independent cortisol excess. *Clin Endocrinol (Oxf)*. 2018;89(6):721–733.

促肾上腺皮质激素依赖性库欣综合征：什么情况下不需要进行岩下窦静脉取血

摘要

大多数促肾上腺皮质激素（ACTH）依赖性库欣综合征（CS）由分泌ACTH的垂体肿瘤引起。当表现为缓慢进展的轻至中度ACTH依赖性CS的女性患者在MRI检查中发现明确的垂体肿瘤时，可直接进行经蝶垂体手术（TSS）。以下提供了一个不需要进行岩下窦静脉取血（IPSS）的ACTH依赖性CS病例。

关键词

库欣病；库欣综合征；异位ACTH综合征；岩下窦静脉取血；垂体腺瘤

病例报道

26岁女性患者，因疑似CS前来就诊。过去2年半里，患者出现轻微的糖皮质激素分泌过多表现。3年前，由于生育需求，患者停止口服避孕药。自此，患者一直未出现月经。患者曾于生殖内分泌科就诊，生化检测结果显示血清泌乳素水平正常，但硫酸脱氢表雄酮（DHEA-S）升高（表56.1）。患者的症状包括失眠（通常在晚上11点半到凌晨1点半之间醒来，感觉"精力充沛"），新发痤疮，轻度多毛症，锁骨上方、面部和腹部脂肪堆积，体重增加4.5kg。患者1年前被诊断为新发高血压。患者积极减重，每周进行

表56.1　实验室检查

生化检测	结果	重复结果	重复结果	参考区间
钠（mmol/L）	142			135～145
钾（mmol/L）	4.0			3.6～5.2
空腹血糖（mg/dl）	85			70～100
HbA1c（%）	5.2			4～6
肌酐（mg/dl）	0.7			0.6～1.1
eGFR [ml/（min·BSA）]	>60			>60
血清皮质醇（8AM）（μg/dl）	23	15	22.9	7～25
血清皮质醇（4PM）（μg/dl）	14			2～14
24小时尿游离皮质醇（24h UFC）（μg）	111	296	103	3.5～45
24小时尿量（L）	3.7	2.4	3.1	<4L
午夜唾液皮质醇（ng/dl）	190	210		≤100
ACTH（pg/ml）	80	50	88	10～60
DHEA-S（μg/dl）	687	502	561	44～332
泌乳素（ng/ml）	10			3～27
8mg过夜DST（μg/dl）	2.1			未检测出

注：ACTH，促肾上腺皮质激素；BSA，体表面积；DHEA-S，硫酸脱氢表雄酮；DST，地塞米松抑制试验；eGFR，估计的肾小球滤过率。

5次高强度运动,每次45分钟。目前患者仅服用α-甲基多巴500mg qd。体格检查:BMI为21.8kg/m²,血压为138/97mmHg,心率为96次/分。未见明显CS体征,皮肤无紫纹,腹部平坦。与之前照片相比,锁骨上脂肪堆积增加(图56.1)。肌肉张力良好,无近端肌无力。

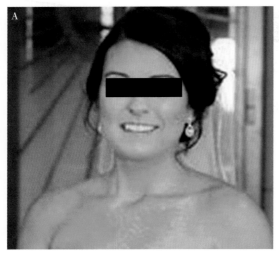

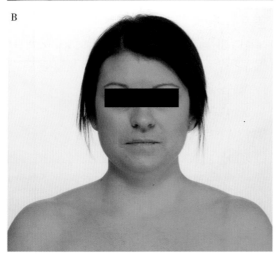

图56.1 3年前(A)和本次就诊时(B)照片显示患者锁骨上脂肪垫进展—— 一个微妙且重要的临床线索

辅助检查

实验室检查结果如表56.1所示。患者血清皮质醇水平处于正常值高限,多次测量结果显示,24小时尿游离皮质醇和唾液皮质醇高于正常值上限的2倍。在转诊至梅奥医学中心前,患者进行了8mg过夜地塞米松抑制试验(DST),结果显著异常(表56.1)。因此,根据患者临床表现、锁骨上脂肪垫的进展及实验室检查结果,能够确诊CS。患者血清ACTH处于正常范围高限,提示CS是ACTH依赖性。头部MRI显示有一个疑似垂体腺瘤的2mm占位(图56.2)。患者临床病程缓慢,CS症状和体征轻微,头部MRI上可见垂体腺瘤表现,均提示垂体源性CS。医生告知患者IPSS存在一定风险且患者的情况也没必要进行IPSS。据报道,在美国国立卫生研究院进行IPSS的508例患者中有1例(0.2%)发生脑干损伤。在梅奥医学中心早期IPSS系列研究(1990—1997年)中,92例患者中有2例(2%)出现严重并发症(蛛网膜下腔出血、下肢深静脉血栓形成)。在法国格勒诺布尔进行IPSS的86例患者中,有2例(2%)患者出现暂时性第六对脑神经麻痹。

治疗

最终患者接受了TSS治疗。术中进入蝶鞍可见垂体左侧存在一个小肿瘤,与MRI定位一致。病理HE及网状蛋白染色未提示明确的腺瘤。生长激素、泌乳素、促甲状腺激素、α-亚单位、卵泡刺激素、黄体生成素和ACTH免疫组织化学染色结果显示垂体前叶内多种类型细胞混合存在。术后次日清晨,患者测血清皮质醇为7.0μg/dl,并出现弥漫性肌痛症状。由于血清皮质醇未低于2.0μg/dl,医生担心患者病情未缓解。患者出院后每日服用泼尼松早晨10mg,下午5mg,并计划每周减少2.5mg,直至维持剂量每日早晨5mg。

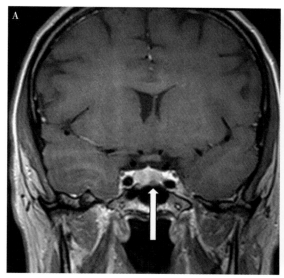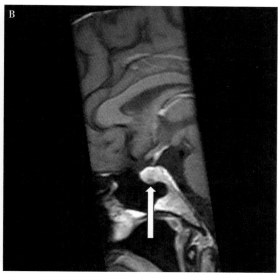

图56.2　头部增强MRI冠状位（A）和矢状位（B）图像显示垂体底部左侧存在一2mm的低信号和强化减低区域（箭头所示），符合垂体微腺瘤表现

随访和预后

术后2周，患者清晨血清皮质醇水平为2.6μg/dl。当泼尼松剂量减量到每天早晨5mg时，改用氢化可的松每天早晨20mg，持续2周，然后减量至每天早晨15mg。术后4个月随访时，患者血清皮质醇水平为2.9μg/dl。患者未主动减肥，但体重减轻了4.5kg。面部明显变瘦，锁骨上脂肪垫消失。患者血压恢复正常，停止降压治疗。并重新恢复月经周期。术后6个月，患者血清皮质醇水平为9.3μg/dl；术后9个月，患者血清皮质醇＞10μg/dl，并停止了氢化可的松的治疗；术后1年，患者24小时尿游离皮质醇正常。术后18个月，患者产下一名健康男婴。术后4年，患者身体状况良好，血压正常，并于近期产下第二个孩子。患者每年查24小时尿游离皮质醇均正常。

本例患者无需进行CRH刺激试验评估下丘脑-垂体-肾上腺（HPA）轴的恢复情况，只需在清晨服用氢化可的松前检测血清皮质醇水平，以评估下丘脑CRH产生、垂体ACTH分泌和肾上腺皮质醇分泌功能。

要点

- 区分轻度CS和假性CS是内分泌科医生面临的最具挑战性的任务之一。内分泌科医生不应急于做出判断，而需要在建立足够证据的基础上明确CS的诊断。

- 并非所有有症状的CS患者都会出现典型的体检体征，而患者既往照片可能为诊断提供证据，正如本例患者照片所显示的锁骨上脂肪垫的进展。

- 尽管未患CS的正常人在体重增加时也会出现背颈部脂肪垫，但锁骨上脂肪垫的出现对于诊断CS具有特异性。

- 一些垂体源性CS患者的术后病理标本上可能没有发现ACTH腺瘤，就像该病例一样。在一份包含29例垂体源性CS但病理学未证实肿瘤存在的病例报道中，有19例（66%）患者实现长期治愈。作者推测这一现象可能是由于以下一个或多个原因导致：①肿瘤已被切除但未进行组织学评估；②病理学家取样时未取到肿瘤组织；③腺瘤在吸引装置或手术区域中丢失；④腺瘤过小，无法在常规组织学检查中检测到。

（周　玥　译）

参考文献

1. Miller DL, Doppman JL, Peterman SB, Nieman LK, Oldfield EH, Chang R. Neurologic complications of petrosal sinus sampling. *Radiology*. 1992;185(1): 143–147.

2. Bonelli FS, Huston 3rd J, Carpenter PC, Erickson D, Young Jr WF, Meyer FB. Adrenocorticotropic hormone-dependent Cushing's syndrome: sensitivity and specificity of inferior petrosal sinus sampling. *AJNR Am J Neuroradiol*. 2000;21(4):690–696.

3. Lefournier V, Martinie M, Vasdev A, et al. Accuracy of bilateral inferior petrosal or cavernous sinuses sampling in predicting the lateralization of Cushing's disease pituitary microadenoma: influence of catheter position and anatomy of venous drainage. *J Clin Endocrinol Metab*. 2003;88(1):196–203.

4. Biller BM, Grossman AB, Stewart PM, et al. Treatment of adrenocorticotropin-dependent Cushing's syndrome: a consensus statement. *J Clin Endocrinol Metab*. 2008;93(7):2454–2462.

5. Hurtado MD, Cortes T, Natt N, Young WF Jr, Bancos I. Extensive clinical experience: hypothalamic-pituitary-adrenal axis recovery after adrenalectomy for corticotropin-independent cortisol excess. *Clin Endocrinol (Oxf)*. 2018;89(6):721–733.

6. Sheehan JM, Lopes MB, Sheehan JP, Ellegala D, Webb KM, Laws ER Jr. Results of transsphenoidal surgery for Cushing's disease in patients with no histologically confirmed tumor. *Neurosurgery*. 2000;47(1):33–36; discussion 37–9.

垂体腺瘤引起的严重促肾上腺皮质激素依赖性库欣综合征

摘要

大多数促肾上腺皮质激素（ACTH）依赖性库欣综合征（CS）由ACTH分泌性垂体微腺瘤引起，其中50%由于体积太小无法通过MRI观察到。垂体源性CS通常会引起轻度至中度临床表现，24小时尿游离皮质醇（UFC）通常为100～500μg，很少超过1000μg。当ACTH依赖性CS患者出现自发性低钾血症及24小时 UFC>1000μg时，临床医生应怀疑存在异位ACTH分泌性肿瘤。但部分垂体大腺瘤导致的ACTH依赖性CS患者临床表现可能与异位ACTH分泌患者的表现存在交叉。以下提供了这样一个病例。

关键词

库欣病；库欣综合征；异位ACTH综合征；岩下窦静脉取血；垂体肿瘤

病例报道

28岁女性患者，因疑似CS就诊。过去3年患者体重增加了28kg，表现为向心性肥胖。患者注意到自己面部变圆发红，脸颊和上唇出现多毛症，手臂出现痤疮。上楼梯时，双腿感觉明显无力。近期患者发现轻度高血糖，并开始服用二甲双胍。患者近期血压偏高，还出现了继发性闭经。作为一名护士，患者怀疑可能是CS导致了她的症状和

体征。患者用药情况：二甲双胍500mg bid及雷尼替丁150mg qd，以及用于治疗高血压的氨氯地平和美托洛尔。体格检查：BMI为38.9kg/m^2，血压为138/98mmHg，心率为76次/分。与3年前拍摄的照片相比，患者呈明显库欣面容（图57.1），可见满月脸、锁骨上和背颈部明显脂肪垫；患者下肢纤细，侧腹部有细长红色条纹。

辅助检查

实验室检查结果如表57.1所示。患者有自发性低钾血症。血尿皮质醇水平提示严重的皮质醇增多症。血清ACTH水平明显升高。胸腹部CT未见肺部、胰腺或小肠有肿瘤。然而，头部MRI在垂体右侧发现一个8mm的肿瘤（图57.2）。医生告知患者，她的库欣综合征表现很可能是由这个相对较大的ACTH分泌性垂体瘤引起。医生表明岩下窦静脉取血（IPSS）存在一定风险且对于患者来说也无必要。据报道，在美国国立卫生研究院接受IPSS的508名患者中有1例（0.2%）出现脑干损伤。在梅奥医学中心早期（1990—1997年）IPSS系列研究中，92例患者中有2例（2%）出现严重并发症（蛛网膜下腔出血、下肢深静脉血栓形成）。在法国格勒诺布尔进行的IPSS系列研究中，86例患者中有2例（2%）出现短暂的第六对脑神经麻痹。

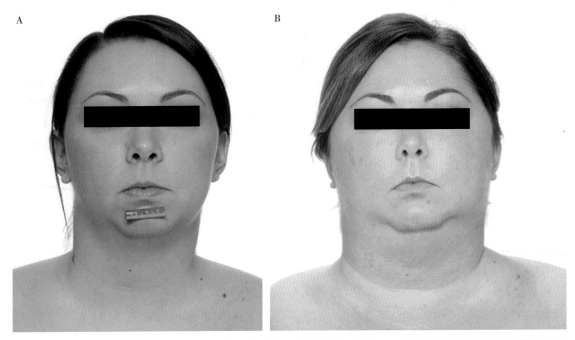

图57.1 3年前拍摄的照片（A，于皮肤科拍摄）和本次就诊时的照片（B）显示，患者呈现满月脸，脸颊可见长且细密毳毛，出现锁骨上脂肪垫

表57.1 实验室检查

生化检测	结果	重复结果	参考区间
钠（mmol/L）	146		135～145
钾（mmol/L）	3.5		3.6～5.2
空腹血糖（mg/dl）	102		70～100
HbA1c（%）	5.4		4～6
肌酐（mg/dl）	0.8		0.6～1.04
eGFR [ml/（min·BSA）]	>60		>60
血清皮质醇（8AM）（µg/dl）	33	42	7～25
血清皮质醇（4PM）（µg/dl）	33		2～14
24hUFC（µg）	1057		3.5～45
24小时尿量（L）	2.1		<4L
ACTH（pg/ml）	192		10～60
DHEA-S（µg/dl）	181		44～332
泌乳素（ng/ml）	17.3		4.8～23.3

注：ACTH，促肾上腺皮质激素；BSA，体表面积；DHEA-S，硫酸脱氢表雄酮；UFC，尿游离皮质醇；eGFR，估计的肾小球滤过率。

治疗

患者接受了经蝶垂体腺瘤切除手术，术中进入蝶鞍后可见垂体右侧肿瘤。病理结果支持垂体腺瘤的诊断。免疫组织化学染色结果显示腺瘤细胞嗜铬粒蛋白和ACTH染色阳性，而生长激素、催乳素、促甲状腺激素、α-亚单位、卵泡刺激素和黄体生成素染色阴性。术后次日清晨患者血清皮质醇水平为3.1µg/dl，并出现弥漫性肌痛和恶心症状。出院后患者每日早晨服用泼尼松10mg，下午10mg，并计划每周减少2.5mg，直至每天早晨服用5mg维持治疗。

随访和预后

术后4周，患者清晨血清皮质醇水平<1.0µg/dl。当泼尼松剂量减少至每天早晨5mg时，改为氢化可的松每天早晨20mg，持续2周，然后改为每天早晨15mg。术后4

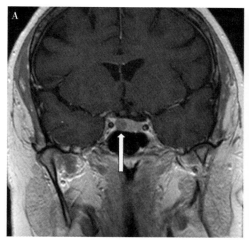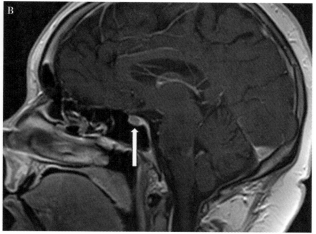

图57.2　头部增强MRI冠状位（A）和矢状位（B）图像显示垂体右侧可见一8mm的低信号和低强化的腺瘤（箭头所示）

个月随访，在早晨服用氢化可的松前，患者血清皮质醇水平<1.0μg/dl。体重减轻了6.8kg，并恢复规律月经周期。患者血压处于正常低值水平，因此停用了钙通道阻滞剂和β受体阻滞剂。术后6个月患者血清皮质醇<1.0μg/dl，7个月为2.6μg/dl，9个月为3.9μg/dl，10个月为4.9μg/dl，12个月为9.7μg/dl，15个月为12μg/dl，此时可停用氢化可的松。将糖皮质激素氢化可的松减量至每天早晨15mg，并通过定期检测清晨血清皮质醇来监测下丘脑-垂体-肾上腺轴的恢复情况是梅奥医学中心的标准方法。CRH刺激试验并不是必要的，该试验仅能反应肾上腺功能，而不能评估下丘脑和垂体的恢复情况。

术后1年，患者体重减轻了22.2kg，24小时UFC水平正常。医生告知患者术后CS的复发风险为25%。患者术后2年、3年和4年的24小时UFC分别为14、21和18μg（参考范围：<45μg）。在一项包含215例接受经蝶手术治疗的CS患者的大型系列研究中，手术缓解率达到85.6%。术后1年、2年、3年和5年CS的复发率分别为0.5%、6.7%、

10.8%和25.5%，中位复发时间为39个月。因此，我们建议患者在术后至少10年内每年进行24小时UFC检查。

要点

- 大多数ACTH依赖性的CS病例是由ACTH分泌性垂体微腺瘤引起——其中50%的腺瘤体积太小，无法在MRI上观察到。

- 垂体源性CS患者通常表现为轻至中度CS相关表现，且24小时UFC通常为100～500μg，很少超过1000μg。当ACTH依赖性CS患者出现自发性低钾血症及24小时UFC>1000μg时，临床医生应怀疑存在异位分泌ACTH的肿瘤。

- 临床医生需要意识到部分垂体源性CS是由于垂体大腺瘤引起，其临床表现可能与异位ACTH分泌患者的重度皮质醇增多症存在交叉。

- 初次手术后垂体源性ACTH依赖性CS的复发风险为25%，患者需要随访10年以上。

（周　玥　译）

参考文献

1. Miller DL, Doppman JL, Peterman SB, Nieman LK, Oldfield EH, Chang R. Neurologic complications of petrosal sinus sampling. *Radiology*. 1992;185(1): 143–147.

2. Bonelli FS, Huston J 3rd, Carpenter PC, Erickson D, Young WF Jr, Meyer FB. Adrenocorticotropic hormone-dependent Cushing's syndrome: sensitivity and specificity of inferior petrosal sinus sampling. *AJNR Am J Neuroradiol*. 2000;21(4):690–696.

3. Lefournier V, Martinie M, Vasdev A, et al. Accuracy of bilateral inferior petrosal or cavernous sinuses sampling in predicting the lateralization of Cushing's disease pituitary microadenoma: influence of catheter position and anatomy of venous drainage. *J Clin Endocrinol Metab*. 2003;88(1):196–203.

4. Hurtado MD, Cortes T, Natt N, Young WF Jr, Bancos I. Extensive clinical experience: hypothalamic-pituitary-adrenal axis recovery after adrenalectomy for corticotropin-independent cortisol excess. *Clin Endocrinol (Oxf)*. 2018;89(6):721–733.

5. Patil CG, Prevedello DM, Lad SP, et al. Late recurrences of Cushing's disease after initial successful transsphenoidal surgery. *J Clin Endocrinol Metab*. 2008;93(2):358–362.

异位库欣综合征合并多发性内分泌腺瘤病 2B 型

摘要

约15%的促肾上腺皮质激素（ACTH）依赖性库欣综合征（CS）由异位分泌ACTH的肿瘤引起，其中最常见的是支气管类癌（约占25%），甲状腺髓样癌较为罕见（2%~7.5%）。在ACTH依赖性CS患者中，起病速度快及存在转移性甲状腺髓样癌提示其可能为异位ACTH分泌来源。

关键词

肾上腺切除术；库欣综合征；多发性内分泌腺瘤病2B型；异位ACTH综合征；嗜铬细胞瘤

病例报道

31岁男性患者，诊断为CS，为求进一步诊治转诊至梅奥医学中心。患者在17年前被诊断为甲状腺髓样癌，并于外院接受甲状腺全切术。11年前，患者被诊断为右侧嗜铬细胞瘤，并接受了右侧肾上腺切除术。遗传学评估提示多发性内分泌腺瘤病2B型（MEN2B）。患者随后出现转移性甲状腺髓样癌，并在过去10年中接受了多种治疗，包括颈部探查和淋巴结切除术，凡德他尼、卡博替尼和乐伐替尼治疗，以及针对肝脏转移瘤的局部治疗。

5个月前，患者出现CS表现。体格检查显示该患者有满月脸、锁骨上和背部脂肪垫、面部发红和近端肌病，未发现紫纹或痤疮，可见多发性黏膜神经瘤。

辅助检查

实验室检查结果如表58.1所示。患者ACTH、午夜唾液皮质醇和24小时尿游离皮质醇（UFC）水平升高，证实ACTH依赖性CS诊断。由于患者皮质醇增多症起病迅速，且头部MRI未发现垂体病变，考虑垂体源性可能性小，怀疑与转移性甲状腺髓样癌相关。此外，腹部增强CT（图58.1）发现左侧肾上腺结节，疑似嗜铬细胞瘤。患者儿茶酚胺水平正常（表58.1）。

表58.1　实验室检查

生化检测	结果	参考区间
血清皮质醇（4PM）（µg/dl）	18	2~14
ACTH（pg/ml）	100	7.2~63
DHEA-S（µg/dl）	144	57~552
24h UFC（µg）	303	<45
午夜唾液皮质醇（ng/dl）	193	<100
血浆甲氧基肾上腺素（nmol/L）	0.45	<0.5
血浆甲氧基去甲肾上腺素（nmol/L）	0.28	<0.9

注：ACTH，促肾上腺激素；DHEA-S，硫酸脱氢表雄酮；UFC，尿游离皮质醇。

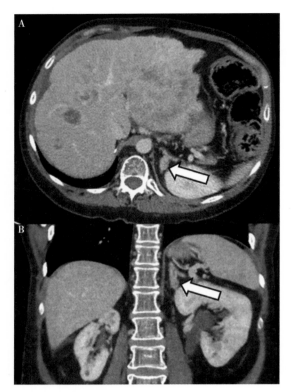

图58.1 腹部增强CT轴位（A）和冠状位（B）图像显示左侧肾上腺结节（箭头所示），右肾上腺缺如

治疗

医生充分告知了患者可能的治疗方案，最终患者选择肾上腺切除术治疗异位CS和

可疑的嗜铬细胞瘤。于是患者接受了腹腔镜左侧肾上腺切除术（图58.2）。病理学结果提示左侧肾上腺有3个嗜铬细胞瘤，直径分别为1.0cm、1.1cm和1.5cm。术后患者接受糖皮质激素和盐皮质激素替代疗法，CS症状得到缓解。

讨论

在可能的情况下，应尽快手术切除ACTH分泌来源病灶。当肿瘤起源不明（12%～19%）、手术预期困难，或如本例患者存在转移性疾病导致责任肿瘤无法切除时，双侧肾上腺切除术是一个很好的治疗选择。本例患者切除的左肾上腺中发现了多个无生化活性的微小嗜铬细胞瘤。在肿瘤较小的患者及经过基因检测明确疾病的患者中无生化活性的嗜铬细胞瘤更常见。

要点

- 甲状腺髓样癌是异位CS的罕见病因，在已知诊断或可疑此类疾病的患者（如MEN2型）中应考虑该病因。
- 双侧肾上腺切除术是异位CS的有效治疗方

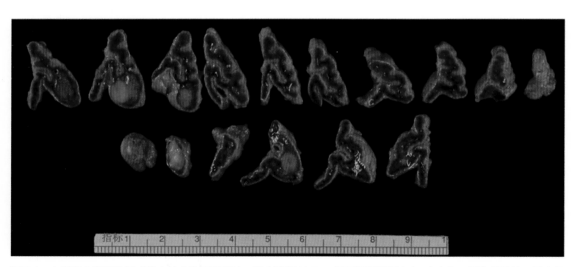

图58.2 左侧肾上腺切除手术样本的大体病理照片。肾上腺重10.7g，切面显示髓质中有3个白色、质软的肿块，最大径分别为1.5cm、1.1cm和1.0cm，病理结果证实为嗜铬细胞

法，尤其是当无法完全切除责任病灶时。

（周　玥　译）

参考文献

1. Lindholm J, Juul S, Jorgensen JO, et al. Incidence and late prognosis of Cushing's syndrome: a population-based study. *J Clin Endocrinol Metab.* 2001;86(1):117–123.

2. Isidori AM, Kaltsas GA, Pozza C, et al. The ectopic adrenocorticotropin syndrome: clinical features, diagnosis, management, and long-term follow-up. *J Clin Endocrinol Metab.* 2006;91(2):371–377.

3. Aniszewski JP, Young WF Jr. Thompson GB, Grant CS, van Heerden JA. Cushing syndrome due to ectopic adrenocorticotropic hormone secretion. *World Journal of Surgery.* 2001;25(7):934–940.

4. Ilias I, Torpy DJ, Pacak K, Mullen N, Wesley RA, Nieman LK. Cushing's syndrome due to ectopic corticotropin secretion: twenty years' experience at the National Institutes of Health. *J Clin Endocrinol Metab.* 2005;90(8):4955–4962.

5. Chow JT, Thompson GB, Grant CS, Farley DR, Richards ML, Young WF Jr. Bilateral laparoscopic adrenalectomy for corticotrophin-dependent Cushing's syndrome: a review of the Mayo Clinic experience. *Clin Endocrinol (Oxf).* 2008;68(4):513–519.

6. Szabo Yamashita T, Sada A, Bancos I, et al. Differences in outcomes of bilateral adrenalectomy in patients with ectopic ACTH producing tumor of known and unknown origin. *Am J Surg.* 2021;221(2):460–464.

7. Gruber LM, Hartman RP, Thompson GB, et al. Pheochromocytoma Characteristics and Behavior Differ Depending on Method of Discovery. *J Clin Endocrinol Metab.* 2019;104(5):1386–1393.

异位库欣综合征的冷冻消融治疗

摘要

大多数促肾上腺皮质激素（ACTH）依赖性库欣综合征（CS）是由ACTH分泌性垂体微腺瘤所导致。约15%的ACTH依赖性CS患者存在异位分泌ACTH的病灶，最常见的是支气管类癌（约占25%）。然而高达9%～27%的异位ACTH分泌患者找不到病灶。应尽可能切除责任病灶，但当手术实施困难时，应及时治疗严重的皮质醇增多症，可考虑切除双侧肾上腺以挽救患者生命。在这里，介绍了一例怀疑神经内分泌肿瘤的患者，通过一种新的治疗方法替代了双侧肾上腺切除术。

关键词

支气管类癌；冷冻消融术；库欣综合征；诊断；异位ACTH综合征

病例报道

69岁女性患者，因ACTH依赖性CS转诊至梅奥医学中心治疗。患者表现为全身乏力、无法由坐位站起、下肢水肿和皮肤易瘀青等症状，并进行性加重。伴体重减轻（主要是由于肌肉减少）和面部变圆。患者曾出现过一次低钾血症并开始补钾治疗。几个月前，患者还被诊断为2型糖尿病和需要药物治疗的高血压。医生怀疑患者为CS，初步检查结果提示ACTH依赖性皮质醇增多症（表59.1）。定位检查包括垂体MRI、胸腹部CT、^{111}In-喷曲肽显像以及^{18}F-FDG PET/CT，结果未见责任病灶。体格检查：轮椅入室。皮肤菲薄，皮肤多处瘀斑，可见甲癣。满月脸，无多血质，无紫纹；上肢和下肢均有近端肌病；轻度水肿。

所服用的药物包括：格列吡嗪、二甲双胍、氢氯噻嗪、螺内酯、赖诺普利、美托洛尔和氯化钾。

辅助检查

实验室检查结果证实ACTH依赖性皮质醇增多症（表59.1）。进行岩下窦静脉取血（IPSS）以明确ACTH依赖性皮质醇增多症的亚型（表59.2），其结果提示ACTH异位分泌来源。复查CT显示右肺下叶有一7.0mm×5.0mm的结节（图59～1）。

治疗

在多学科讨论中，考虑到异位CS的病因并不确定，存在支气管类癌的可能（尽管肺结节无喷曲肽或FDG高摄取），再结合患者的功能状态和CS的严重程度，专家们讨论了可行的治疗方案。鉴于肺结节的位置不适合行开放性楔形切除术或胸腔镜下楔形切除术，因此考虑了其他方案。原计划进行双侧肾上腺切除术，但在医师与患者进行充分沟通后，患者选择了肺结节冷冻消融并成功切除肺结节。消融治疗20小时后，患者ACTH水平降至13pg/ml，皮质醇降至6μg/dl，开始服用泼尼松补充糖皮质激素（表59.3）。

表59.1 实验室检查

生化检测	当地医院生化检测 结果	梅奥医学中心生化检测 结果（就诊时）	参考区间
血清皮质醇（8AM）（μg/dl）	56	18	7～25
8mg过夜DST（μg/dl）	34		<1
ACTH（pg/ml）	155	108	10～60
DHEA-S（μg/dl）	115	110	15～157
24小时尿游离皮质醇（μg）（尿量低：800ml）		47	<45

注：ACTH，促肾上腺皮质激素；DHEA-S，硫酸脱氢表雄酮；DST，地塞米松抑制试验。

表59.2 岩下窦静脉取血[a]

	ACTH，pg/ml		皮质醇，μg/dl	
	右侧IPS	PV	左侧IPS	PV
-5分钟	122	94	111	19
-1分钟	120	103	117	18
+2分钟	195	100	106	19
+5分钟	233	108	111	18
+10分钟	183	113	125	19
+30分钟		108		19
+45分钟		109		20
+60分钟		109		19

注：[a]：分别于促肾上腺皮质激素释放激素（CRH）（1μg/kg；最大剂量100μg）刺激前（-5和-1分钟）和刺激后（+2，+5，+10分钟）进行同步IPSS。CRH刺激后60分钟内连续外周静脉取血。

ACTH，促肾上腺激素；IPS，岩下窦静脉；IPSS，岩下窦静脉取血；PV，外周静脉。

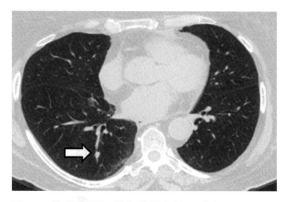

图59.1 胸部增强CT图像显示右肺下叶有一7.0mm×5.0mm的结节（箭头所示）

随访和预后

术后3个月，患者下丘脑–垂体–肾上腺轴恢复，停用泼尼松。所有CS症状和体征均消失。术后3个月随访时，患者体重减轻了5.4kg，肌肉功能有所改善，不再需要轮椅。患者血压有所改善，停用降压药物。术后4年，患者未再出现ACTH依赖性皮质醇增多症表现。

要点

- 当怀疑异位ACTH分泌是引起CS生化改变的原因时，应首选胸部CT定位可能存在的病灶；如果胸部CT结果为阴性，则需要进行腹盆部CT检查。

- 大多数起病缓慢、轻至中度的ACTH依赖性CS的女性患者患垂体瘤，然而，也有少数支气管类癌导致的异位ACTH综合征患者表现为轻度ACTH依赖性CS。

- 对于存在异位CS但来源不明的患者，可以选择双侧肾上腺切除术挽救生命。

- 当手术切除存在困难或异位CS病因不明确时，冷冻消融术是一种潜在的治疗选择。

表59.3　肺结节冷冻消融术前和术后患者血清皮质醇和ACTH水平

	术前	术后2小时	术后24小时	术后10周，停用糖皮质激素治疗	参考区间
ACTH（pg/ml）	108	54	13	32	10~60
血清皮质醇（μg/dl）	18	16	6	14	7~25

注：ACTH，促肾上腺皮质激素。

（周　玥　译）

参考文献

1. Lindholm J, Juul S, Jorgensen JO, et al. Incidence and late prognosis of Cushing's syndrome: a population-based study. *J Clin Endocrinol Metab*. 2001;86(1):117–123.

2. Isidori AM, Kaltsas GA, Pozza C, et al. The ectopic adrenocorticotropin syndrome: clinical features, diagnosis, management, and long-term follow-up. *J Clin Endocrinol Metab*. 2006;91(2):371–377.

3. Aniszewski JP, Young WF Jr, Thompson GB, Grant CS, van Heerden JA. Cushing syndrome due to ectopic adrenocorticotropic hormone secretion. *World Journal of Surgery*. 2001;25(7):934–940.

4. Ilias I, Torpy DJ, Pacak K, Mullen N, Wesley RA, Nieman LK. Cushing's syndrome due to ectopic corticotropin secretion: twenty years' experience at the National Institutes of Health. *J Clin Endocrinol Metab*. 2005;90(8):4955–4962.

5. Findling JW, Aron DC, Tyrrell JB, et al. Selective venous sampling for ACTH in Cushing's syndrome: differentiation between Cushing disease and the ectopic ACTH syndrome. *Ann Intern Med*. 1981;94(5):647–652.

6. Oldfield EH, Chrousos GP, Schulte HM, et al. Preoperative lateralization of ACTH-secreting pituitary microadenomas by bilateral and simultaneous inferior petrosal venous sinus sampling. *N Engl J Med*. 1985;312(2):100–103.

周期性异位库欣综合征

摘要

大多数促肾上腺皮质激素（ACTH）依赖性库欣综合征（CS）由分泌ACTH的垂体微腺瘤引起。大约15%的ACTH依赖性CS患者为异位ACTH分泌。与异位ACTH分泌相关的最常见肿瘤有支气管类癌（约占25%）、胰腺神经内分泌肿瘤（约16%）、隐匿性且定位不明确的肿瘤（约16%）、小细胞肺癌（约11%）、甲状腺髓样癌（约9%）、其他神经内分泌肿瘤（约7%）、胸腺类癌（约5%）和嗜铬细胞瘤（约3%）。患者可能患有异位ACTH依赖性CS的主要线索包括严重CS，表现为自发性低钾血症和24小时尿游离皮质醇（UFC）>1000μg，CS发作迅速（有时迅速到没有时间出现典型的CS体征），既往有神经内分泌肿瘤，以及性别为男性。在此，介绍一例周期性异位ACTH分泌的病例。

关键词

双侧肾上腺切除术；类癌；库欣综合征；周期性；诊断；异位促肾上腺皮质激素综合征；胰腺

病例报道

71岁女性患者，因ACTH依赖性CS被转诊到梅奥医学中心治疗。患者数月前出现顽固性高血压、双下肢水肿、难以控制的糖尿病和近端肌病，并多毛、颜面水肿、皮肤变薄和瘀斑。由于肌肉无力，患者多次摔倒，无法独立生活。

2年前患者进行了ACTH依赖性CS的检查。当时出现了类似的症状，即难以控制的高血压和糖尿病、低钾血症，检查提示ACTH依赖性CS（表60.1），垂体磁共振成像（MRI）未发现垂体腺瘤，胸部和腹部计算机断层扫描（CT）以及[111]In-喷曲肽显像未发现神经内分泌肿瘤。当时计划进行岩

表60.1　实验室检查

生化检测	30个月前	27个月前	25个月前	目前	参考区间
8AM血清皮质醇（μg/dl）	27	11	14	93	7～25
8mg过夜DST（μg/dl）	27.4	35			<1
ACTH（pg/ml）	254			366	10～60
DHEA-S（μg/dl）				211	15～157
24小时尿游离皮质醇（μg）	86	3.9	9	683	<45

注：ACTH，促肾上腺皮质激素；DHEA-S，硫酸脱氢表雄酮；DST，地塞米松抑制试验。

下窦静脉取血（IPSS），但此后反复检查均不再提示皮质醇增多症，因而取消了IPSS（表60.1）。几个月后，患者症状消失，直到2年后复发。

体格检查：轮椅入室。皮肤菲薄、瘀斑，满月脸，锁骨上脂肪垫，轻微水牛背。无皮肤紫纹。面部多毛、轻度脱发。上肢和下肢患近端肌病，双下肢水肿。

辅助检查

检查结果提示ACTH依赖性皮质醇增多症（表60.1）。行IPSS以明确ACTH依赖性CS的亚型（表60.2）。腹部CT图像发现胰腺有一1.8cm的病变（图60.1），与2年前CT相比，胰腺病增大1cm。[111]In-喷曲肽显像阴性。

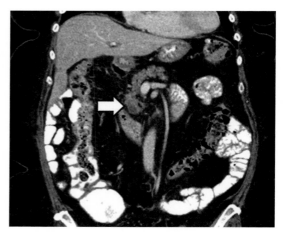

图60.1 增强CT冠状位显示钩突部有一1.8cm×1.0cm的胰腺囊性病变（箭头所示）

表60.2 岩下窦静脉取血[a]

	ACTH, pg/ml		皮质醇, µg/dl	
	Right IPS	PV	Left IPS	PV
−5分钟	298	274	279	76
−1分钟	301	284	297	79
+2分钟	294	312	270	75
+5分钟	283	308	269	72
+10分钟	290	297	265	77
+30分钟			352	73
+45分钟			377	76
+60分钟			377	71

注：[a]：分别于促肾上腺皮质激素释放激素（CRH）（1µg/kg；最大剂量100µg）刺激前（−5−1分钟）和刺激后（+2、+5和+10分钟）同步完成IPSS。CRH给药后60分钟内连续外周静脉取血。
ACTH，促肾上腺皮质激素；IPS，岩下窦；IPSS，岩下窦静脉取血；PV，外周静脉。

治疗

经过多学科讨论后，选择了治疗方案。尽管[111]In-喷曲肽显像阴性，但胰腺病变最可能为分泌ACTH的致病原因。该患者不适合进行切除胰腺病变的大手术，双侧肾上腺切除术被认为是治疗严重异位CS和推迟胰腺手术的最佳选择。该患者接受了腹腔镜下双肾上腺切除术，术后立即服氢化可的松和氟氢可的松治疗。

随访和预后

1个月后，患者在疗养院时意外死亡。家人拒绝进行尸检。

讨论

神经内分泌肿瘤周期性分泌ACTH非常罕见，文献中仅有几例报道。在该病例中，ACTH依赖性CS的初始持续时间仅为几个月，随后有2年的缓解期。在最近一项对1564例CS患者的研究中，中位随访2.7年，死亡率为3%。在42例死亡且死因已知的患者中，1/3是由于基础疾病的进展而死亡，1/3死于感染，1/5死于心脑血管病或血栓栓塞性疾病。异位CS、近端肌病和糖尿病是与治疗后90天内死亡相关的主要危险因素。严重CS患者在根治性手术后需要加强管理，包括适当管理肾上腺功能不全、控制现有合并症（例如糖尿病）并重新评估胰岛素需求，以及预防血栓栓塞事件。

要点

- 当怀疑异位ACTH分泌时，首选胸部CT进行定位，如果结果阴性，需进行腹部和盆腔CT检查。
- 任何患有严重CS的患者都应及时接受评估和治疗。
- 严重CS患者即使在手术后也有很高的围手术期发病率和死亡率风险。

（张文倩　译）

参考文献

1. Lindholm J, Juul S, Jorgensen JO, et al. Incidence and late prognosis of Cushing's syndrome: a population-based study. *J Clin Endocrinol Metab*. 2001;86(1):117–123.

2. Isidori AM, Kaltsas GA, Pozza C, et al. The ectopic adrenocorticotropin syndrome: clinical features, diagnosis, management, and long-term follow-up. *J Clin Endocrinol Metab*. 2006;91(2):371–377.

3. Aniszewski JP, Young WF Jr, Thompson GB, Grant CS, van Heerden JA. Cushing syndrome due to ectopic adrenocorticotropic hormone secretion. *World journal of surgery*. 2001;25(7):934–940.

4. Ilias I, Torpy DJ, Pacak K, Mullen N, Wesley RA, Nieman LK. Cushing's syndrome due to ectopic corticotropin secretion: twenty years' experience at the National Institutes of Health. *J Clin Endocrinol Metab*. 2005;90(8):4955–4962.

5. Arnaldi G, Mancini T, Kola B, et al. Cyclical Cushing's syndrome in a patient with a bronchial neuroendocrine tumor (typical carcinoid) expressing ghrelin and growth hormone secretagogue receptors. *J Clin Endocrinol Metab*. 2003;88(12):5834–5840.

6. Francia G, Davi MV, Montresor E, Colato C, Ferdeghini M, Lo Cascio V. Long-term quiescence of ectopic Cushing's syndrome caused by pulmonary neuroendocrine tumor (typical carcinoid) and tumorlets: spontaneous remission or therapeutic effect of bromocriptine? *J Endocrinol Invest*. 2006;29(4):358–362.

7. Meinardi JR, van den Berg G, Wolffenbuttel BH, Kema IP, Dullaart RP. Cyclical Cushing's syndrome due to an atypical thymic carcinoid. *Neth J Med*. 2006;64(1):23–27.

8. Cameron CM, Roberts F, Connell J, Sproule MW. Diffuse idiopathic pulmonary neuroendocrine cell hyperplasia: an unusual cause of cyclical ectopic adrenocorticotrophic syndrome. *Br J Radiol*. 2011;84(997):e14–e17.

9. Valassi E, Tabarin A, Brue T, et al. High mortality within 90 days of diagnosis in patients with Cushing's syndrome: results from the ERCUSYN registry. *Eur J Endocrinol*. 2019;181(5):461–472.

与异位促肾上腺皮质激素分泌相关的轻度库欣综合征

摘要

大多数促肾上腺皮质激素（ACTH）依赖性库欣综合征（CS）是由分泌ACTH的垂体微腺瘤所导致，约15%的ACTH依赖性CS存在异位分泌ACTH的肿瘤，最常见的是支气管类癌（约占25%）。患者可能患有异位ACTH依赖性CS的主要线索包括严重CS，表现为自发性低钾血症和24小时尿游离皮质醇（UFC）>1000μg，CS发作迅速（有时迅速到没有时间出现典型的CS体征），既往有神经内分泌肿瘤，以及性别为男性。异位ACTH依赖性CS很少出现轻度、长期皮质醇增多症症状，在此介绍一个这样的病例。

关键词

支气管类癌；库欣综合征；诊断；异位促肾上腺皮质激素综合征；成像

病例报道

患者是一名18岁高中女生，本次就诊接受CS评估。3年前患者开始逐渐出现体重增加、痤疮、多毛、面部丰满、头发稀疏和月经不规律，诊断为多囊卵巢综合征。患者母亲要求对CS进行评估，最终，对皮质醇增多症进行了检查，并证实为ACTH依赖性CS（表61.1），头部MRI未发现垂体腺瘤。患者遂来梅奥医学中心就诊。

表61.1　实验室检查

生化检测	结果	参考区间
4PM血清皮质醇（μg/dl）	16	2～14
1mg过夜地塞米松抑制试验（μg/dl）	20.8	<1.8
8mg过夜地塞米松抑制试验（μg/dl）	11.8	<1
促肾上腺皮质激素（pg/ml）	109	7.2～63
硫酸脱氢表雄酮（μg/dl）	263	44～332
24小时尿游离皮质醇（μg）	158	<45
午夜唾液皮质醇（ng/dl）	458	<100

体格检查：面部圆润，面部和躯干痤疮，面部、背部和四肢多毛，大腿内侧紫纹。

患者未服用任何药物。既往患慢性支气管炎，近期的胸部CT提示肺部黏液堵塞。

辅助检查

实验室检查结果见表61.1，提示ACTH依赖性CS。尽管垂体MRI阴性，但考虑到长期存在的轻度皮质醇增多症，仍怀疑ACTH来源于垂体。进行岩下窦静脉取血（IPSS）以确定ACTH依赖性CS的亚型（表61.2）。复查胸部CT（图61.1）发现右肺中叶塌陷，可能与慢性感染相关；支气管壁增厚、支气管内堵塞和下叶微结节。^{68}Ga-DOTATATE-PET/CT影像显示右肺中叶1.8cm的神经内分泌肿瘤（图61.1）。

表61.2 岩下窦静脉取血[a]

	ACTH, pg/ml		皮质醇, μg/dl	
	Right IPS	PV	Left IPS	PV
−5分钟	98	92	63	16
−1分钟	85	74	63	16
+2分钟	101	102	70	16
+5分钟	109	95	84	17
+10分钟	110	98	96	18
+30分钟			96	16
+45分钟			94	16
+60分钟			89	16

注: [a]分别于促肾上腺皮质激素释放激素（CRH）（1μg/kg；最大剂量100μg）刺激前（−5和−1分钟）和刺激后（+2、+5和+10分钟）同步完成IPSS。CRH刺激后60分钟内连续外周静脉取血。

ACTH, 促肾上腺皮质激素; IPS, 岩下窦; IPSS, 岩下窦静脉取血; PV, 外周静脉。

治疗

该患者接受了右肺中叶和胸部淋巴结切除术（图61.2）。病理：非典型类癌，最大径1.9cm，无脏层胸膜侵犯，切缘阴性。隆突下和右下气管旁淋巴结未见转移。免疫过氧化物酶染色法对右中叶肿瘤进行ACTH检测结果显示肿瘤细胞存在局灶性胞浆阳性。

随访和预后

术后血ACTH和皮质醇水平偏低（表61.3），提示ACTH依赖性CS缓解。术后1年下丘脑–垂体–肾上腺（HPA）轴恢复，停用外源性糖皮质激素，CS的所有体征和症状均消失。术后2年评估，患者肿瘤无复发。

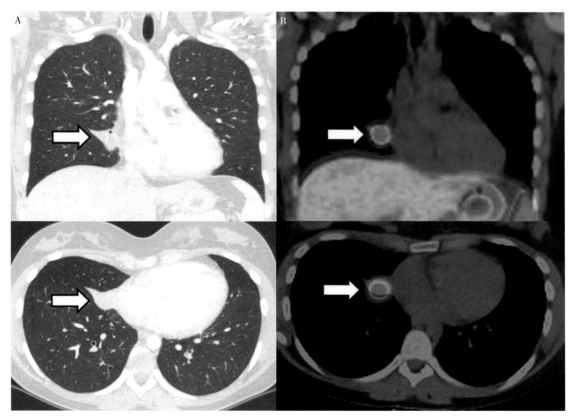

图61.1 胸部增强CT轴位和冠状位（A）：右肺中叶塌陷，可能与慢性感染相关，或掩盖了潜在的病变（箭头所示）。[68]Ga-DOTATATE-PET/CT轴位和冠状位（B）：右肺中叶神经内分泌肿瘤，大小为1.8cm，呈高摄取（SUV值11.7），位于右肺中叶塌陷区

表61.3 手术前后实验室检查

	手术前	术后1天	术后6周	术后5月	术后1年	术后2年	参考区间
ACTH（pg/ml）	109	5.7	<5	22	27	19	7.2～63
8 AM血清皮质醇（μg/dl）	16	5	1	9.6	11	12	7～25

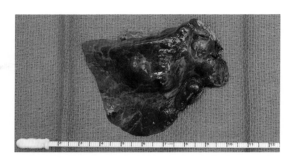

图61.2 1.9cm神经内分泌肿瘤大体病理照片

要点

• 当怀疑异位ACTH分泌时，首选胸部CT进行定位，如果结果阴性，再行腹部和盆腔CT检查。

• 当IPSS中枢与外周的比值在基线时<2：1和CRH刺激后<3：1时，可确定为异位CS。

• 大多数患轻中度ACTH依赖性CS且进展缓慢的女性患者为垂体源性CS，但部分支气管类癌引起的异位ACTH综合征患者也表现为轻度的ACTH依赖性CS。

（张文倩 译）

参考文献

1. Lindholm J, Juul S, Jorgensen JO, et al. Incidence and late prognosis of Cushing's syndrome: a population-based study. *J Clin Endocrinol Metab*. 2001;86(1):117–123.

2. Isidori AM, Kaltsas GA, Pozza C, et al. The ectopic adrenocorticotropin syndrome: clinical features, diagnosis, management, and long-term follow-up. *J Clin Endocrinol Metab*. 2006;91(2):371–377.

3. Aniszewski JP, Young WF Jr, Thompson GB, Grant CS, van Heerden JA. Cushing syndrome due to ectopic adrenocorticotropic hormone secretion. *World Journal of Surgery*. 2001;25(7):934–940.

4. Ilias I, Torpy DJ, Pacak K, Mullen N, Wesley RA, Nieman LK. Cushing's syndrome due to ectopic corticotropin secretion: twenty years' experience at the National Institutes of Health. *J Clin Endocrinol Metab*. 2005;90(8):4955–4962.

5. Findling JW, Aron DC, Tyrrell JB, et al. Selective venous sampling for ACTH in Cushing's syndrome: differentiation between Cushing disease and the ectopic ACTH syndrome. *Ann Intern Med*. 1981;94(5):647–652.

6. Oldfield EH, Chrousos GP, Schulte HM, et al. Preoperative lateralization of ACTH-secreting pituitary microadenomas by bilateral and simultaneous inferior petrosal venous sinus sampling. *N Engl J Med*. 1985;312(2):100–103.

促肾上腺皮质激素依赖性库欣综合征的双侧肾上腺冷冻消融术

摘要

大多数促肾上腺皮质激素（ACTH）依赖性库欣综合征（CS）是由分泌ACTH的垂体微腺瘤导致。当垂体MRI正常时，需要仔细鉴别异位和垂体ACTH依赖性CS，岩下窦静脉取血（IPSS）有助于明确ACTH分泌的来源（垂体和异位）。垂体性CS通常为轻中度CS，24小时尿游离皮质醇（UFC）常为100～500μg，很少＞1000μg。当ACTH依赖性CS患者出现自发性低钾血症且24小时UFC＞1000μg时，应怀疑异位ACTH分泌肿瘤，但垂体大腺瘤患者与异位ACTH综合征患者的临床表现有重叠。在这里，介绍一例病情严重的ACTH依赖性CS患者，该患者垂体MRI正常，IPSS提示垂体性CS，接受了双侧肾上腺冷冻消融治疗。

关键词

消融；双侧肾上腺切除术；库欣综合征；诊断

病例报道

69岁女性患者，因ACTH依赖性CS被转诊治疗。3个月前患者出现进行性乏力伴近端肌病，严重双下肢水肿，高血压难以控制，新发低钾血症，认知能力下降及跌倒后骨折，同时伴面部变圆，皮肤变薄，容易发生瘀斑。

体格检查：轮椅入室，体重为108kg，血压为150/82mmHg，心率为63次/分，皮肤菲薄，有多处瘀斑。满月脸、锁骨上脂肪垫和水牛背。无皮肤紫纹。四肢均患近端肌病。双下肢3+水肿。

患者服用5种降压药（螺内酯、琥珀酸美托洛尔、氯沙坦、氢氯噻嗪和肼屈嗪），并每天80mmol氯化钾治疗低钾血症。

辅助检查

根据实验室检查结果，诊断为ACTH依赖性CS（表62.1），垂体MRI未发现垂体腺瘤。由于病情进展迅速且严重，结合垂体MRI阴性，因此怀疑异位CS。胸部CT扫描显示左肺基底部后外侧有一个可疑的9mm结节。3年前胸部CT已发现这个结节，当时大小为6mm。^{68}Ga-DOTATATE-PET/CT显示9mm的肺结节无摄取。行IPSS明确ACTH分泌起源（表62.2）。下肢超声除外了深静脉血栓。

治疗

在进行影像学检查的同时，患者开始接受抗凝和抗生素治疗，以预防机会性感染和

表62.1 实验室检查

生化检测	结果	参考区间
8AM血清皮质醇（μg/dl）	48	7～25
ACTH（pg/ml）	128	7.2～63
DHEA-S（μg/dl）	86	9.7～159
24小时尿游离皮质醇（μg）	803	<45
午夜唾液皮质醇（ng/dl）	2820, 1560	<100

注：ACTH，促肾上腺皮质激素；DHEA-S，硫酸脱氢表雄酮。

表62.2 岩下窦静脉取血[a]

	ACTH, pg/ml		皮质醇, μg/dl	
	Right IPS	PV	Left IPS	PV
−5分钟	68	60	66	43
−1分钟	74	88	83	46
+2分钟	177	160	27	43
+5分钟	544	242	44	43
+10分钟	580	393	64	42
+30 分钟			113	43
+45分钟			111	39
+60分钟			107	43

注：[a]分别于促肾上腺皮质激素释放激素（CRH）（1μg/kg；最大剂量100μg）刺激前（−5和−1分钟）和刺激后（+2、+5和+10分钟）同时完成IPSS。CRH给药后60分钟内连续外周静脉取血。
ACTH，促肾上腺皮质激素；IPS，岩下窦；IPSS，岩下窦静脉取血；PV，外周静脉。

血栓事件。多学科讨论后认为，如果进行垂体探查手术，预估根治性手术的可能性约50%，垂体功能不全的风险约25%。因此，考虑行双侧肾上腺切除术，但由于患者状态较差、既往有外伤性脾切除及随后的两次出血修复手术史，肾上腺手术风险也很高。

由于垂体探查或双侧肾上腺切除术均可能不成功，且发生并发症的风险高，考虑进行一种非标准方法：双侧肾上腺冷冻消融术。在α肾上腺素能和β肾上腺素能阻断后，患者在初次评估后13天接受了双侧肾上

腺冷冻消融治疗。术后4小时血清皮质醇水平较基线显著下降（基线，41μg/dl；术后4小时，9.1μg/dl）。立即开始氢化可的松治疗，随后加用氟氢可的松。

随访和预后

双侧肾上腺冷冻消融术后2个月，患者症状有所改善，能够独立行走，但长距离行走仍需借助轮椅，水肿改善（从之前的3+水肿到现在的轻度水肿），并停用5种降压药中的4种。

讨论

消融治疗是治疗肾上腺转移瘤最常用的方法。它很少用于治疗ACTH依赖性的皮质醇增多症，通常仅限于那些被认为不适合手术的患者使用。由于肾上腺髓质组织消融过程中会释放儿茶酚胺，患者应在术前适当接受α-受体阻滞的治疗。

要点

• 任何患有严重CS的患者都应立即接受评估和治疗。

• 严重CS患者即使在手术后也有很高的围手术期发病率和死亡率风险。

• 垂体性CS通常为轻中度CS，24小时UFC常为100～500μg，很少>1000μg。当ACTH依赖性CS患者出现自发性低钾血症且24小时UFC>500μg时，应怀疑异位ACTH分泌肿瘤，尤其当垂体MRI阴性时。

• 无法切除责任病灶时，双侧肾上腺切除术是严重ACTH依赖性CS患者的首选治疗方法。

• 双侧肾上腺冷冻消融是一种有效的治疗选择，术前应使用α肾上腺素能阻滞剂。

（张文倩 译）

参考文献

1. Espinosa De Ycaza AE, Welch TL, Ospina NS, et al. Image-guided thermal ablation of adrenal metastases: hemodynamic and endocrine outcomes. *Endocr Pract.* 2017;23(2):132–140.

2. Rosiak G, Milczarek K, Konecki D, Otto M, Rowinski O, Zgliczynski W. Percutaneous bilateral adrenal radiofrequency ablation in severe adrenocorticotropic hormone-dependent Cushing syndrome. *J Clin Imaging Sci.* 2020;10:60.

3. Zener R, Zaleski A, Van Uum SH, Gray DK, Mujoomdar A. Successful percutaneous CT-guided microwave ablation of adrenal gland for ectopic Cushing syndrome. *Clin Imaging.* 2017;42:93–95.

4. Chan C, Roberts JM. Ectopic ACTH syndrome complicated by multiple opportunistic infections treated with percutaneous ablation of the adrenal glands. *BMJ Case Rep.* 2017;2017:221580.

与嗜铬细胞瘤异位分泌促肾上腺皮质激素和促肾上腺皮质激素释放激素相关的库欣综合征

摘要

大多数促肾上腺皮质激素（ACTH）依赖性库欣综合征（CS）由分泌ACTH的垂体微腺瘤导致，约15%的患者存在异位ACTH分泌。与异位ACTH分泌相关的最常见肿瘤为支气管类癌（约占25%）、胰腺神经内分泌肿瘤（约16%）、隐匿性且定位不明确的肿瘤（约16%）、小细胞肺癌（约11%）、甲状腺髓样癌（约9%）、其他神经内分泌肿瘤（约7%）、胸腺类癌（约5%）和嗜铬细胞瘤（约3%）。患者可能患有异位ACTH依赖性CS的主要临床线索包括严重CS，表现为自发性低钾血症和24小时尿游离皮质醇（UFC）>1000μg、CS发作迅速（甚至来不及出现典型CS体征）、存在神经内分泌肿瘤，以及性别为男性。在此，介绍一例嗜铬细胞瘤异位分泌ACTH和促肾上腺皮质激素释放激素（CRH）导致严重CS的病例。

关键词

库欣综合征；异位ACTH综合征；嗜铬细胞瘤

病例报道

49岁女性患者，因下肢水肿、多饮、多尿1个月来诊。患者有6年高血压史，未治疗。近期体重未增加。体格检查：血压210/115mmHg，库欣样面容，面部毳毛增多，向心性肥胖，腹部皮肤红色条纹，下肢水肿（图63.1）。

辅助检查

实验室检查结果见表63.1。符合严重的皮质醇增多症：24小时UFC高于正常上限100倍。患者库欣体征与UFC升高程度不匹配，这与病程较短有关。胸腹部CT显示左侧肾上腺有一4cm肿块（图63.2）。24小时尿甲氧基肾上腺素和儿茶酚胺提示嗜铬细胞瘤（表63.1）。肾上腺静脉取血提示左肾上腺ACTH和CRH存在梯度（表63.2）。

治疗

患者血糖高，每天需要80U的胰岛素治疗。加用α受体阻滞剂（酚苄明）控制血压，剂量滴加至与年龄相符的收缩压正常低值，随后加β受体阻滞剂（普萘洛尔）并滴定至平均心率80次/分。

经围手术期糖皮质激素治疗，进行了开腹手术切除左侧肾上腺。病理：左侧肾上腺皮质增生，典型的嗜铬细胞瘤（3.4cm×

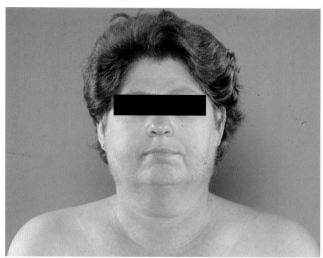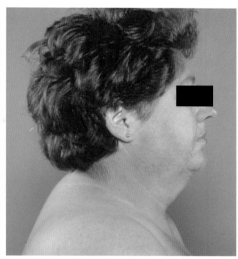

图63.1　照片显示颈部和面部赘肉，面部毳毛，锁骨上脂肪垫和水牛背

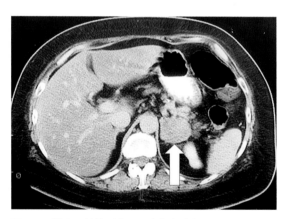

图63.2　增强CT轴位影像显示左肾上腺有一4.0cm×3.0cm 肿块（箭头所示）

3.3cm×3.0cm）（图63.3）。组织学显示典型的Zellballen形成，肿瘤细胞形态一致。免疫组化：嗜铬粒蛋白、CRH、ACTH、加压素和β-内啡肽呈强阳性。

随访和预后

　　术后患者CS的体征和症状消失，停用降糖药和降压药。术后1个月下丘脑-垂体-肾上腺（HPA）轴恢复，停用糖皮质激素。HPA轴的快速恢复反映了嗜铬细胞瘤分泌CRH导致了垂体的ACTH分泌。术后1个月复查24小时尿甲氧基肾上腺素和其他儿茶酚

表63.1　实验室检查

生化检测	结果	重复测试结果	参考区间
钠（mmol/L）	139		135~145
钾（mmol/L）	3.6		3.6~5.2
空腹血糖（mg/dl）	312		70~100
8AM血清皮质醇（μg/dl）	74		7~25
ACTH（pg/ml）	550		10~60
CRH（pg/ml）	2	11	<34
24小时尿			
游离皮质醇（μg）	12 454		<108
甲氧基肾上腺素（μg）	5.4		<1.3
去甲肾上腺素（μg）	476		<80
肾上腺素（μg）	1124		<20
多巴胺（μg）	279		<400

注：ACTH，促肾上腺皮质激素；CRH，促肾上腺皮质激素释放激素。

表63.2　肾上腺静脉取血

	左侧AV	IVC	右肾	左肾
ACTH（pg/ml）	1400	159	140	140
CRH（pg/ml）	83	11	4	4

注：ACTH，促肾上腺皮质激素；AV，肾上腺静脉；CRH，促肾上腺皮质激素释放激素；IVC，下腔静脉。

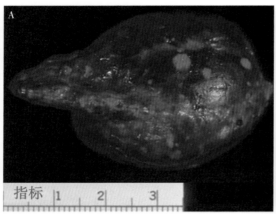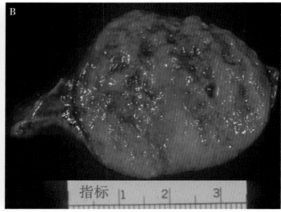

图63.3　左侧肾上腺肿块大体病理照片：深棕红色肿瘤包膜（A）和粉红色切面（B）。左侧肾上腺皮质增生，典型嗜铬细胞瘤（3.4cm×3.3cm×3.0cm）。组织学表现为典型的Zellballen形成，肿瘤细胞形态一致。免疫组化：嗜铬粒蛋白、CRH、ACTH、加压素和β-内啡肽呈强阳性

胺含量正常。1990年手术，1992年我们报道了这个病例。30年来，患者每年随访，未出现嗜铬细胞瘤或CS复发。

讨论

该患者是梅奥医学中心因嗜铬细胞瘤异位分泌ACTH而患CS的3例患者之一。最近文献总结，全球共报道了99例由异位ACTH和/或嗜铬细胞瘤分泌CRH引起的CS病例（仅4例分泌CRH）。中位诊断年龄49岁，女性与男性比例为2∶1。大多数患者出现临床CS（n=79；81%）、高血压（n=87；93%）和/或糖尿病（n=50；54%）。术后几乎所有患者的血压、血糖和生化指标均得到改善。感染是最常见的并发症。文章发表时大多数患者（n=70；88%）存活（中位随访6个月）。本例患者随访30年，是有记录以来最长的无复发随访。

要点

- 由于某些CS患者因异位ACTH分泌而迅速出现皮质醇增多症，其皮质醇增多的严重程度与CS体征可能不匹配。

- 当怀疑异位ACTH分泌时，首选胸腹和盆腔CT进行定位。

- 当ACTH依赖性CS患者发现乏脂且血供丰富的肾上腺肿块时，应进行嗜铬细胞瘤生化检测。

- 部分异位ACTH综合征患者不需要岩下窦静脉取血，因为影像学发现肿瘤且影像学特征典型（例如，嗜铬细胞瘤），并可以结合奥曲肽显像等核素显像进行诊断。

（张文倩　译）

参考文献

1. Aniszewski JP, Young WF Jr, Thompson GB, Grant CS, van Heerden JA. Cushing syndrome due to ectopic adrenocorticotropic hormone secretion. *World J Surg*. 2001;25(7):934–940.

2. O'Brien T, Young WF Jr, Davila DG, et al. Cushing's syndrome associated with ectopic production of corticotrophin-releasing hormone, corticotrophin and vasopressin by a phaeochromocytoma. *Clin Endocrinol (Oxf)*. 1992;37(5):460–467.

3. Elliott PF, Berhane T, Ragnarsson O, Falhammar H. Ectopic ACTH- and/or CRH-producing pheochro- mocytomas. *J Clin Endocrinol Metab*. 2021;106(2):598–608.

多发性内分泌腺肿瘤病 1 型中的库欣综合征

摘要

当多发性内分泌腺瘤病1型（MEN-1）患者出现库欣综合征（CS）时，可能是非促肾上腺皮质激素（ACTH）依赖性CS（例如，肾上腺腺瘤、腺癌或双侧肾上腺大结节增生），或是ACTH依赖性（例如，垂体瘤、导致异位ACTH分泌的支气管类癌、胸腺类癌或胰腺神经内分泌肿瘤）。在此，介绍一例伴ACTH依赖性CS的MEN-1患者。

关键词

库欣病；库欣综合征；异位促肾上腺皮质激素综合征；岩下窦静脉取血；垂体瘤

病例报道

20岁女性患者，因诊断伴有CS的MEN-1 ［menin基因致病性变异：c.35C＞T（p.Pro12Leu）］转诊到梅奥医学中心。患者在6个月前被诊断为MEN-1，当时因患原发性甲状旁腺功能亢进症，行2次手术并切除了三个半甲状旁腺。来梅奥医学中心前6～12个月内患者体重增加了36kg，大腿内侧和腹部皮肤出现紫纹，并脱发、月经稀发、下颌和下腹正中线多毛，患者被诊断为多囊卵巢综合征和胰岛素抵抗，并接受二甲双胍500mg bid治疗。由于症状加重、爬楼梯困难，查24小时尿游离皮质醇（UFC）升高至96μg（正常值＜45μg），遂转诊至梅奥医学中心。

体格检查：BMI为37.2kg/m^2，血压为118/75mmHg，心率为93次/分。典型库欣外貌：面圆，锁骨上和颈背脂肪垫；脸颊、额部和下腹正中线粗长毛；腹部、大腿内侧上部和腋窝处皮肤紫纹。她的外貌与2年前明显不同（图64.1）。

辅助检查

实验室检查结果见表64.1。血清皮质醇昼夜节律消失。UFC和唾液皮质醇浓度均高出正常上限的3倍以上。经典小剂量地塞米松抑制试验（DST）（地塞米松0.5mg Q6h×48h）显示血、尿皮质醇明显受抑制，达到正常人的水平。最近对139项研究中14 140名参与者进行的荟萃分析显示，2天小剂量DST的敏感性和特异性（95%CI）分别为95.3%（91.3%～97.5%）和92.8%（85.7%～96.5%），因此，没有绝对适合所有患者的单一最佳检测。大约5%的垂体性CS患者在2天小剂量DST后会出现正常的皮质醇抑制——正如本例。在这种情况下，在进行亚型评估和治疗之前，有必要增加证据来确认CS。对于本例患者，根据临床体征和症状的显著变化及基线24小时UFC和午夜唾液皮质醇显著升高，CS诊断明确（表64.1）。

患者的血ACTH浓度处于正常中值水平，说明CS为ACTH依赖性。头部MRI显示垂体左翼上部有一3cm的低强化区，符合垂体微腺瘤表现（图64.2）。血催乳素和胰岛素样生长因子1水平正常（表64.1）。胸部CT未显示支气管或胸腺类癌等。腹部CT显示右肾至少有3个微小的肾盏结石，左肾有无数个微小肾盏结石，无胰腺神经内分泌肿瘤的证据，肾上腺形态正常。此外，胰腺神经内分泌肿瘤标志物均正常。尽管MEN-1

患者的ACTH依赖性CS可能是由异位ACTH分泌引起的，本例患者CS病情轻、地塞米松抑制试验几乎完全抑制及MRI上明显的垂体腺瘤，这些都强烈支持垂体性CS疾病。CS患者中，2天大剂量DST（2mg Q6h×48小时）后24小时UFC相对于基线抑制超过90%时，诊断垂体性CS的特异性达100%，而本例患者2天小剂量DST即将24小时UFC抑制了90%以上。岩下窦静脉取血（IPSS）存在一定风险，据报道，0.2%接受IPSS的

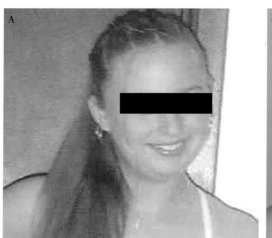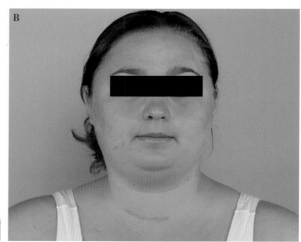

图64.1 2年前照片（A）和现在照片（B），面部特征改变符合库欣综合征（注意最近两次甲状旁腺手术造成的颈部手术瘢痕）

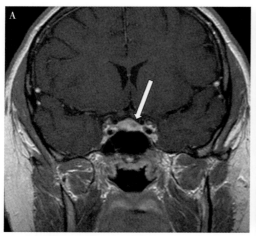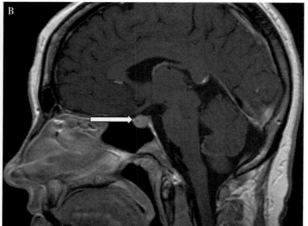

图64.2 钆增强头部MRI冠状面（A）和矢状面（B）图像显示垂体左翼上部有一3mm的低强化区（箭头所示），符合垂体微腺瘤改变

表64.1　实验室检查

生化检测	结果	重复测试结果	参考区间
钠（mmol/L）	138		135～145
钾（mmol/L）	4.1		3.6～5.2
空腹血糖（mg/dl）	75		70～100
肌酐（mg/dl）	0.8		0.6～1.1
eGFR[ml/(min·BSA)]	＞60		＞60
钙（mg/dl）	9.6		8.9～10.1
磷（mg/dl）	3.5		2.5～4.5
8AM血清皮质醇（µg/dl）	14		7～25
4PM血清皮质醇（µg/dl）	22		2～14
24小时尿游离皮质醇（µg）	206	96	3.5～45
24小时尿量（L）	2.2	2.4	＜4L
午夜唾液皮质醇（ng/dl）	320	286	≤100
ACTH（pg/ml）	26	42	10～60
DHEA-S（µg/dl）	320		44～332
泌乳素（ng/ml）	13		327
IGF-1（ng/ml）	147		122～384
嗜铬粒蛋白A（ng/ml）	84		＜225
HPP（pg/ml）	＜40		＜228
胰高血糖素（pg/ml）	48		＜80
胃泌素（pg/ml）	13		＜100
2天低剂量DST			
8am血清皮质醇（µg/dl）	1.4		＜1.8
24小时尿游离皮质醇（µg）	6.8		＜10

注：ACTH，促肾上腺皮质激素；BSA，体表面积；DHEA-S，硫酸脱氢表雄酮；DST，地塞米松抑制试验；eGFR，估算肾小球滤过率；HPP，人胰多肽；IGF-1，胰岛素样生长因子1；UFC，尿游离皮质醇。

患者发生脑干损伤，且患者也无必要进行IPSS，建议患者进行经蝶手术。

治疗

　　在经蝶手术中，垂体腺瘤呈凝胶状，被完整切除，并保留了绝大多数正常垂体。病理提示促肾上腺皮质细胞增生，局部存在符合皮质醇增多症的Crooke透明样改变；无腺瘤的证据。术后第二天早上血清皮质醇浓度为1.6µg/dl，患者出现恶心和弥漫性肌痛。患者出院时服用泼尼松上午10mg，下午5mg，计划每周减少2.5mg，直至减至每日早上5mg的维持剂量。

随访和预后

　　术后2个月，患者早上血清皮质醇浓度为4.1µg/dl；体重减轻5kg，精力充沛，不易疲惫。泼尼松减到早上5mg时，改为每天早上20mg氢化可的松，持续2周后减至每天早上15mg。术后9个月查血清皮质醇浓度为9.6µg/dl（早晨服用氢化可的松前），患者体重减轻了11kg，CS的大部分体征和症状消失，月经规律。术后1年，早晨血清皮质醇浓度＞10µg/dl，停用氢化可的松。术后2年，24小时UFC正常。手术后4年，她产下了一个健康男婴。除了每年对MEN-1相关肿瘤进行监测外，还建议患者每年复查24小时UFC。

　　正如本例所示，术后不需要进行CRH刺激试验来评估下丘脑–垂体–肾上腺轴的恢复情况。只需在早晨服用氢化可的松之前检测清晨血清皮质醇浓度，即可评估下丘脑CRH的产生、垂体ACTH的分泌和肾上腺皮质醇的分泌功能。清晨血清皮质醇浓度＞10µg/dl，即可停用氢化可的松替代治疗（假设患者没有服用增加皮质醇结合球蛋白的药物，如口服雌激素）。

　　原发性ACTH增生（与异位CRH分泌无关）是ACTH依赖性CS的罕见原因，之前未在MEN-1患者中进行过描述。每年随访对于发现CS复发非常重要。

要点

- MEN-1患者中的CS诊断非常具有挑战性。CS可能是非ACTH依赖性的（例如，肾上腺腺瘤、腺癌或双侧大结节性肾上腺增生）或ACTH依赖性的（例如，垂体腺瘤，或支气管类癌、胸腺类癌或胰腺神经内分泌肿瘤异位分泌ACTH）。

- 没有一种CS检测是绝对可靠的。本例在2天小剂量DST中24小时UFC和血清皮质醇受到抑制，大多数临床医生认为可以排除CS。

- 在ACTH依赖性CS中，如果2天小剂量或大剂量DST使24小时UFC抑制超过90%，则可诊断垂体性CS。

（张文倩　译）

参考文献

1. Simonds WF, Varghese S, Marx SJ, Nieman LK. Cushing's syndrome in multiple endocrine neoplasia type 1. *Clin Endocrinol (Oxf)*. 2012 Mar;76(3):379–386 .

2. Hasani-Ranjbar S, Rahmanian M, Ebrahim-Habibi A. Ectopic Cushing syndrome associated with thymic carcinoid tumor as the first presentation of MEN1 syndrome-report of a family with MEN1 gene mutation. *Fam Cancer*. 2014 Jun;13(2):267–272.

3. Galm BP, Qiao N, Klibanski A, Biller BMK, Tritos NA. Accuracy of laboratory tests for the diagnosis of Cushing syndrome. *J Clin Endocrinol Metab*. 2020;105(6).

4. Flack MR, Oldfield EH, Cutler GB Jr, et al. Urine free cortisol in the high-dose dexamethasone suppression test for the differential diagnosis of the Cushing syndrome. *Ann Intern Med*. 1992;116(3):211–217.

5. Miller DL, Doppman JL, Peterman SB, Nieman LK, Oldfield EH, Chang R. Neurologic complications of petrosal sinus sampling. *Radiology*. 1992;185(1):143–147.

6. Hurtado MD, Cortes T, Natt N, Young WF Jr, Bancos I. Extensive clinical experience: hypothalamic-pituitary-adrenal axis recovery after adrenalectomy for corticotropin-independent cortisol excess. *Clin Endocrinol (Oxf)*. 2018;89(6):721–733.

7. Schnall AM, Kovacs K, Brodkey JS, Pearson OH. Pituitary Cushing's disease without adenoma. *Acta Endocrinol* (Copenh). 1980;94(3):297–303.

8. Young WF Jr, Scheithauer BW, Gharib H, Laws ER Jr, Carpenter PC. Cushing's syndrome due to primary multinodular corticotrope hyperplasia. *Mayo Clin Proc*. 1988;63(3):256–262.

其他肾上腺占位

正如本书所强调的那样，肾上腺占位患者的诊治过程充满挑战，复杂曲折。在本节中，将重点介绍其他一些常见和不常见的良性和恶性肾上腺占位，这些病例没有包括在肾上腺意外瘤、原发性醛固酮增多症、库欣综合征、肾上腺皮质癌、嗜铬细胞瘤、雄激素过多及妊娠期肾上腺疾病的章节里。在美国明尼苏达州的奥姆斯特德县，影像学发现的肾上腺占位标准化发病率从1995年的每10万人年4.4例增加到2017年的47.8例。横断面计算机成像的广泛应用是发病率上升超过10倍的主要原因。对于意外发现的肾上腺占位，所有临床医生都应了解它们的鉴别诊断——其中许多病例都是本节重点介绍的内容。

影像学特异性诊断

对于某些疾病，影像学特征具有诊断意义。例如，脂肪与骨髓成分混合可诊断肾上腺髓样脂肪瘤（病例65、病例82和病例86）；肾上腺出血的诊断有赖于临床表现与影像特征相结合（病例67和病例68）；此外，肾上腺结石（病例70）和单纯性肾上腺囊肿（病例71）都有典型的影像学特征。

高度提示疾病诊断的影像学表现

有时尽管影像学不能诊断，但可能高度提示潜在病因，如神经节瘤（病例74）、肾上腺淋巴瘤（病例77）、肾上腺转移瘤（病例79和病例80）和先天性肾上腺皮质增生症（病例82和病例86）。

假性肾上腺占位

还提供了几个影像学表现具有欺骗性的例子，它们实际上并非起源于肾上腺（病例85）。

（张文倩　译）

参考文献

1. Ebbehoj A, Li D, Kaur RJ, et al. Epidemiology of adrenal tumours in Olmsted County, Minnesota, USA: a population-based cohort study. *Lancet Diabetes Endocrinol.* 2020;8(11):894–902.

肾上腺髓样脂肪瘤：基于 CT 诊断

摘要

肾上腺髓样脂肪瘤是一种由脂肪组织和骨髓成分组成的良性肾上腺皮质肿瘤；据报道，每500～1250例尸检中就有1例。肾上腺髓样脂肪瘤诊断年龄常在50～60岁，无性别倾向。尽管大肿瘤可导致占位效应，但大多数患者无症状，是在因其他原因进行的影像学检查中意外发现。有几种类型的肾上腺占位，其影像学表现具有诊断意义。下面分享一个这样的病例。

关键词

肾上腺占位；肾上腺意外瘤；髓样脂肪瘤

病例报道

52岁男性患者，因意外发现右肾上腺占位来就诊。该患者平时身体健康，1个月前出现肺栓塞的体征和症状，并经胸部CT证实，同时CT意外发现一巨大的右肾上腺占位（14.0cm×9.0cm×13.0cm），以脂肪密度为主（图65.1）。患者有高血压，服用钙通道阻滞剂（氨氯地平，5mg/d）和利尿剂（氢氯噻嗪，12.5mg/d）。问题是右肾上腺占位压迫下腔静脉是否会使患者易患肺栓塞？下肢多普勒超声检查正常。患者目前唯一的其他用药是华法林。体格检查：BMI为31.9kg/m^2，血压为133/85mmHg，心率为56次/分。右上腹无不适。

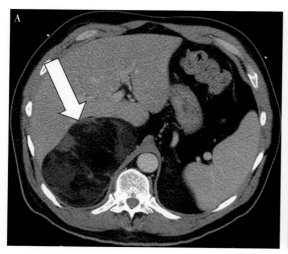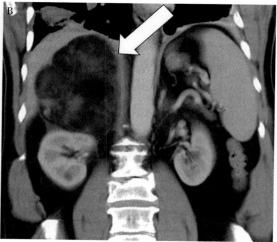

图65.1 腹部增强CT轴位（A）和冠状位（B）显示一14.0cm×9.0cm×13.0cm以脂肪密度为主的右侧肾上腺占位（箭头所示），符合肾上腺髓样脂肪瘤。平扫CT值为−84HU

辅助检查

实验室检查结果正常，包括24小时尿甲氧基肾上腺素和血17-羟孕酮均正常（表65.1）。

表65.1　实验室检查

生化检测	结果	参考区间
钠（mmol/L）	139	135～145
钾（mmol/L）	4.3	3.6～5.2
肌酐（mg/dl）	0.8	0.8～1.3
17-羟孕酮（ng/dl）	80	<220
24小时尿甲氧基肾上腺素（μg）	112	<400
24小时尿去甲肾上腺素（μg）	793	<900

治疗

由于患者相对年轻，健康状况良好，且右侧肾上腺占位较大可能导致肺栓塞，我们建议切除，并在术前完成6个月的抗凝治疗。术前重复CT：右侧肾上腺肿块的大小和形态无变化，予以腹腔镜右肾上腺切除术，手术顺利。肾上腺肿块重211g（正常肾上腺为4～5g），为典型的髓样脂肪瘤，大小为13.5cm×12.0cm×9.0cm。

结果和后续治疗

患者术后恢复良好，建议1年后复查腹部CT。

讨论

我们最近发表了一篇回顾性研究，纳入305例患者共321个肾上腺髓样脂肪瘤（中位最大径为2.3cm）。中位诊断年龄63岁（范围：25～87岁）。大多数髓样脂肪瘤（86%）是偶然发现。12%接受手术，除2个外，其余所有髓样脂肪瘤直径均大于6cm。随访中肿瘤生长≥1cm与肿瘤较大和出血相关。因此，对于有症状的大肿瘤及有出血或肿瘤生长证据时，应考虑手术切除。

要点

- CT发现肾上腺肿块中有明显的脂肪特征，可以诊断髓样脂肪瘤。
- 大多数肾上腺髓样脂肪瘤不需要手术干预，但需要定期影像学随访，观察肿瘤变化。
- 所有肾上腺髓样脂肪瘤患者均应筛查先天性肾上腺皮质增生症，尤其是在双侧肾上腺髓样脂肪瘤的情况下（病例82）。

（张文倩　译）

参考文献

1. Olsson CA, Krane RJ, Klugo RC, Selikowitz SMJS. Adrenal myelolipoma. *Surgery*. 1973;73(5):665–670.
2. Hamidi O, Raman R, Lazik N, et al. Clinical course of adrenal myelolipoma: a long-term longitudinal follow-up study. *Clin Endocrinol (Oxf)*. 2020;93(1):11–18.

肾上腺神经鞘瘤

摘要

肾上腺神经鞘瘤是一种罕见的良性肿瘤，具有神经鞘分化的微观特征。文献报道的病例不到100例。在此，分享一例表现为急性肿瘤梗死的肾上腺神经鞘瘤患者。

关键词

肾上腺肿瘤；神经鞘瘤

病例报道

77岁男性患者，平时身体健康。10天前，患者突发恶心、呕吐和背痛（严重程度为7/10）。急诊CT显示右肾上腺一9.7cm×10.0cm×10.6cm占位（图66.1）。肌内注射和口服镇痛药治疗，5天内背部疼痛逐渐缓解。无阵发性症状，无高血压病史。体重一直稳定。无库欣综合征的体征或症状、无低钾血症史。此前患者未曾行腹部影像学检查。患者常规服用阿司匹林81mg/d、碳酸钙

600mg/d。体格检查：BMI为28.2kg/m²，血压为126/60mmHg，心率为68次/分。无肾上腺疾病的症状，心肺查体均正常。

辅助检查

实验室检查结果正常（表66.1）。无生化证据提示功能性嗜铬细胞瘤或肾上腺皮质癌。

治疗

根据CT影像学特征，高度怀疑无功能性嗜铬细胞瘤或伴有急性肿瘤梗死的肾上腺皮质癌。遂停用阿司匹林，予多沙唑嗪口服，滴定剂量到2mg bid，以达到与年龄相符的正常血压低值目标。开腹手术中发现右侧腹膜后肿块质地坚硬。由于炎症，切除相当困难。最终肿瘤从肾前壁剥离并完整切除（图66.2）。病理学提示巨大的神经鞘瘤（11.5cm×9.5cm×6.0cm），边界清楚，中

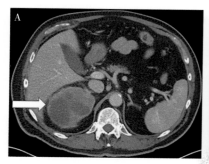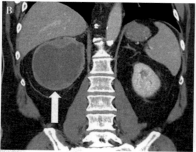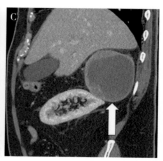

图66.1 腹部增强CT轴位（A）、冠状位（B）和矢状位（C）均显示一9.7cm×10.0cm×10.6cm右侧肾上腺肿块（箭头所示）。中央部位密度低提示坏死。肾上腺肿块邻接但未侵犯右肾上极。左肾、左肾上腺正常

表66.1　实验室检查

生化检测	结果	参考区间
钠（mmol/L）	139	135～145
钾（mmol/L）	4.2	3.6～5.2
空腹血糖（mg/dl）	84	70～100
肌酐（mg/dl）	0.8	0.6～1.1
8AM血清皮质醇（μg/dl）	18	7～25
8AM血清ACTH（pg/ml）	41	10～60
DHEA-S（μg/dl）	81.4	25～131
血浆甲氧基肾上腺素（nmol/L）	<0.2	<0.5
血浆甲氧基去甲肾上腺素（nmol/L）	0.47	<0.9
血浆醛固酮（ng/dl）	<4.0	≤21
血浆肾素活性［ng/（ml·h）］	2.2	≤0.6～3.0
24小时尿		
甲氧基肾上腺素（μg）	148	<400
甲氧基去甲肾上腺素（μg）	523	<900
去甲肾上腺素（μg）	47	<80
肾上腺素（μg）	5.5	<20
多巴胺（μg）	301	<400
皮质醇（μg）	51	3.5～45

注：ACTH，促肾上腺皮质激素；DHEA-S，硫酸脱氢表雄酮。

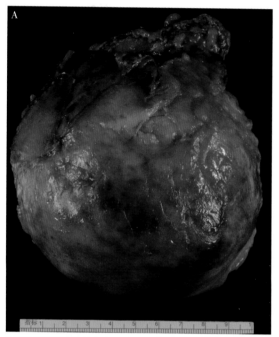

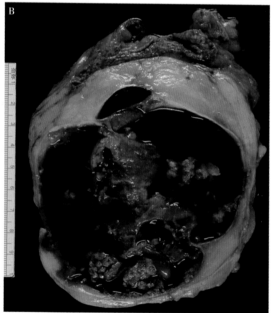

央梗死。大多数报道的肾上腺神经鞘瘤较小（中位肿瘤大小为6.1cm），呈淡黄色至灰白色，有些呈囊性。

随访和预后

患者术后恢复良好，术后6个月复查腹部CT未见复发。

图66.2　大体病理显示完整肿瘤（A）和切面（B）。神经鞘瘤为界限清楚但中心梗死的囊性坏死肿块，大小为11.5cm×9.5cm×6.0cm。肿瘤由梭形细胞组成。免疫组化：S-100弥漫性强阳性，Ⅳ型胶原呈片状强阳性，Ki-67指数2%。肿瘤细胞HMB45、Melan-A、平滑肌肌动蛋白、desmin、CD34、角蛋白AE1/AE3、ALK、CD3、CD20和髓过氧化物酶染色均阴性

要点

- 当患者出现无功能的肾上腺占位且CT影像可疑时，需在鉴别诊断中考虑肾上腺神经鞘瘤。

- 尽管肾上腺神经鞘瘤为良性，但较大时（＞6cm），应考虑切除以避免未来出现如本文所述的急性症状。

- 在一项纳入17例肾上腺神经鞘瘤的报道中，均为单侧、圆形或椭圆形孤立性肿瘤，直径为2.5～8.8cm。CT上肾上腺神经鞘瘤边界清楚，圆形，乏脂（平均平扫CT值30.1HU）。17例中有10例表现出不均质囊变或出血性改变。

- 由于肾上腺神经鞘瘤是良性的，切除后不需要长期影像学随访。

（张文倩　译）

参考文献

1. Lam AKY, Just P-A, Lack E, Tissier F, Weiss LM. Schwannoma. In: Lloyd RV, Osamura RY, Kloppel G, Rosai J, eds. *WHO classification of tumours of endocrine organs*. Lyon: International Agency for Research on Cancer (IARC) Press; 2017:176.

2. Mohiuddin Y, Gilliland MG. Adrenal schwannoma: a rare type of adrenal incidentaloma. *Arch Pathol Lab Med*. 2013;137(7):1009–1014.

3. Tang W, Yu XR, Zhou LP, Gao HB, Wang QF, Peng WJ. Adrenal schwannoma: CT, MR manifestations and pathological correlation. *Clin Hemorheol Microcirc*. 2018;68(4):401–412.

创伤相关的单侧肾上腺出血

摘要

　　单侧肾上腺出血并不常见，通常与单侧肾上腺肿块或创伤有关。在一项研究中，2692例接受CT检查的创伤患者中，1.9%检出肾上腺血肿。与其他外伤患者相比，肾上腺血肿患者损伤更严重，死亡率更高。本文介绍一例因钝力外伤导致单侧肾上腺出血的患者。

关键词

　　肾上腺出血；创伤

病例报道

　　61岁男性患者。4周前狩猎旅行中发生翻车，患者胸部着地，右侧四根肋骨骨折，疼痛集中于右后侧。急诊科进行了头部、胸腹部增强CT检查，结果显示右侧第5、6、7和8肋骨未移位骨折，以及右肾上腺4.5cm×2.7cm的肿块（图67.1）。右肋疼痛持续约4周缓解。患者无阵发性症状，无高血压，体重稳定，无库欣综合征的体征或症状，无低钾血症史。既往患者未曾行腹部CT检查。患者无常规用药史。体格检查：BMI为28.2kg/m²，血压为110/72mmHg，心率为65次/分。无肾上腺疾病相关体征。心脏和肺部检查均正常。

辅助检查

　　实验室检查结果正常（表67.1）。没有肾上腺功能异常的临床或生化证据。

表67.1　实验室检查

生化检测	结果	参考区间
钠（mmol/L）	142	135~145
钾（mmol/L）	4.4	3.6~5.2
8AM血清皮质醇（μg/dl）	10.5	7~25
8AM血ACTH（pg/ml）	20	10~60

注：ACTH，促肾上腺皮质激素。

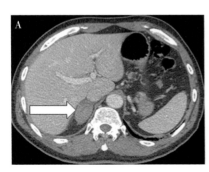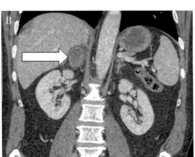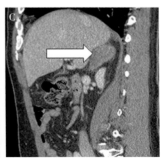

图67.1　腹部增强CT轴位（A）、冠状位（B）、矢状位（C）显示一4.1cm×2.7cm右侧肾上腺肿块（箭头所示）。增强后CT值为60HU，整个右肾上腺受累。肾上腺肿块上方和侧面可见脂肪垫。左肾上腺正常

治疗

根据外伤史、右侧肋骨骨折及CT影像学表现，高度怀疑钝性外伤引起的右肾上腺出血。但是我们不能排除之前已存在右肾上腺肿块，建议4个月后复查影像。

随访和预后

事故发生后4个月的MRI检查提示右肾上腺肿块几乎完全消退，证实了对右肾上腺出血的怀疑（图67.2）。

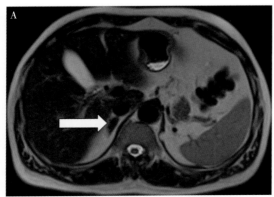

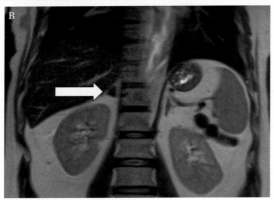

图67.2 CT扫描（见图67.1）4个月后的腹部MRI的轴位（A）和冠状位（B）图像。MRI显示右侧肾上腺出血几乎完全消退，遗留的肾上腺略增厚

要点

- 多达2%的腹部钝伤患者可能会出现肾上腺损伤。

- 与钝性外伤相关的肾上腺出血通常是单侧的、自限性的，不需要干预。但如果出血不局限、出血量大，可能需要经动脉栓塞治疗。

- 钝性外伤引起的肾上腺损伤通常表现为圆形至椭圆形血肿，扩展到整个肾上腺，典型的最大病变直径为2.5～4.0cm。相关的CT检查结果包括出血引起的肾上周围脂肪垫。

- 单侧肾上腺出血通常不会造成严重的后遗症。除非双侧出血，否则不会发生肾上腺功能不全。长期随访中出血的肾上腺可能出现蛋壳样钙化（病例70）。

- 对于单侧肾上腺出血的患者，排除肿瘤非常重要，因此，记录出血消退的影像学随访很重要。

（张文倩 译）

参考文献

1. Rana AI, Kenney PJ, Lockhart ME, et al. Adrenal gland hematomas in trauma patients. *Radiology*. 2004;230(3):669–675.

2. Ikeda O, Urata J, Araki Y, et al. Acute adrenal hemorrhage after blunt trauma. *Abdom Imaging*. 2007;32(2):248–252.

3. Burks DW, Mirvis SE, Shanmuganathan K. Acute adrenal injury after blunt abdominal trauma: CT findings. *AJR Am J Roentgenol*. 1992;158(3):503–507.

双侧肾上腺出血

摘要

双侧肾上腺出血极其罕见。生理应激时（例如，术后状态或脓毒血症），流向肾上腺的血流量和皮质醇的产生显著增加——肾上腺水肿、易出血、低血压和静脉梗死。造成双侧肾上腺出血的典型临床情况包括术后、创伤、肾上腺肿瘤浸润、抗凝治疗和抗磷脂抗体综合征等。通常，如果出现原发性肾上腺皮质功能不全，将很难恢复。本病例提供了CT上肾上腺出血演变过程及肾上腺皮质功能恢复情况。

关键词

肾上腺出血

病例报道

68岁女性患者，因左肋部严重疼痛到急诊科就诊。11天前，患者接受了左膝关节置换术。术后用低分子量肝素治疗7天以预防深静脉血栓形成（deep venous thrombosis, DVT）。既往无DVT或凝血障碍病史。急诊科进行腹部CT检查发现双侧肾上腺肿块，影像学特征符合双侧肾上腺出血（图68.1）。

辅助检查

实验室检查显示血钠低、血钾正常、血清皮质醇水平低（表68.1）。进行250μg促肾上腺皮质激素（ACTH）刺激试验，结果显示，基线及ACTH刺激后30分钟和60分钟时，血清皮质醇分别为5.3、6.1和6.4μg/dl。

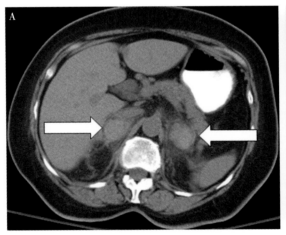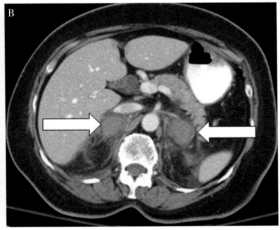

图68.1 平扫（A）和增强（B）CT轴位影像显示双侧非均匀肾上腺肿块（箭头所示），不符合良性肾上腺腺瘤特征。左侧肿块为3.3cm×2.6cm，右侧肿块为3.0cm×2.7cm。平扫CT值右侧为59.7HU，左侧为49.3HU，增强后无明显强化。双侧邻近肠系膜脂肪软组织增厚或水肿。考虑到影像学特征、临床表现和近期抗凝史，判断为双侧肾上腺出血

表68.1　实验室检查

生化检测	结果	参考区间
钠（mmol/L）	121	135～145
钾（mmol/L）	4.9	3.6～5.2
肌酐（mg/dl）	0.9	0.6～1.1
eGFR [ml/（min·BSA）]	＞60	＞60
8AM血清皮质醇（μg/dl）	3.1	7～25
醛固酮（ng/dl）	＜1	≤21
血浆甲氧基肾上腺素（nmol/L）	0.31	＜0.5
血浆甲氧基去甲肾上腺素（nmol/L）	1.09	＜0.9

注：BSA，体表面积；eGFR，估算肾小球滤过率。

治疗

　　患者血压正常，予以应激量糖皮质激素治疗，出院后服用氢化可的松20mg bid，后减量至早20mg下午10mg，并联合氟氢可的松0.05mg/d治疗。

随访和预后

　　连续腹部CT检查观察到出血性肾上腺肿块3个月后几乎完全消退，2.5年后完全消退（图68.2）。尽管原发性肾上腺皮质功能减退症在这种情况下通常是永久性的，但应

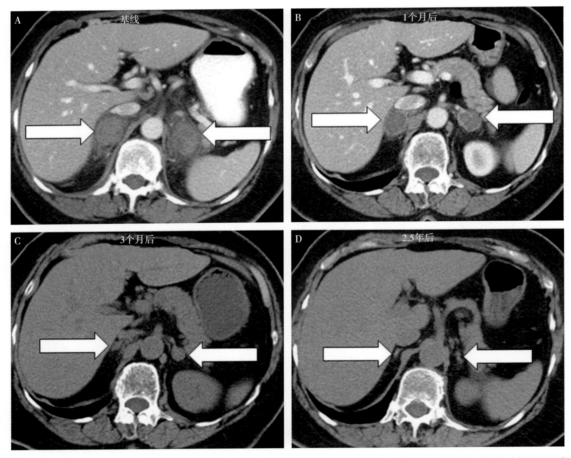

图68.2　基线（A）、1个月后（B）、3个月后（C）和2.5年后（D）的CT图像。图（B）显示双侧肾上腺肿块（箭头所示）比先前扫描时体积和CT值减小，右侧肾上腺肿块大小为2.3cm×2.1cm，左侧肾上腺为2.3cm×1.9cm。肿块边缘增强，中心部分不增强，符合肾上腺出血特征。图（C）显示双侧肾上腺肿块（箭头所示）明显缩小，左侧直径为1.3cm。图（D）显示双肾上腺基本正常

随着时间的推移重新评估。该患者氢化可的松的剂量逐渐减少到早晨单剂量15mg，在出血后1、3、6、8、10和19个月复查8am血清皮质醇分别为4.9μg/dl、6.3μg/dl、11μg/dl、15μg/dl、17μg/dl和14μg/dl。肾上腺出血6个月后停用氢化可的松和氟氢可的松，19个月时行250μgACTH刺激试验，基线皮质醇水平12μg/dl，30分钟和60分钟分别升至17μg/dl和20μg/dl。停用氟氢可的松后，血钠和血钾正常，醛固酮和肾素活性正常〔分别为8.4ng/dl和1.6ng/（ml·h）〕。患者状态良好，直到10年后被诊断为进行性痴呆，并于80岁在双侧肾上腺出血12年后因痴呆相关并发症死亡。

讨论

　　2001年，梅奥医学中心报告了25年肾上腺出血病例经验。在141例肾上腺出血病例中，55%为双侧。既往双侧肾上腺出血最常与脑膜炎球菌败血症的Waterhouse-Friderichsen综合征相关，而今双侧肾上腺出血更常见与以下因素相关：术后、创伤、肾上腺肿瘤浸润、抗凝治疗及抗磷脂抗体综合征等。肾上腺血供和静脉回流异常易导致出血性坏死。在生理应激的情况下，例如术后状态或脓毒症，流向肾上腺的血流量和皮质醇的产生显著增加—肾上腺水肿、易出血、低血压和静脉梗死。

要点

- 双侧肾上腺出血很少见，但如果不能被识别和治疗，可能会导致危及生命的原发性肾上腺皮质功能不全。
- 双侧肾上腺出血与脑膜炎球菌和其他感染的败血症、术后、创伤、肾上腺肿瘤浸润、抗凝治疗及抗磷脂抗体综合征等有关。
- 虽然与双侧肾上腺出血相关的原发性肾上腺皮质功能不全常常是永久性的，但定期重新评估肾上腺皮质功能的恢复情况非常重要。

（张文倩　译）

参考文献

1. Vella A, Nippoldt TB, Morris JC 3rd. Adrenal hemorrhage: a 25-year experience at the Mayo Clinic. *Mayo Clin Proc.* 2001;76(2):161–168.
2. Head WC, Bynum LJ. Bilateral adrenal hemorrhage: a complication of prophylactic anticoagulation. *Orthopedics.* 1981;4(11):1252–1254.
3. Houlden RL, Janmohamed A. Bilateral adrenal hemorrhage with adrenal insufficiency after dalteparin use post hip athroplasties. *AACE Clin Case Rep.* 2020;6(3):e141–e143.
4. Tan GX, Sutherland T. Adrenal congestion preceding adrenal hemorrhage on CT imaging: a case series. *Abdom Radiol (NY).* 2016;41(2):303–310.

原发性肾上腺畸胎瘤

摘要

肉眼可见含有脂肪的肾上腺肿瘤通常为髓样脂肪瘤；然而，鉴别诊断包括脂肪瘤、畸胎瘤、血管平滑肌脂肪瘤和脂肪肉瘤。有一例大的多叶脂肪样肿瘤病例被发现，最终证明是肾上腺畸胎瘤。

关键词

肾上腺畸胎瘤；血管平滑肌脂肪瘤；脂肪瘤；脂肪肉瘤；髓样脂肪瘤

病例报道

66岁男性患者，间歇性腹痛1个月余，腹部CT显示右侧肾上腺巨大肿块（图69.1）。患者无发作性症状及库欣综合征的症状和体征，无肾上腺疾病相关症状。体重稳定。

患者10年前被诊断为高血压，无低钾血症病史。患者有30年的糖尿病病史。用药方案：二甲双胍1000mg bid，格列吡嗪2.5mg/d，赖诺普利40mg/d及普伐他汀40mg/d。体格检查：血压为131/78mmHg，心率为98次/分，BMI为27.5kg/m²，心肺检查正常。

辅助检查

实验室检查结果正常（表69.1）。无生化证据表明功能性嗜铬细胞瘤、醛固酮瘤或皮质醇自主分泌。

治疗

鉴于肾上腺肿块较大，建议手术切除。行腹腔镜右侧肾上腺肿块次全切除术。病理示肿瘤大小为17.0cm×16.0cm×4.5cm，肿

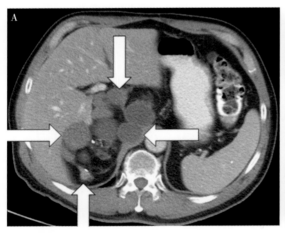
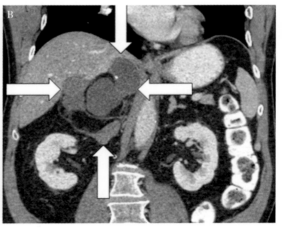

图69.1 腹部增强CT轴位图像（A）和冠状位图像（B）显示有一12.5cm×11.0cm×12.2cm右侧肾上腺肿块（箭头所示）。肿块包含大量脂肪样密度和数个包裹性液体密度区域，以及多个被膜区域壁钙化

表69.1　实验室检查

生化检测	结果	参考区间
钠（mmol/L）	143	135～145
钾（mmol/L）	4.9	3.6～5.2
空腹血糖（mg/dl）	140	70～100
肌酐（mg/dl）	1.1	0.74～1.35
8AM血清皮质醇（μg/dl）	17	7～25
8AM血清ACTH（pg/ml）	38	1060
血浆甲氧基肾上腺素（nmol/L）	＜0.2	＜0.5
血浆甲氧基去甲肾上腺素（nmol/L）	0.3	＜0.9
血浆醛固酮（ng/dl）	4.0	≤21
血浆肾素活性［ng/（ml·h）］	4.8	≤0.6～3.0
前列腺特异性抗原（ng/ml）	1.0	＜6.5
24小时尿		
甲氧基肾上腺素（μg）	105	＜400
甲氧基去甲肾上腺素（μg）	279	＜900
去甲肾上腺素（μg）	44	＜80
肾上腺素（μg）	4.8	＜20
多巴胺（μg）	185	＜400
皮质醇（μg）	17	3.5～45

注：ACTH，促肾上腺皮质激素。

瘤为原发性肾上腺畸胎瘤，主要由成熟的前列腺组织构成，切面可见毛发。

随访和预后

　　患者术后次日出院。术后1年复查腹部CT示残留一4.6cm×5.1cm×5.2cm右肾上腺肿块。术后4年复查影像学显示为复杂的囊性肿块，大小为7.2cm×7.0cm×6.0cm（图69.2）。由于肿块生长变化较大、占位效应明显，下腔静脉侧向移位，建议行开放性手术。术中发现肿块与下腔静脉粘连，决定在下腔静脉上留置部分囊壁。术后病理：大小为5.5cm×5.0cm×4.0cm，囊性，内衬黏液上皮，含有丰富的黏蛋白，病理证据符合畸胎瘤复发。

要点

- 原发性肾上腺畸胎瘤是罕见肿瘤，关于其手术结果和长期预后的数据有限。
- 大多数报道的病例都是成熟的囊性畸胎瘤，表现为分化良好的呼吸道、消化道和鳞状上皮。

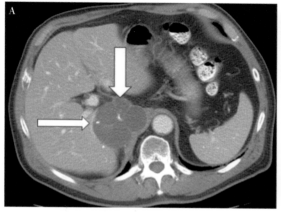
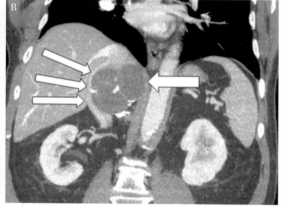

图69.2　术后4年腹部增强CT的轴位（A）和冠状位（B）图像显示，右侧肾上腺术区有一7.2cm×7.0cm×6.0cm的复杂囊性肿块（大箭头所示），有薄的强化和部分钙化的分隔，符合复发的囊性畸胎瘤。这个肿块引起明显的占位效应，下腔静脉侧向移位（小箭头所示）

- 文献中报道的大多数原发性肾上腺畸胎瘤患者表现为腹部或腰部疼痛，肿瘤直径的中位数为9.0cm。
- 原发性肾上腺畸胎瘤的影像学表现为肾上腺肿块伴肉眼可见的脂肪和囊性成分伴囊壁钙化。

（李泽文　译）

参考文献

1. Khong PL, Lam KY, Ooi CG, Liu MJ, Metreweli C. Mature teratomas of the adrenal gland: imaging features. *Abdom Imaging*. 2002;27(3):347–350.

2. Lam KY, Lo CY. Adrenal lipomatous tumours: a 30 year clinicopathological experience at a single institution. *J Clin Pathol*. 2001;54(9):707–712.

3. Kuo EJ, Sisk AE, Yang Z, Huang J, Yeh MW, Livhits MJ. Adrenal teratoma: a case series and review of the literature. *Endocr Pathol*. 2017;28(2):152–158.

肾上腺钙化

摘要

关于肾上腺钙化的文章较少。虽然肾上腺肿块中出现少量钙化沉积并不罕见，但完整的蛋壳状且完全钙化的肾上腺肿块是罕见的。肾上腺钙化通常是陈旧性肾上腺出血钙化的结果，它可以表现为完整的蛋壳状钙或完全钙化。在此，分享几个病例。

关键词

肾上腺钙化；肾上腺出血

病例报道：薄蛋壳钙化

62岁男性患者，在36年前的一次机动车事故中有腹部钝挫伤的病史，无肾上腺功能减退或亢进的体征或症状。近期腹部CT显示左侧肾上腺有一3.1cm×2.8cm低密度肿块并呈薄壁蛋壳状钙化（图70.1）。薄壁钙化与2年前的CT扫描对比，大小和外观没有变化。怀疑该肿块很可能是陈旧性血肿或继发于既往感染，不建议进一步评估或随访。

病例报道：厚蛋壳钙化

53岁女性患者，偶然发现左侧肾上腺有一3.2cm的外周厚壁钙化肿块（图70.2）。患者无肾上腺功能减退或亢进的体征或症状。鉴别诊断考虑包括合并既往感染或出血的肾上腺囊肿、陈旧性肾上腺血肿或既往肿块性病变出血。12年后因其他原因进行的影像学检查显示，左肾上腺肿块的大小和性质没有变化。

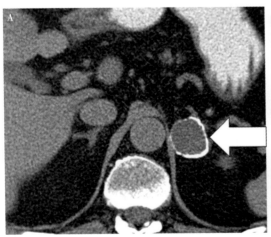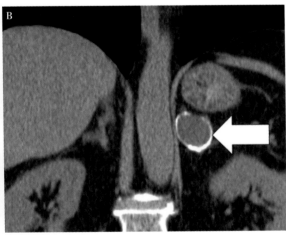

图70.1 平扫CT的轴位（A）和冠状位（B）图像显示：左侧肾上腺有一3.1cm×2.8cm低密度肿块（箭头所示），并薄壁蛋壳状钙化。钙化的大小和外观与2年前相比无明显变化

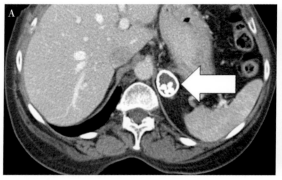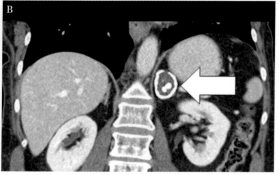

图70.2　增强CT轴位（A）和冠状位（B）图像显示：左侧肾上腺厚壁蛋壳钙化的3.2cm肿块（箭头所示）。肿块内可见数个小圆形"钙石"

病例报道：肾上腺钙化

29岁男性患者，在进行克罗恩病的CT检查时，偶然发现了一2.6cm的左侧肾上腺部分钙化的肿块（图70.3A）。患者无肾上腺功能减退或亢进的体征或症状。7年前由于滑雪导致腹部创伤，随后3年的影像学随访显示钙化程度逐渐增加至肿块完全钙化，平扫CT值为500HU（图70.3D），表现为肾上腺血肿的进行性钙化。该肾上腺钙化在腹部X线上也同时显示（图70.4）。

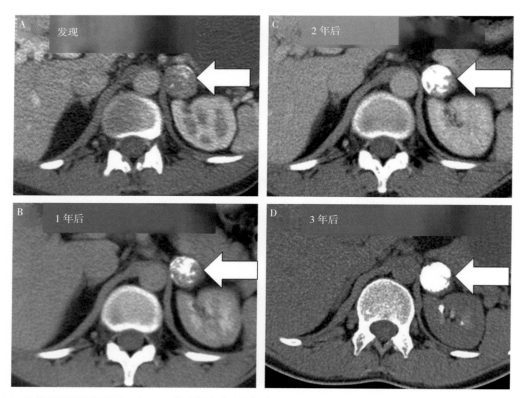

图70.3　连续CT扫描图像显示一个2.6cm的左肾上腺肿块在3年内呈进行性钙化。图（A）部分钙化的左肾上腺肿块（箭头所示），CT值为109HU。另外三幅图显示了连续3年的图像，随着钙化程度的增加，肾上腺肿块的CT值为174HU（B），251HU（C）和500HU（D）

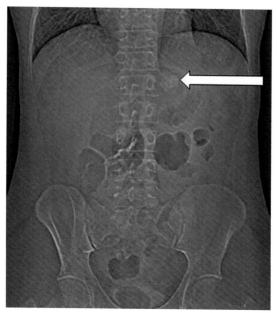

图70.4　患者腹部的平扫X线片显示左侧肾上腺钙化

病、结核和其他浸润性病变，肾上腺也可出现钙化。然而，肾上腺钙化的最常见原因与肾上腺出血的自然进展有关，这一进展可能导致进行性钙化和肾上腺石化。

要点

- 虽然可以在肾上腺肿块中发现斑点状钙化，如肾上腺皮质癌，肾上腺肿块的蛋壳状和完全性钙化通常与肾上腺出血的后续演变有关。
- 肾上腺肿块中钙的存在和特征应结合其他影像学特征（例如，大小，血流分布，均匀性，增强状态）及肾上腺相关的体征和症状综合考虑，以指导临床治疗。

（李泽文　译）

讨论

　　肾上腺肿块的钙化是非特异性的。然而，在儿童神经母细胞瘤、肾上腺皮质癌和肾上腺转移性疾病中均可以发现斑点状钙化。边缘性钙化通常见于肾上腺囊肿和肾上腺血肿。髓样脂肪瘤和其他肾上腺良性病变可存在少量钙沉积。若既往有组织胞浆菌

参考文献

1. Taguchi T, Inoue K, Shuin T, Terada Y. Giant adrenal calcification. *Intern Med.* 2011;50(16):1781.
2. Hindman N, Israel GM. Adrenal gland and adrenal mass calcification. *Eur Radiol.* 2005;15(6):1163–1167.
3. Kenney PJ, Stanley RJ. Calcified adrenal masses. *Urol Radiol.* 1987;9(1):9–15.

单纯性肾上腺囊肿

摘要

　　肾上腺囊肿并不常见，多为意外发现，可能伴有症状。肾上腺囊肿可分为假性囊肿、内皮性囊肿、上皮性囊肿和寄生虫性囊肿，其中假性囊肿（通常是肾上腺肿瘤出血的结果）是最常见的临床类型（病例43）。囊性肾上腺肿瘤必须与单纯性肾上腺囊肿区分开来，鉴别的关键是CT和MRI的影像学表现。

关键词

　　肾上腺囊肿；肾上腺肿块；肾上腺偶发肿块

病例报道

　　72岁女性患者，因偶然发现左侧肾上腺囊肿而转诊至梅奥医学中心。患者感觉左上腹胀满数年，腹部CT检查显示左侧肾上腺区有一边界清晰的薄壁囊性肿块（6.0cm×6.7cm×9.0cm）（图71.1），符合原

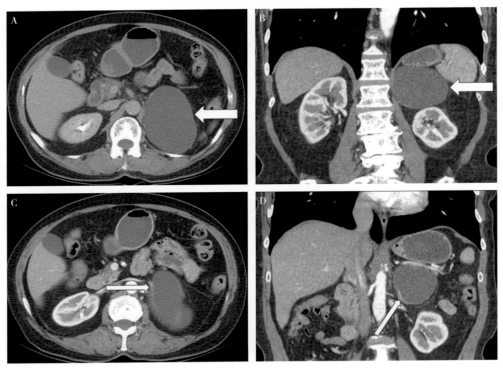

图71.1　增强CT轴位（A、C）和冠状位（B、D）图像，可见左侧肾上腺有一个边界清晰的薄壁囊性肿块（大箭头），上下径6.0cm×左右径6.7cm×前后径9.0cm。左侧肾上腺边缘（C、D中的小箭头）与囊肿的内侧密切相连，未见瘤体外膜、钙化或附壁结节。左肾轻度下移，右肾上腺未见异常

发性良性肾上腺囊肿，但无既往腹部影像学资料可供比较。患者因其姐姐最近被诊断为胰腺癌而担心自己的左侧肾上腺囊肿可能与之有关。患者日常积极运动，如打网球或修剪草坪，既往血压正常，除了左上腹不适外，无其他肾上腺囊肿相关症状，也无长期用药史。体格检查：血压为145/64mmHg，心率为66次/分，BMI为27.4kg/m²，腹部检查未见明显不对称，未触及囊肿。

患者自述日常生活正常，腹部胀满，未困扰到希望进行手术治疗的程度，希望排查囊肿是否为恶性，对其健康问题有无影响。

辅助检查

实验室检查结果无异常（表71.1）。血浆甲氧基肾上腺素正常，排除功能性嗜铬细胞瘤。由于患者血压处于临界水平，因此检测醛固酮和肾素水平，以排除肾上腺囊肿压迫肾脏导致的继发性醛固酮增多症。

表71.1　实验室检查

生化检测	结果	参考区间
钠（mmol/L）	135	135～145
钾（mmol/L）	3.7	3.6～5.2
肌酐（mg/dl）	0.6	0.6～1.1
醛固酮（ng/dl）	<4.0	≤21
血浆肾素活性 [ng/（ml·h）]	<0.6	≤0.6～3
血浆甲氧基肾上腺素（nmol/L）	<0.2	<0.5
血浆甲氧基去甲氧基肾上腺素（nmol/L）	0.45	<0.9

治疗

虽然胰腺或肾脏可能也会出现囊肿，但影像学检查（图71.1C和D）表明这是一个存在多年的良性单纯性肾上腺囊肿，治疗选择包括观察、抽吸或手术切除，最终建议患者在1年内或出现症状时进行腹部超声随访观察。

随访和预后

1年后腹部超声结果显示肾上腺囊肿大小无变化，建议以后每年复查一次。

要点

- 区分真正的肾上腺囊性病变和囊性肾上腺肿瘤非常重要，需要全面评估。
- 25年间，在梅奥医学中心接受肾上腺手术治疗的患者中，共发现41例肾上腺囊性病变，其中，32例为假性囊肿，8例为内皮性囊肿，1例为上皮性囊肿。在32例假性囊肿中，6例为肾上腺肿瘤，包括2例肾上腺皮质癌、2例肾上腺皮质腺瘤和2例嗜铬细胞瘤。
- 所有肾上腺囊肿患者均需排除嗜铬细胞瘤（病例43）。

（李泽文　译）

参考文献

1. Chien HP, Chang YS, Hsu PS, et al. Adrenal cystic lesions: a clinicopathological analysis of 25 cases with proposed histogenesis and review of the literature. *Endocr Pathol*. 2008;19(4):274–281.
2. Erickson LA, Lloyd RV, Hartman R, Thompson G. Cystic adrenal neoplasms. *Cancer*. 2004;101(7):1537–1544.

肾上腺囊性淋巴管瘤

摘要

囊性淋巴管瘤是一种罕见的良性血管肿瘤，起源于淋巴内皮细胞，好发于颈部或腋窝。肾上腺囊性淋巴管瘤也是一种罕见的良性血管病变，通常终身无症状，这种疾病既往多在尸体解剖时被发现，但在过去的30年里，随着计算机成像的广泛应用，其检出率越来越高。在此，分享一个检查时意外发现肾上腺囊性淋巴管瘤的病例。

关键词

肾上腺囊性淋巴管瘤；肾上腺肿块；肾上腺偶发肿块

病例报道

24岁女性患者，因持续性腹泻行腹部CT检查，意外发现左肾上腺有一6.0cm×5.3cm×5.7cm囊性肿块，伴周围钙化（图72.1），于是转诊至梅奥医学中心。患者既往体健，无长期用药史，无背部外伤或腰部不适病史，体重正常，月经周期规律，无多毛症状，既往未使用过抗凝药物或阿司匹林。

辅助检查

实验室检查结果无异常（表72.1）。血及24小时尿甲氧基肾上腺素和儿茶酚胺水平正常，排除功能性囊性嗜铬细胞瘤的可能性。

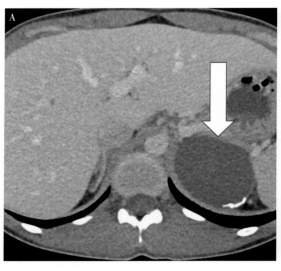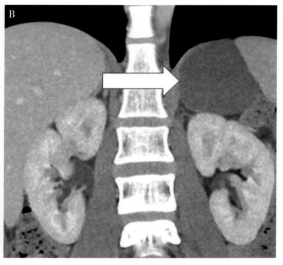

图72.1 增强CT扫描横断面（Ａ）和冠状面图像（Ｂ）可见左上腹膜后有一6.0cm×5.3cm×5.7cm无增强的囊性病变（箭头），平扫CT值为20.1HU，外周壁少量钙化，其内无分隔或实性成分，病灶毗邻胃体后部、脾脏和胰尾，未侵犯周围器官

表72.1　实验室检查

生化检测	结果	参考区间
钠（mmol/L）	140	135~145
钾（mmol/L）	4.6	3.6~5.2
空腹血糖（mg/dl）	84	70~100
肌酐（mg/dl）	0.6	0.6~1.1
DHEA-S（µg/dl）	293	44~332
血浆甲氧基肾上腺素（nmol/L）	<0.2	<0.5
血浆甲氧基去甲肾上腺素（nmol/L）	0.26	<0.9
24小时尿		
甲氧基肾上腺素（µg）	154	<400
甲氧基去甲肾上腺素（µg）	284	<900
去甲肾上腺素（µg）	78	<80
肾上腺素（µg）	19	<20
多巴胺（µg）	394	<400

注：DHEA-S，硫酸脱氢表雄酮。

治疗

　　由于患者比较年轻，而左侧肾上腺肿块较大，因此建议行腹腔镜手术切除，术后病理证实为典型的肾上腺囊性淋巴管瘤。

随访和预后

　　患者手术后恢复良好，为排除复发可能，建议1年内随访复查腹部CT。

要点

- 肾上腺囊性淋巴管瘤是一种罕见的良性血管病变，通常终身无症状。
- 在一项病例系列报道中，9位肾上腺囊性淋巴管瘤患者（女性6人，男性3人）的诊断年龄平均为42岁（范围为28~56岁），瘤体长径平均4.9cm（范围为2.0~13.5cm），其中4人（44%）出现腹部、腰部或背部疼痛，所有患者切除术后均未发现原病变复发或对侧肾上腺新发病变。

（李泽文　译）

参考文献

1. Papotti M, Rosai J, Tsang WYW, Volante M. Benign vascular tumours. In: Lloyd RV, Osamura RY, Kloppel G, Rosai J, eds. *WHO classification of tumours of endocrine organs*. Lyon: International Agency for Research on Cancer (IARC) Press; 2017:129.

2. Koperski Ł, Pihowicz P, Anysz-Grodzicka A, Górnicka B. Cystic lymphangiomatous lesions of the adrenal gland: a clinicopathological study of 37 cases including previously unreported cysts with papillary endothelial proliferation. *Pathol Res Pract*. 2019;215(6):152385.

3. Ellis CL, Banerjee P, Carney E, Sharma R, Netto GJ. Adrenal lymphangioma: clinicopathologic and immunohistochemical characteristics of a rare lesion. *Hum Pathol*. 2011;42(7):1013–1018.

肾上腺血管瘤

摘要

乏脂性肾上腺肿块的病因值得关注，尤其是在年轻患者中。在此，报道一个乏脂性肾上腺肿块的22岁女性患者的病例，其最终被确诊为良性肾上腺血管瘤。

关键词

肾上腺血管瘤；肾上腺肿块

病例报道

22岁女性患者，因肺炎行胸部CT，意外发现一个2.5cm的左侧肾上腺肿块。1年后随访腹部CT显示肿块大小为2.5cm×2.5cm，平扫CT值为29HU，增强扫描后15分钟对比剂洗脱率为61%（图73.1）。患者无发作性症状，也无高血压和低钾血症病史，体重稳定，无库欣综合征或肾上腺疾病的临床表现，唯一常规用药为口服避孕药。体格检查：血压为122/91mmHg，心率为94次/分，BMI为35.5kg/m²。心肺检查正常。

辅助检查

实验室检查正常（表73.1），生化结果未发现功能性嗜铬细胞瘤或皮质醇自主分泌。

治疗

根据CT表现，考虑患者比较年轻，建议行手术治疗，于是在腹腔镜下切除左侧肾上腺。虽然冰冻切片初步结果提示嗜铬细胞瘤，但随后的组织学和免疫组化证实该肿瘤是肾上腺髓质吻合状血管瘤（图73.2）。

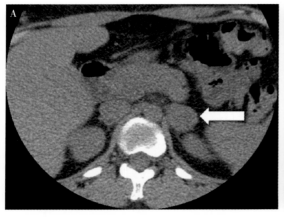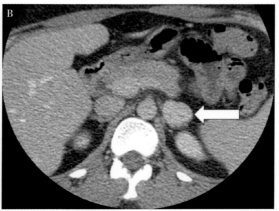

图73.1 平扫（A）和增强（B）腹部CT轴位图像显示有一2.5cm×2.5cm左侧肾上腺肿块（箭头所示），平扫CT值为29HU，增强扫描后注射对比剂洗脱率61%

表73.1　实验室检查

生化检测	结果	参考区间
钠（mmol/L）	140	135～145
钾（mmol/L）	4.3	3.6～5.2
空腹血糖（mg/dl）	91	70～100
肌酐（mg/dl）	0.9	0.6～1.1
1mg过夜DST（µg/dl）	0.7	<1.8
血浆甲氧基肾上腺素（nmol/L）	<0.2	<0.5
血浆甲氧基去甲肾上腺素（nmol/L）	0.5	<0.9

注：DST，地塞米松抑制试验。

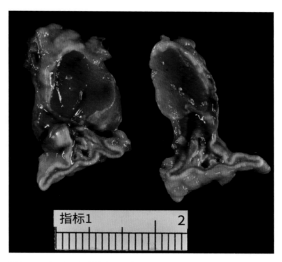

图73.2　肾上腺肿块切面大体病理照片。肾上腺重量为9.0g（正常为4～5g），其内含有一2.6cm×2.0cm×1.3cm红色质软肿块，未延伸至肾上腺外。冰冻切片初步结果提示嗜铬细胞瘤，然而组织学和免疫组化（IHC）证实该肿瘤是肾上腺髓质吻合状血管瘤。IHC显示CD31和CD34阳性的内皮细胞在肿块中占比较大，细胞角蛋白、OSCAR、CAM5.2、抑制素和Melan A染色阴性，说明没有上皮分化；由于嗜铬粒蛋白、S-100和突触素染色阴性，因此除外神经内分泌肿瘤细胞；HMB45和平滑肌肌动蛋白染色阴性，提示不存在基质细胞

随访和预后

患者术后次日出院，由于其肾上腺肿瘤是良性，因此未予随访建议。

要点

- 肾上腺吻合状血管瘤极为罕见，未被列入2017年WHO的内分泌器官肿瘤分类中。
- 肾上腺吻合状血管瘤的影像学表现类似于嗜铬细胞瘤和血管肉瘤。
- 由于肾上腺吻合状血管瘤为良性病变，而且与任何综合征无关，因此手术切除后不需要随访。

（李泽文　译）

参考文献

1. Zhou J, Yang X, Zhou L, Zhao M, Wang C. Anastomosing hemangioma incidentally found in kidney or adrenal gland: study of 10 cases and review of literature. *Urol J.* 2020;17(6):650–656.
2. O'Neill AC, Craig JW, Silverman SG, Alencar RO. Anastomosing hemangiomas: locations of occurrence, imaging features, and diagnosis with percutaneous biopsy. *Abdom Radiol (NY).* 2016;41(7):1325–1332.
3. Patel SR, Abimbola O, Bhamber T, Weida C, Roy O. Incidental finding of bilateral renal and adrenal anastomosing hemangiomas: a rare case report. *Urol Case Rep.* 2019;27:100912.

肾上腺神经节细胞瘤

摘要

　　肾上腺神经节细胞瘤是一种罕见的良性肿瘤，其特征是神经节细胞散在分布于施万细胞基质中，该病大约见于2%的肾上腺切除术患者，其独特的影像学特征能够提示诊断，这一点非常重要，因为体积很小的肾上腺神经节细胞瘤可能不需要手术切除。在此，报道一例年轻患者，影像学检查发现一直径5cm的肾上腺肿块，怀疑肾上腺神经节细胞瘤。

关键词

　　肾上腺神经节细胞瘤；肾上腺肿块；肾上腺偶发肿块

病例报道

　　28岁女性患者，因盆腔疼痛行CT检查，偶然发现一直径5cm的右侧肾上腺肿块，遂至内分泌科就诊。CT表现比较独特，肿块为三角形，密度呈均匀的磨玻璃状，边缘清晰，平扫CT性质不清，增强CT可见血供相对缺乏（图74.1）。患者无肾上腺疾病的症状和体征，血压正常，体重稳定，无长期用药史，也未用过阿司匹林或抗凝治疗。

辅助检查

　　除血浆甲氧基去甲肾上腺素轻度升高外，其他实验室检查结果均正常（表74.1）。

　　血浆甲氧基去甲肾上腺素的假阳性率为15%，而且由于嗜铬细胞瘤较为罕见，梅奥医学中心97%的血浆甲氧基去甲肾上腺素升高患者都不是嗜铬细胞瘤，所以解读血浆甲氧基去甲肾上腺素轻度升高的结果时，还需要考虑患者的临床病史。在该病例中，CT上

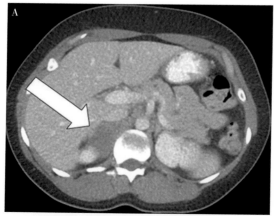

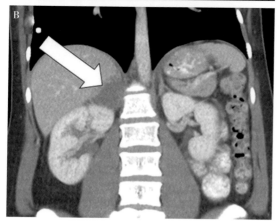

图74.1　增强CT轴位（A）和冠状位（B）可见右侧肾上腺一5.0cm×4.5cm×3.0cm三角形肿块，密度均匀（箭头所示）。平扫CT值为28.4HU，增强扫描效果不明显（注射造影剂70s后CT值为45HU，15分钟后CT值为68HU）

表74.1 实验室检查

生化检测	结果	参考区间
钠（mmol/L）	137	135～145
钾（mmol/L）	4.1	3.6～5.2
空腹血糖（mg/dl）	66	70～100
肌酐（mg/dl）	0.7	0.6～1.1
血浆甲氧基肾上腺素（nmol/L）	0.38	<0.5
血浆甲氧基去甲肾上腺素（nmol/L）	1.2	<0.9
过夜1mg DST，皮质醇（µg/dl）	1.1	<1.8
24小时尿		
甲氧基肾上腺素（µg）	194	<400
甲氧基去甲肾上腺素（µg）	472	<900
去甲肾上腺素（µg）	69	<80
肾上腺素（µg）	14	<20
多巴胺（µg）	313	<400

注：DST，地塞米松抑制试验。

肿块呈密度均匀且乏血供，嗜铬细胞瘤的可能性很小。

治疗

根据CT影像学特征，怀疑是良性肾上腺神经节细胞瘤，然而在与患者共同讨论治疗方案时，考虑到肿块的大小和患者的年龄，决定行腹腔镜右侧肾上腺切除术，术前未给予肾上腺素受体阻滞剂，术后发现肾上腺重量49g（正常为4～5g），肿瘤位于肾上腺髓质，大小为7.6cm×4.9cm×2.4cm（图74.2）。

随访和预后

患者术后恢复良好，建议1年内随访腹部CT。

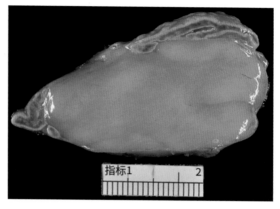

图74.2 肿瘤切面大体病理照片显示7.6cm×4.9cm×2.4cm质硬白色肿块，位于肾上腺髓质内，并延伸至肾上腺外，组织学特征符合神经节细胞瘤的诊断

讨论

肾上腺神经节细胞瘤病例并不多见。在梅奥医学中心的一项回顾性研究中，从1995—2019年共诊断出45例肾上腺神经节细胞瘤，占同期所有肾上腺切除术患者的3%。女性占比略高（$n=25$，55%），诊断时中位年龄44岁（范围为6～87岁）。大多数肿瘤都是偶然发现的（$n=34$，75%），肿瘤直径中位值为4.5cm（范围为1.5～12.5cm），20例（44%）为肾上腺神经节细胞瘤和嗜铬细胞瘤的复合型肿瘤。所有患者预后良好，长期随访未见肿瘤复发。

要点

- 肾上腺神经节细胞瘤是一种良性肾上腺病变，占肾上腺切除术的2%～3%。

- CT横断面表现具有诊断价值，包括肿块外观为三角形/椭圆形，密度呈均匀的磨玻璃状，边缘清晰，平扫CT值<40HU，增强CT可见血供相对缺乏。T1加权MRI上显示均匀的肾上腺低信号肿块，T2加权为不均匀的高信号。

- 如果肾上腺神经节细胞瘤较小，可以通过一系列的影像学随访检查来确认诊断。

• 如果实验室检查发现儿茶酚胺分泌过多，应怀疑复合型嗜铬细胞瘤–神经节细胞瘤，一旦确诊，建议手术切除。

（李泽文　译）

参考文献

1. Shimada H, DeLellis RA, Tissier F. Neuroblastic tumours of the adrenal gland. In: Lloyd RV, Osamura RY, Kloppel G, Rosai J, eds. *WHO classification of tumours of endocrine organs*. Lyon: International Agency for Research on Cancer (IARC) Press; 2017:196–203.

2. Lee JH, Chai YJ, Kim TH, et al. Clinicopathological features of ganglioneuroma originating from the adrenal glands. *World J Surg*. 2016;40(12):2970–2975.

3. Sawka AM, Jaeschke R, Singh RJ, Young WF, Jr. A comparison of biochemical tests for pheochromocytoma: measurement of fractionated plasma metanephrines compared with the combination of 24-hour urinary metanephrines and catecholamines. *J Clin Endocrinol Metab*. 2003;88(2):553–558.

4. Fan H, Li HZ, Ji ZG, Shi BB, Zhang YS. [Diagnosis and treatment of adrenal ganglioneuroma: a report of 80 cases]. *Zhonghua Wai Ke Za Zhi*. 2017;55(12):938–941.

5. Dages KN, Kohlenberg JD, Young WF Jr, et al. Presentation and outcomes of adrenal ganglioneuromas: a cohort study and a systematic review of literature. *Clin Endocrinol (Oxf)*. 2021;95(1):47–57.

42 岁女性患有复合型巨大肾上腺肿瘤

摘要

复合型肾上腺肿瘤约占全部肾上腺肿瘤的4%，影像学特征提示肿瘤可能源于多种不同的病因或者表现为一个质地不均的肾上腺肿块。对所有肾上腺肿瘤均应评估其恶性程度及是否存在激素分泌过量，并且根据影像学表现和生化检测结果指导治疗。

关键词

腺瘤；肾上腺切除术；肾上腺混合性肿块；嗜铬细胞瘤

病例报道

42岁女性患者，因疝修补术后腹痛行CT扫描，意外发现左侧肾上腺肿块，既往有抑郁症，否认高血压、2型糖尿病及恶性肿瘤病史。患者在就诊前5个月出现一些新发症状，包括盗汗（每晚多次）、体重增加20磅（约9kg）、疲劳、抑郁加重及发作性焦虑和过度换气。体格检查：血压为127/85mmHg，心率为82次/分，BMI为31kg/m^2。轻度锁骨上脂肪垫和腹部肥胖，无皮肤紫纹、皮肤变薄或近端肌病。

辅助检查

外院腹部CT可见左侧肾上腺有一3.4cm×2.3cm质地不均的肿块，含有两种成分，其一平扫CT值为−8HU，另一部分为22HU（图75.1），无既往影像学资料可供比较。激素检查重点关注是否存在儿茶酚胺增多和皮质醇自主分泌（表75.1）。儿茶酚胺检查结果为阴性，24小时尿甲氧基肾上腺素和甲氧基去甲肾上腺素水平正常，但1mg过夜地塞米松抑制试验异常。此外，血清促肾上腺皮质激素（ACTH）和硫酸脱氢表雄酮水平降低，进一步证实了皮质醇自主分泌的诊断，于是建议患者行肾上腺切除术。

治疗

患者接受了腹腔镜左肾上腺切除术，并开始糖皮质激素替代治疗。切除的肿瘤肉眼可见包含两种成分：位于髓质的2.5cm红棕色质软肿块和位于皮质的4.4cm黄色质硬肿块（图75.2），进一步组织病理学分析证实两者分别为2.5cm的嗜铬细胞瘤和4.4cm的肾上腺皮质腺瘤。由于存在嗜铬细胞瘤，因此建议患者行基因检测（患者未检测）。14个月后，患者肾上腺皮质功能不全明显缓解。

讨论

据报道，在因嗜铬细胞瘤而行肾上腺切除的患者中，4%为复合型肾上腺肿瘤。就本例患者而言，根据其发作性症状和影像学表现，起初曾怀疑嗜铬细胞瘤，但是由于儿茶酚胺结果正常，于是在鉴别诊断中排除了嗜铬细胞瘤，而诊断轻度ACTH非依赖性库欣综合征，并且认为此系巨大的乏脂性腺瘤所致。在因嗜铬细胞瘤而行肾上腺切除的患

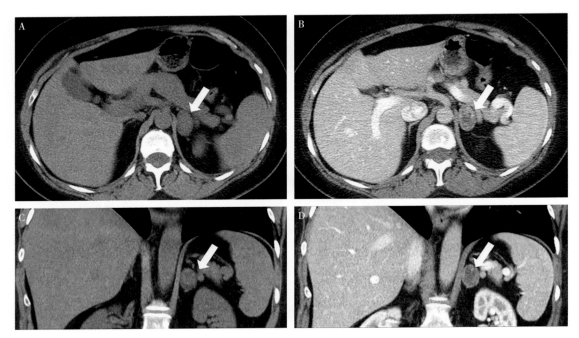

图75.1 基线时的平扫（A、C）和增强（B、D）CT轴位（A、B）和冠状位（C、D）图像可见左侧肾上腺一3.4cm×2.3cm 肿块。平扫CT显示该肿块质地不均，含有两种成分，其一CT值为22HU，另一部分为–8HU

表75.1 实验室检查

生化检测	结果	参考区间
1mg过夜DST，皮质醇（μg/dl）	5.9	＜1.8
皮质醇（μg/dl）	10	7～21
ACTH（pg/ml）	＜5	7.2～63
DHEA-S（μg/dl）	27	18～244
醛固酮（ng/dl）	未检测	＜21
血浆肾素活性（ng/ml/h）	未检测	2.9～10.8
24小时尿甲氧基肾上腺素（μg/24h）	71	＜400
24小时尿甲氧基去甲肾上腺素（μg/24h）	200	＜900

注：ACTH，促肾上腺皮质激素；DHEA-S，硫酸脱氢表雄酮；DST，地塞米松抑制试验。

者中，4%为生化"静寂"（检查结果阴性）的嗜铬细胞瘤，有趣的是，其中1/3的患者有儿茶酚胺分泌过多的症状。目前尚不清楚本例患者的症状是否与嗜铬细胞瘤相关，建议所有的嗜铬细胞瘤患者行生殖细胞基因突变检测。

要点

- 生化"静寂"的嗜铬细胞瘤在接受手术切除的嗜铬细胞瘤患者中占比约4%。
- 少数患者可发生复合型肾上腺肿瘤（如腺瘤和嗜铬细胞瘤）。
- 应当遵循指南进行检查，并且确定恶性肿瘤的风险和是否存在肾上腺激素过多，然后根据检查结果制订治疗方案。
- 建议所有的嗜铬细胞瘤患者行生殖细胞基因突变检测。

（李泽文 译）

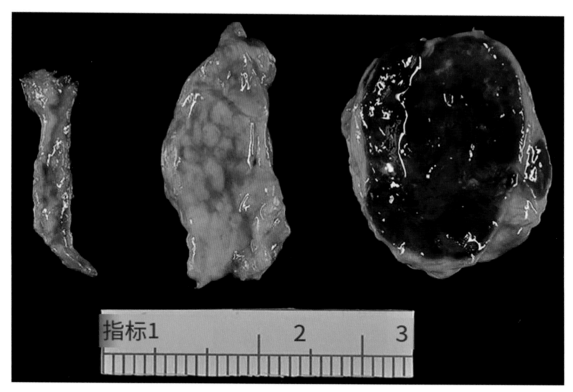

图75.2　左肾上腺切除的肿块大体病理显示嗜铬细胞瘤（右），腺瘤（中）和正常肾上腺组织（左）

参考文献

1. Hasassri ME, Pandian TK, Bobr AA, et al. Pheochromocytoma with synchronous ipsilateral adrenal cortical adenoma. *World J Surg*. 2017;41(12):3147–3153.

2. Gruber LM, Hartman RP, Thompson GB, et al. Pheochromocytoma characteristics and behavior differ depending on method of discovery. *J Clin Endocrinol Metab*. 2019;104(5):1386–1393.

原发性肾上腺平滑肌肉瘤

摘要

　　乏脂性肾上腺肿块的病理值得关注，在此，报道一例乏脂性肾上腺肿块的患者，结果证实为罕见的肾上腺平滑肌肉瘤。

关键词

　　肾上腺平滑肌肉瘤；肾上腺肿块；乏脂性肾上腺肿块

病例报道

　　72岁男性患者，因腹痛检查腹部CT，意外发现左侧肾上腺一2cm肿块（图76.1），医生建议6个月后复查CT，然而患者直到1.5年后才复查腹部CT，此时左侧肾上腺肿块大小为5.1cm×3.2cm×5.1cm，平扫CT值为32.3HU（图76.1）。患者无发作性症状，无库欣综合征和其他肾上腺疾病的临床表现，无低钾血症病史，既往有30年的高血压病史，服用4种药物控制高血压；6年前诊断2型糖尿病，体重稳定。目前用药方案：氨氯地平10mg/d；赖诺普利20mg/d；美托洛尔50mg/d；氢氯噻嗪12.5mg/d；二甲双胍850mg bid。体格检查：血压为125/72mmHg，心率为69次/分，BMI为41.8kg/m^2，心肺检查正常。

辅助检查

　　实验室检查结果正常（表76.1），未发现功能性嗜铬细胞瘤、皮质醇自主分泌或原发性醛固酮增多症的生化证据。^{18}F-FDG PET/CT显示左侧肾上腺肿块FDG摄取增高，其他部位无异常摄取（图76.2）。

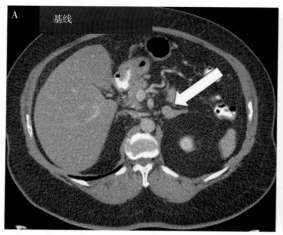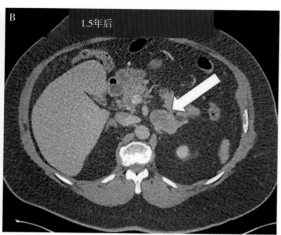

图76.1　基线时（A）和1.5年后（B）腹部CT轴位图像。基线时，强化CT显示左侧肾上腺肿块为2.0cm×1.3cm×1.9cm（箭头所示）。1.5年后，平扫CT显示左侧肾上腺肿块为5.1cm×3.2cm×5.1cm，CT值为32.3HU

表76.1　实验室检查

生化检测	结果	参考区间
钠（mmol/L）	138	135～145
钾（mmol/L）	4.4	3.6～5.2
空腹血糖（mg/dl）	115	70～100
肌酐（mg/dl）	0.9	0.8～1.3
醛固酮（ng/dl）	8.1	≤21
血浆肾素活性[ng/(ml·h)]	6.8	≤0.6～3
DHEA-S（μg/dl）	199	25～131
1mg过夜DST，皮质醇（μg/dl）	<1.0	<1.8
血浆甲氧基肾上腺素（nmol/L）	<0.2	<0.5
血浆甲氧基去甲肾上腺素（nmol/L）	0.56	<0.9

注：DHEA-S，硫酸脱氢表雄酮；DST，地塞米松抑制试验。

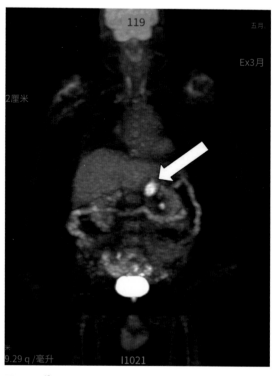

图76.2　^{18}F-FDG PET/CT显示左侧肾上腺肿块SUV11.6，其他部位无异常摄取

治疗

患者接受开放性左侧肾上腺切除术。病理为去分化平滑肌肉瘤，瘤体大小为7.6cm×3.6cm×3.1cm（图76.3）。

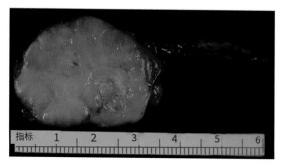

图76.3　左侧肾上腺肿块大体病理照片，呈灰白色，为去分化平滑肌肉瘤，大小为7.6cm×3.6cm×3.1cm。所有切缘均阴性，免疫组化染色显示平滑肌动蛋白阳性，结蛋白、抑制素、MiTF-1和HMB45染色均阴性

随访和预后

对患者进行连续影像学随访，术后两年发现肝脏和肺门淋巴结转移，两者均行放射治疗，同时开始全身治疗。

讨论

原发性肾上腺平滑肌肉瘤于1981年首次被报道，是一种罕见的无功能肿瘤，起源于肾上腺静脉或其分支的平滑肌壁。由于在全球文献中描述的患者少于50例，因此2～3例被认为是一个大系列。对英语文献40份病例进行的综述显示，诊断时患者年龄从14～78岁不等（80%的患者诊断年龄大于40岁）。手术时，80%以上的原发性肾上腺平滑肌肉瘤最大径≥4cm，大多数是因其他原因在影像学检查中偶然发现的。CT扫描显示，这些肿瘤脂肪含量低，形状不规则，质地不均匀。肾上腺平滑肌肉瘤的诊断依赖于组织病理学和免疫组织化学的检测结果，正如本病例所示。由于该病在发现时或随访过程中发生转移的风险较高，因此预后较差。据报道，肾上腺切除术后最长的无转移生存期为3年，而转移患者最长生存期为4.4年。常见肝、淋巴结、肺和骨转移，早期发现和手术治疗是延长生命的最佳方法。

平滑肌肉瘤患者生命的最佳方法，说明对于乏脂性肾上腺肿块，应当采取积极的治疗措施。

（李泽文　译）

要点

- 原发性肾上腺平滑肌肉瘤是一种极其罕见的高级别增殖性间叶肿瘤，未包括在2017年WHO内分泌器官肿瘤分类中。
- CT扫描显示，这些肿瘤脂肪含量低，形状不规则，质地不均匀。
- 原发性肾上腺平滑肌肉瘤的诊断依赖于组织病理学和免疫组化的检测结果。
- 由于原发性肾上腺平滑肌肉瘤在发现时或随访过程中发生转移的风险较高，因此患者预后较差。
- 早期发现和手术治疗是延长原发性肾上腺

参考文献

1. Choi SH, Liu K. Leiomyosarcoma of the adrenal gland and its angiographic features: a case report. *J Surg Oncol*. 1981;16(2):145–148.
2. Jabarkhel F, Puttonen H, Hansson L, Muth A, Ragnarsson O. Primary adrenal leiomyosarcoma: clinical, radiological, and histopathological characteristics. *J Endocr Soc*. 2020; 4(6): bvaa055.
3. Quildrian S, Califano I, Carrizo F, Daffinoti A, Calónico N. Primary adrenal leiomyosarcoma treated by laparoscopic adrenalectomy. *Endocrinol Nutr*. 2015;62(9):472–473.
4. Tomasich FD, Luz Mde A, Kato M, et al. [Primary adrenal leiomyosarcoma]. *Arq Bras Endocrinol Metabol*. 2008;52(9):1510–1514.
5. Lloyd RV, Osamura RY, Kloppel G, Rosai J. *WHO Classification of Tumours of Endocrine Organs* 4th ed. IARC, Lyon, 2017.

原发性肾上腺淋巴瘤

摘要

原发性肾上腺淋巴瘤比较罕见，通常发生于老年男性患者，典型表现为进行性肾上腺功能不全的体征和症状、体重减轻和腹痛。CT横断面图像通常可见双侧肾上腺巨大乏脂性肿块（直径可达18cm）；在MRI成像T1加权相上呈低信号，T2加权相上呈高信号；^{18}F-FDG PET/CT通常显示FDG摄取增高，并可发现肾上腺外病灶。原发性肾上腺淋巴瘤不适合手术切除，化学治疗是首选治疗方法。

关键词

肾上腺功能不全；肾上腺肿块；原发性肾上腺淋巴瘤

病例报道

57岁男性患者，既往体健，每天跑步约4.8km，无长期服药史，3周前曾到欧洲旅行，剧烈腹痛48小时，后腹痛逐渐减轻，但背部和胸部持续不适，于是行胸部CT扫描，结果发现双侧肾上腺肿块，遂后检查腹部CT，可见双侧肾上腺11cm椭圆形肿块（图77.1）。CT表现提示浸润性病变，如淋巴瘤或感染。患者胸膜炎样疼痛白天严重程度为3/10级，夜间为10/10级，疼痛导致食欲减退，体重减轻约2.3kg，无发热。转诊前实验室检查：清晨血清皮质醇水平为12.4μg/dl（正常值为7～25），促肾上腺

皮质激素（ACTH）为92pg/ml（正常值为10～60），1mg过夜地塞米松抑制试验次日皮质醇为1.34μg/ml（正常值＜1.8）。

辅助检查

实验室检查结果见表77.1。除血清ACTH

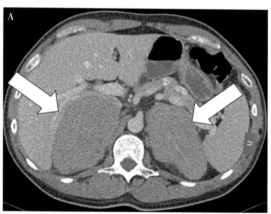

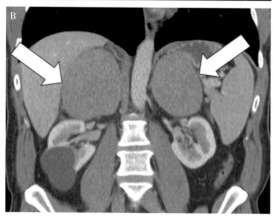

图77.1 腹部增强CT图像轴位（A）、冠状位（B）可见双侧肾上腺均质肿块（箭头所示）。右侧肿块为11.0cm×9.0cm×6.5cm，平扫CT值为42HU；左侧肿块与右侧相似，体积略小，平扫CT值为42.5HU。CT表现提示浸润性病变，如淋巴瘤或感染

水平轻度升高外，所有肾上腺相关检查均正常，高钙血症与甲状旁腺激素降低和1, 25-二羟维生素D升高有关。影像学表现和高钙血症符合淋巴瘤诊断。CT引导下右侧肾上腺肿块活检证实弥漫性大B细胞淋巴瘤。¹⁸F-FDG PET/CT显示双侧肾上腺巨大肿块具有FDG摄取异常增高，符合恶性肿瘤诊断（图77.2），无其他部位受累，包括脾脏和淋巴结。

表77.1 实验室检查

生化检测	结果	参考区间
钠（mmol/L）	140	135～145
钾（mmol/L）	4.2	3.6～5.2
肌酐（mg/dl）	1.3	0.8～1.3
钙（mg/dl）	11.3	8.9～10.1
磷（mg/dl）	3.2	2.5～4.5
1, 25-二羟基维生素D（pg/ml）	84	18～64
25-羟维生素D（ng/ml）	18	20～50
甲状旁腺激素（pg/ml）	12	15～65
8AM血清皮质醇（μg/dl）	12	7～25
8AM血清ACTH（pg/ml）	10.0	60
醛固酮（ng/dl）	＜4	≤21
血浆肾素活性 [ng/（ml·h）]	1.2	≤0.6～3
甲氧基肾上腺素（nmol/L）	＜0.2	＜0.5
甲氧基去甲肾上腺素（nmol/L）	0.35	＜0.9
乳酸脱氢酶（U/L）	668	122～222
24小时尿		
钙（mg）	385	25～300
皮质醇（μg）	8.9	3.5～45

注：ACTH，促肾上腺皮质激素。

治疗

由于肾上腺广泛受累，血清ACTH轻度升高，而且肾上腺淋巴瘤影响肾上腺皮质功能，因此给予患者安全剂量的氢化可的松（10mg bid）和氟氢可的松（0.05mg qd），同时建议低钙饮食以治疗高钙血症。在梅奥医学中心住院的第6天，血液科医师会诊时指出，血清乳酸脱氢酶升高和25-羟维生素D降低提示预后不良，而血清免疫球蛋白游离轻链正常、骨髓活检未见骨髓受累则是预后良好的观测指标。颅脑MRI检查显示中枢神经系统未受累。治疗计划：先行2个周期R-CHOP方案化学治疗（利妥昔单抗、

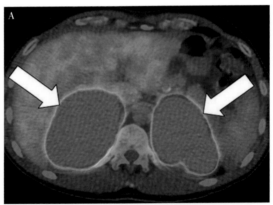
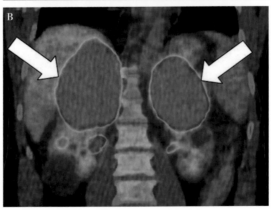

图77.2 ¹⁸F-FDG PET/CT轴位（A）和冠状位（B）图像显示，图77.1所示的双侧肾上腺巨大肿块对FDG摄取增高（箭头所示），符合恶性肿瘤诊断。¹⁸F-FDG PET/CT未发现其他部位受累，包括脾脏和淋巴结

环磷酰胺、阿霉素和长春新碱），然后检查¹⁸F-FDG PET/CT，如果¹⁸F-FDG PET/CT结果显示治疗有效，则继续进行第3～6周期的R-CHOP。治疗目标是在R-CHOP第6周期后，¹⁸F-FDG PET/CT显示肿瘤消失。

随访和预后

R-CHOP方案治疗两个周期后检查¹⁸F-FDG PET/CT，结果显示FDG摄取异常增高的双侧肾上腺巨大肿块基本消失，说明治疗效果明显（图77.3），少量残留的肾上腺软组织不摄取FDG。患者出现脱发，运动耐量下降，但仍坚持每天步行约4km，但是背痛缓解。通过低钙饮食，患者血钙水平恢复正常，为9.4mg/dl。

患者继续完成6个周期的R-CHOP化学治疗，然后复查肾上腺功能，结果显示，在口服下午剂量的氢化可的松24小时后，血清皮质醇（12µg/dl）和ACTH（27pg/ml）均正常。接下来，先让患者停用下午剂量的氢化可的松，2周后完全停用氢化可的松，复查血清电解质仍在正常水平，于是停用氟氢可的松，2.5年后¹⁸F-FDG PET/CT扫描未见异常摄取（图77.3）。

要点

- 原发性肾上腺淋巴瘤比较罕见，通常发生于老年男性患者，典型表现为进行性肾上腺功能不全的体征和症状、体重减轻和腹痛。
- CT或MRI检查很容易发现原发性肾上腺淋巴瘤，表现为双侧肾上腺巨大乏脂性肿块。
- ¹⁸F-FDG PET/CT通常显示FDG摄取增高，并可发现肾上腺外病灶。

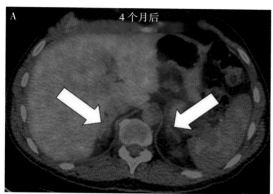

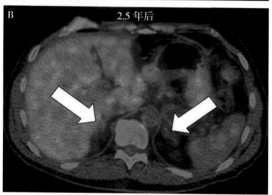

图77.3　（A）疾病诊断后4个月、R-CHOP方案（利妥昔单抗、环磷酰胺、阿霉素和长春新碱）化学治疗两个周期后检查¹⁸F-FDG PET/CT，轴位图像显示FDG摄取异常增高的双侧肾上腺巨大肿块基本消失，说明治疗效果明显，少量残留的肾上腺软组织（箭头）不摄取FDG。（B）疾病诊断2.5年后再次检查¹⁸F-FDG PET/CT，轴位图像未见淋巴瘤复发

- R-CHOP方案化学治疗是治疗原发性肾上腺淋巴瘤的首选方法。

（李泽文　译）

参考文献

1. Rashidi A, Fisher SI. Primary adrenal lymphoma: a systematic review. *Ann Hematol*. 2013;92(12):1583–1593.
2. Laurent C, Casasnovas O, Martin L, et al. Adrenal lymphoma: presentation, management and prognosis. *QJM*. 2017;110(2):103–109.

39 岁男性，肾上腺巨大肿块

摘要

神经母细胞瘤是一种异质性肿瘤，几乎只见于儿童，大多发生在腹部，通常位于肾上腺，70%的病例可出现儿茶酚胺分泌。患者诊断时的年龄、疾病分期和细胞遗传学都会影响疾病预后。

关键词

儿茶酚胺分泌；流行病学；转移；神经母细胞瘤

病例报道

39岁男性患者，最初感觉腹部不适，并有神经根症状，偶尔焦虑发作，短暂性血压升高，曾接受物理治疗以改善神经根症状，但是效果不明显，于是行脊柱影像学检查。脊柱MRI提示转移性骨病，进一步CT检查发现一巨大肾上腺肿块（图78.1）。

辅助检查

对儿茶酚胺分泌情况进行检查，结果发现尿甲氧基去甲肾上腺素和多巴胺升高（表78.1）。初步诊断为嗜铬细胞瘤伴骨转移，建议行开放性左侧肾上腺切除术。术前给予α和β肾上腺素受体阻滞剂，术中切除左侧肾上腺肿块及多个淋巴结，令人意外的是，病理诊断为神经母细胞瘤伴淋巴结转移。

讨论

神经母细胞瘤可以起源于交感神经系统的任何部位，其中肾上腺最常受累（约40%）。神经母细胞瘤几乎只见于儿童，因此就本例患者的年龄来说，该诊断非比寻常。神经母细胞瘤经常转移至淋巴结、骨和肝脏，超过一半的病例分泌儿茶酚胺，因为神经母细胞瘤细胞具有儿茶酚胺分泌和代谢所需的酶。如果患者诊断该病时年龄较大，已有转移病变，或者携带不良基因标志物，如MYCN扩增，则疾病进展和死亡的风险较高。虽然综合治疗可以改善这类患者的生存结局，但延长生存期的比例仍然很低。

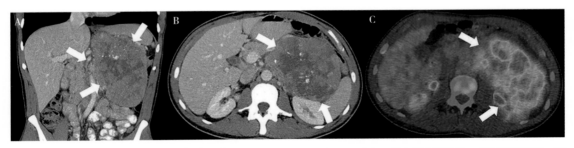

图78.1 增强CT冠状位（A）和轴位（B）图像显示一12.0cm×13.2cm×18.0cm的左肾上腺肿块，伴有片状钙化。肿块^{18}F-FDG摄取不均匀，SUV$_{max}$ 5.7～13.9（C）。左肾受压

表78.1　实验室检查

生化检测	结果	参考区间
1mg过夜地塞米松抑制试验，皮质醇（μg/dl）	未检测	<1.8
皮质醇（μg/dl）	12	7~21
ACTH（pg/ml）	未检测	7.2~63
DHEA-S（μg/dl）	172	65~344
醛固酮（ng/dl）	13	<21
血浆肾素活性［ng/（ml·h）］	未检测	2.9~10.8
24小时尿甲氧基肾上腺素（μg/24h）	126	<400
24小时尿甲氧基去甲肾上腺素（μg/24h）	1582	<900
24小时尿肾上腺素（μg/24h）	3	<21
24小时尿去甲肾上腺素（μg/24h）	72	15~80
24小时尿多巴胺（μg/24h）	1016	65~400

注：ACTH，促肾上腺皮质激素；DHEA-S，硫酸脱氢表雄酮；DST，地塞米松抑制试验。

治疗

　　基因检测发现患者存在*ALK F1174I*和*ATRX Q219*基因致病性突变及CREBBPQ 1330移码*22突变。经过多学科会诊，首先给予环磷酰胺和拓扑替康治疗，后来由于疾病进展，患者接受综合治疗，包括多种细胞毒性药物、^{131}I 间碘苄胍和放射治疗，疗效不一，患者最终在初诊4年后死亡。

要点

- 神经母细胞瘤在成人中很罕见，可能表现为儿茶酚胺过量分泌。
- 该疾病需要包括内分泌科、外科、病理科和肿瘤科在内的多学科综合治疗以确保最佳的疗效。
- 高危病变通常需要多学科综合治疗。

（李泽文　译）

参考文献

1. Cohn SL, Pearson AD, London WB, et al. The International Neuroblastoma Risk Group (INRG) classification system: an INRG Task Force report. *J Clin Oncol.* 2009;27(2):289–297.
2. DuBois SG, Kalika Y, Lukens JN, et al. Metastatic sites in stage IV and IVS neuroblastoma correlate with age, tumor biology, and survival. *J Pediatr Hematol Oncol.* 1999;21(3):181–189.
3. Ebbehoj A, Li D, Kaur RJ, et al. Epidemiology of adrenal tumors in Olmsted County, Minnesota, USA: a population-based study. *Lancet Diabetes Endocrinol.* 2020;8(11):894–902.
4. Mahoney NR, Liu GT, Menacker SJ, Wilson MC, Hogarty MD, Maris JM. Pediatric Horner syndrome: etiologies and roles of imaging and urine studies to detect neuroblastoma and other responsible mass lesions. *Am J Ophthalmol.* 2006;142(4):651–659.
5. Bagatell R, Beck-Popovic M, London WB, et al. Significance of MYCN amplification in international neuroblastoma staging system stage 1 and 2 neuroblastoma: a report from the International Neuroblastoma Risk Group database. *J Clin Oncol.* 2009;27(3):365–370.

59 岁男性，进行性增大的双侧肾上腺占位

摘要

即使无肾上腺外恶性肿瘤的证据，任何进行性增大的双侧肾上腺占位均需要警惕肾上腺转移瘤的可能。肾上腺占位活检虽然很少进行，但如果强烈怀疑肾上腺转移瘤，在排除嗜铬细胞瘤诊断后应进行肾上腺活检。

关键词

肾上腺活检；肾上腺恶性肿瘤；肾上腺占位；肾上腺转移瘤；诊断；CT值；影像学；肿瘤大小

病例报道

59 岁男性，既往有高血压及肥胖病史，平时血压控制可。患者因腹痛到急诊科就诊，行腹部影像学检查，意外发现双侧肾上腺占位。追问病史，患者近2年体重下降约18kg，自诉与戒烟相关（50包/年）。3年前曾行皮肤肿块切除，病理提示为良性。患者职业为农民，服用赖诺普利5mg/d控制血压。系统性回顾提示有慢性咳嗽，否认既往腹痛病史。体格检查大致正常，未见库欣综合征体貌。

辅助检查

患者4个月前曾行平扫CT，可见双侧肾上腺性质不明的占位（图79.1）。本次实验室检查见表79.1，血清促肾上腺皮质激素（ACTH）及硫酸脱氢表雄酮水平均在正常范围，1mg过夜地塞米松抑制试验显示皮质醇可被正常抑制，原发性醛固酮增多症及嗜铬细胞瘤筛查未见异常（表79.1）。

表79.1　实验室检查

生化检测	结果	参考区间
1mg过夜DST（μg/dl）	1.4	<1.8
ACTH（pg/ml）	24	7.2~63
DHEA-S（μg/dl）	196	20~299
醛固酮（ng/dl）	7	<21
血浆肾素活性[ng/（ml·h）]	2.3	2.9~10.8
血浆甲氧基肾上腺素（nmol/L）	0.42	<0.5
血浆甲氧基去甲肾上腺素（nmol/L）	0.34	<0.9

注：ACTH，促肾上腺皮质激素；DHEA-S，硫酸脱氢表雄酮；DST，地塞米松抑制试验。

本次复查CT显示双侧肾上腺占位明显增大（4个月增加约3cm）（图79.2），胸部X线检查未见异常。因高度怀疑恶性肿瘤肾上腺转移，在除外嗜铬细胞瘤后，建议行肾上腺活检，病理证实肾上腺占位为黑色素瘤转移。

讨论

约15%的肾上腺占位为双侧病变，双侧肾上腺占位最常见的病因包括双侧肾上腺腺

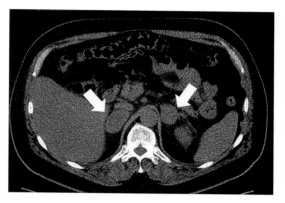

图79.1　平扫CT轴位图像显示双侧肾上腺性质不明的占位（箭头）。右侧占位为4.5cm×2.2cm，平扫CT值为25HU；左侧占位为3.8cm×2.8cm，平扫CT值为27HU

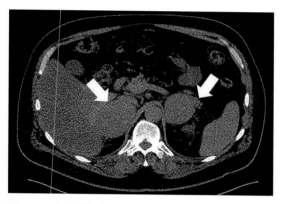

图79.2　4个月后复查平扫CT，轴位图像显示双侧肾上腺占位明显增大（箭头所示）。右侧占位为7.5cm×4.3cm（CT值为27HU），左侧占位为5.8cm×5.1cm（CT值为28HU）

瘤、双侧肾上腺转移瘤及淋巴瘤，双侧嗜铬细胞瘤和髓样脂肪瘤比较少见。巨大肾上腺占位如为双侧，则需高度警惕肾上腺转移瘤的可能。

本例患者双侧肾上腺巨大占位，影像学无典型特征（平扫CT值＞20HU），短时间内明显增大，提示双侧肾上腺恶性病变，转移瘤或淋巴瘤可能性大。此外，还应排除双侧嗜铬细胞瘤。然而，尽管本例占位的大小和影像学特征符合嗜铬细胞瘤特点，但生长速度过快，嗜铬细胞瘤的自然病程是肿瘤在数年内缓慢增长。该患者双侧肾上腺腺瘤的可能性较小，虽然15%以上的肾上腺腺瘤平扫CT值＞20HU，但是4个月肿瘤直径增加3cm对于肾上腺腺瘤来说极其罕见。

多达36%～48%的肾上腺转移瘤是偶然发现的（如本病例），最常的起源是肺、泌尿生殖系统及胃肠道的恶性肿瘤，其次是黑色素瘤和淋巴瘤。在诊断时，24%的肾上腺转移瘤患者为双侧肾上腺受累。最初诊断为单侧肾上腺转移瘤的患者在随访过程中出现对侧肾上腺转移的风险极高，因此有必要监测原发性肾上腺皮质功能减退症。

治疗

肾上腺活检明确黑色素瘤后，患者经黑色素瘤专业团队评估后建议行化学治疗。随访16个月，患者病情稳定，临床表现及生化检测均提示肾上腺功能正常。

要点

- 双侧肾上腺占位可见于15%的肾上腺腺瘤患者、25%的肾上腺转移瘤患者和10%的嗜铬细胞瘤患者。
- 双侧肾上腺肿块如果直径大，影像学特点不典型（平扫CT值＞20HU），生长速度快，则可能是恶性病变。
- 1/3～1/2的肾上腺转移瘤是被偶然发现的。
- 大多数肾上腺转移瘤，起源于肺、泌尿生殖系统和胃肠道的恶性肿瘤。
- 双侧肾上腺转移瘤患者应定期复查，通过临床表现和生化检测排查肾上腺皮质功能减退症。

（崔云英　译）

参考文献

1. Ebbehoj A, Li D, Kaur RJ, et al. Epidemiology of adrenal tumors in Olmsted County, Minnesota, USA: a population-based study. *Lancet Diabetes Endocrinol.* 2020;8(11):894–902.

2. Iniguez-Ariza NM, Kohlenberg JD, Delivanis DA, et al. Clinical, biochemical, and radiological characteristics of a single-center retrospective cohort of 705 large adrenal tumors. *Mayo Clin Proc Innov Qual Outcomes.* 2018;2(1):30–39.

3. Dinnes J, Bancos I, Ferrante di Ruffano L, et al. Management of endocrine disease: imaging for the diagnosis of malignancy in incidentally discovered adrenal masses: a systematic review and meta-analysis. *Eur J Endocrinol.* 2016;175(2):R51–R64.

4. Mao JJ, Dages KN, Suresh M, Bancos I. Presentation, disease progression and outcomes of adrenal gland metastases. *Clin Endocrinol (Oxf).* 2020;93(5):546–554.

5. Bancos I, Tamhane S, Shah M, et al. Diagnosis of endocrine disease: the diagnostic performance of adrenal biopsy: a systematic review and meta-analysis. *Eur J Endocrinol.* 2016;175(2):R65–R80.

6. Delivanis DA, Bancos I, Atwell TD, et al. Diagnostic performance of unenhanced computed tomography and (18) F-fluorodeoxyglucose positron emission tomography in indeterminate adrenal tumours. *Clin Endocrinol (Oxf).* 2018;88(1):30–36.

65 岁男性，原发性肾上腺皮质功能减退症

摘要

原发性肾上腺功能减退症最常见的原因是自身免疫性肾上腺炎，较少见的病因包括感染（如结核病、真菌感染）、全身性疾病（如结节病、组织细胞增生症）及癌症（如肾上腺转移瘤、淋巴瘤）引起肾上腺皮质被破坏。原发性肾上腺功能减退症患者如果存在肾上腺影像学异常，还应怀疑浸润性病变。

关键词

肾上腺活检；肾上腺功能减退症；肾上腺恶性肿瘤；肾上腺肿块；肾上腺转移；诊断；糖皮质激素；影像学；浸润性疾病

病例报道

65岁男性患者，因近期诊断为原发性肾上腺皮质功能减退症而被转诊到肾上腺专科门诊。患者近几个月来感觉疲劳、肌肉疼痛、食欲减退、轻度恶心，体重下降约2.5kg，当地住院期间监测血压偏低，电解质紊乱，血钠为124mmol/L，血钾高于正常值上限（＞5.2mmol/L），怀疑原发性肾上腺皮质功能减退症，进一步检查早晨血清皮质醇为2.5μg/dl（正常值为7~25），促肾上腺皮质激素（ACTH）为316pg/ml（正常值为10~60）。患者开始氢化可的松和氟氢可

的松替代治疗，服药后上述症状明显改善。就诊梅奥医学中心时，患者规律服用氢化可的松、氟氢可的松及氨氯地平。病史回顾偶有夜间盗汗，氢化可的松治疗后有所缓解。查体显示生命体征平稳，有白癜风。患者无自身免疫性疾病家族史。

辅助检查

梅奥医学中心实验室检查结果再次证实原发性肾上腺皮质功能减退症的诊断（表80.1），病因首先考虑为自身免疫性肾上腺皮质功能减退症，于是检测21-羟化酶抗体，无异常。随后进行腹部影像学检查以排查其他病因。平扫及增强CT（图80.1~图80.3）可见双侧肾上腺占位，边界不规则，性质不明，其中左侧占位为1.9cm。平扫CT值为29HU，增强扫描显示质地不均；右侧占位为5.1cm，平扫CT值为26HU，增强扫描显示质地不均。进一步实验室检查未见儿茶酚胺分泌过多：血浆甲氧基肾上腺素＜0.2nmol/L（正常值＜0.5），甲氧基去甲肾上腺素0.65nmol/L（正常值＜0.9）。患者无肾上腺外恶性肿瘤的证据，因此对较大的肾上腺占位进行活检，细胞学证实为分化不良的非小细胞癌，伴有局灶性鳞状和腺样形成，免疫组织化学染色显示TTF1、CK7、CK903染色阳性，CK20、抑制素、Melan

A、CDX2染色阴性，检查结果符合原发肺癌。进一步行胸部CT检查，可见右肺尖后部9mm结节（图80.4）。

表80.1　实验室检查

化验检查	结果	参考区间
皮质醇（μg/dl）	<1	7～25
ACTH（pg/ml）	550	7.2～63
DHEA-S（μg/dl）	29	25～131
血浆肾素活性［ng/（ml·h）］（氟化可的松治疗过程中）	0.6	2.9～10.8
21-羟化酶抗体（U/ml）	<1	<1

注：ACTH，促肾上腺皮质激素；DHEA-S，硫酸脱氢表雄酮。

讨论

双侧肾上腺转移瘤可破坏肾上腺皮质，导致原发性肾上腺皮质功能减退症。近期研究显示，12.4%的双侧肾上腺转移瘤和20%的双侧肾上腺巨大转移瘤（肿瘤直径＞4cm）患者可出现肾上腺皮质功能减退症，其中以淋巴瘤、非小细胞肺癌和肾细胞癌转移最常见。然而，由于多数患者在出现明显症状和体征后才进行肾上腺皮质功能评估，而且只有少数肾上腺转移瘤患者接受过内分泌科专科医生的评估，因此肾上腺皮质功能

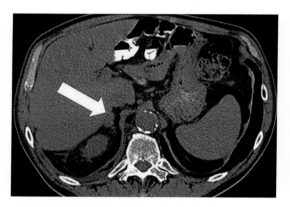

图80.1　平扫CT轴位图像可见右肾上腺有一1.9cm×1.1cm占位（箭头所示），平扫CT值为29HU。该图未显示左肾上腺

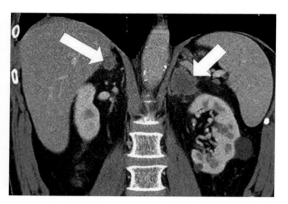

图80.3　增强CT冠状位图像可见双侧肾上腺占位（箭头所示），质地不均，边界不规则（右侧占位为1.9cm×1.1cm，左侧占位为5.1cm×4.3cm）

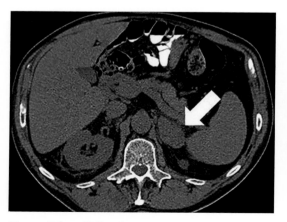

图80.2　平扫CT轴位图像可见左肾上腺一5.1cm×4.3cm占位（箭头所示），平扫CT为26HU。该图未显示右肾上腺

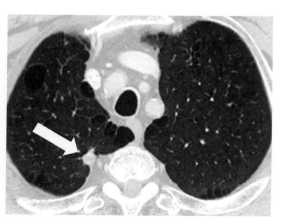

图80.4　胸部CT轴位可见右肺尖后部9mm结节（箭头所示）

减退症很可能被低估。双侧肾上腺转移瘤可发生于25%初次诊断肾上腺皮质功能减退症的患者及近乎50%随访过程中的患者，因此所有肾上腺转移瘤患者均应定期排查肾上腺皮质功能减退症。

治疗

诊断非小细胞肺癌后，患者开始化学治疗，然而不幸的是，患者病情进展迅速，18个月后死亡。

要点

- 12%的双侧肾上腺转移瘤患者可因肾上腺皮质破坏而出现原发性肾上腺皮质功能减退症。

- 双侧肾上腺转移瘤>4cm的患者中，20%会出现原发性肾上腺皮质功能减退症。

- 双侧肾上腺转移瘤患者应当定期监测临床表现和生化检测，评估是否存在肾上腺皮质功能减退症。

（崔云英　译）

参考文献

1. Bancos I, Hahner S, Tomlinson J, Arlt W. Diagnosis and management of adrenal insufficiency. *Lancet Diabetes Endocrinol*. 2015;3(3):216–226.

2. Herndon J, Nadeau AM, Davidge-Pitts CJ, Young WF, Bancos I. Primary adrenal insufficiency due to bilateral infiltrative disease. *Endocrine*. 2018;62(3):721–728.

3. Mao JJ, Dages KN, Suresh M, Bancos I. Presentation, disease progression and outcomes of adrenal gland metastases. *Clin Endocrinol (Oxf)*. 2020;93(5):546–554

47 岁男性，原发性肾上腺皮质功能减退症

摘要

结节病、组织细胞增生症等系统性疾病累及肾上腺较为少见，当大部分肾上腺组织被破坏时，将出现原发性肾上腺皮质功能减退症，从而导致糖皮质激素缺乏，甚至是盐皮质激素缺乏。患者可同时表现出系统性疾病及肾上腺皮质功能减退症的症状，处理措施包括给予糖皮质激素、盐皮质激素替代治疗，同时治疗系统性疾病。

关键词

肾上腺活检；肾上腺皮质功能减退症；诊断；Erdheim-Chester病（ECD）；糖皮质激素；组织细胞增生症；影像学；浸润性疾病；结节病

病例报道

47岁男性患者，最初感觉疲劳、乏力、头晕及腹痛，腹部CT显示肾周间隙和肾上腺浸润性病变（图81.1）。由于患者症状持续不缓解，且影像学存在异常，为进一步评估病因转诊至梅奥医学中心。梅奥医学中心住院期间，患者除疲劳和乏力，还有盗汗和持续性腹痛。查体未见明显异常。既往诊断2型糖尿病及高血压，分别应用二甲双胍及赖诺普利治疗。

辅助检查

实验室检查证实原发性肾上腺皮质功能减退症（表81.1），行CT引导下右肾、右肾上腺、右腹膜后病灶活检。组织病理学显示纤维黏液样增生和慢性炎症浸润，核医学骨扫描可见下肢骨摄取增加，符合

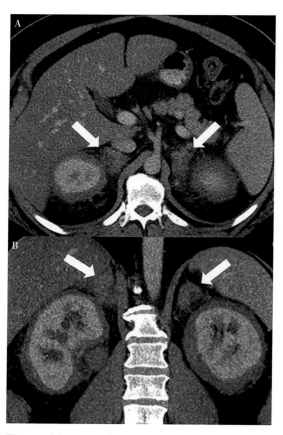

图81.1 腹部CT轴位（A）和冠状位（B）图像显示肾脏和肾上腺周围有浸润性病变（箭头表示肾上腺浸润）

Erdheim-Chester病（非朗格汉斯细胞组织细胞增多症）。

表81.1　实验室检查

生化检测	结果	参考区间
皮质醇（μg/dl）	6	7～25
ACTH（pg/ml）	70	7.2～63
血浆肾素活性［ng/（ml·h）］	6	2.9～10.8

注：ACTH，促肾上腺皮质激素。

讨论

　　ECD是一种罕见的非朗格汉斯细胞组织细胞增生症，以多个器官组织细胞浸润为特征。在一项64例患者的研究中，33%存在尿崩症，91%腺垂体功能减退，53%原发性性腺功能减退。尽管39%的患者CT上可见肾上腺浸润，但只有1例是原发性肾上腺皮质功能减退症。对于原发性肾上腺皮质功能减退症合并双侧肾上腺占位的患者，应怀疑肾上腺组织细胞增生症及其他浸润性疾病，如结节病、结核、组织胞浆菌病、隐球菌感染和肾上腺转移等。累及肾上腺的Erdheim-Chester病通常可经肾上腺活检明确诊断。原发病的治疗需要依赖于病因学，对于原发性肾上腺皮质功能减退症来说也是如此，需要糖皮质激素和盐皮质激素替代治疗。由于肾上腺皮质破坏不可逆，肾上腺皮质功能减退无法恢复，需要给予糖皮质激素、盐皮质激素替代治疗。

治疗

　　给予氢化可的松替代治疗后，患者疲劳、乏力症状改善，电解质正常，无直立性低血压，因此未使用氟氢可的松。原发病方面给予环磷酰胺治疗，随访9个月，病情稳定。

要点

- ECD是一种罕见的非朗格汉斯细胞组织细胞增生症，以多个器官组织细胞浸润为特征，包括肾上腺和垂体。
- ECD常累及垂体，患者可能合并继发性或原发性肾上腺皮质功能减退症，对此需要制订合适的筛查策略。

（崔云英　译）

参考文献

1. Courtillot C, Laugier Robiolle S, Cohen Aubart F, et al. Endocrine manifestations in a monocentric cohort of 64 patients with Erdheim-Chester disease. *J Clin Endocrinol Metab*. 2016;101(1):305–313.
2. Herndon J, Nadeau AM, Davidge-Pitts CJ, Young WF, Bancos I. Primary adrenal insufficiency due to bilateral infiltrative disease. *Endocrine*. 2018;62(3):721–728.
3. Bancos I, Tamhane S, Shah M, et al. Diagnosis of endocrine disease: the diagnostic performance of adrenal biopsy: a systematic review and meta-analysis. *Eur J Endocrinol*. 2016;175(2):R65–R80.
4. Bancos I, Hahner S, Tomlinson J, Arlt W. Diagnosis and management of adrenal insufficiency. *Lancet Diabetes Endocrinol*. 2015;3(3):216–226.

双侧肾上腺髓样脂肪瘤：需警惕先天性肾上腺皮质增生症

摘要

肾上腺髓样脂肪瘤是一种良性、无分泌功能的肿瘤，由不同比例的髓样细胞成分和成熟的脂肪组织构成。单侧肾上腺髓样脂肪瘤并不常见（病例65），而双侧病变更为罕见，通常与长期促肾上腺皮质激素（ACTH）分泌过多有关。双侧肾上腺髓样脂肪瘤最常见于未经治疗或者治疗不佳的先天性肾上腺皮质增生症（CAH）患者。在此，分享这样一个病例。

关键词

肾上腺占位；双侧肾上腺髓样脂肪瘤；先天性肾上腺皮质增生症；肾上腺意外瘤

病例报道

26岁男性患者，因急性胃肠炎检查CT，结果意外发现双侧肾上腺占位，于是转诊至梅奥医学中心。腹部增强CT（图82.1）可见双侧肾上腺多发巨大占位，内含脂肪，伴有肾上腺明显增生，提示为CAH。患者回忆幼年时曾接受氢化可的松治疗，14岁时停药。体格检查：BMI为27.8kg/m^2，血压及心率正常，精神尚可，皮肤无色素沉着。

辅助检查

实验室检查发现血清17-羟孕酮和雄烯二酮分别高出参考值上限61倍和15倍（表82.1），提示CAH。*CYP21A2*（编码21-羟

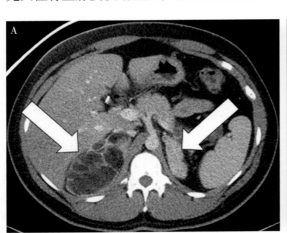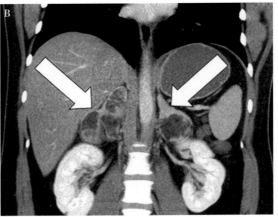

图82.1 腹部增强CT轴位（A）和冠状位（B）图像显示右侧肾上腺的内侧肢和外侧肢被4个内含脂质成分的占位所取代（如箭头所示，大小分别为6.5cm×7.6cm、4.3cm×4.2cm、5.1cm×3.2cm和1cm）。轴位图像显示左侧肾上腺皮质明显增生，其内也有2个内含脂质成分的占位（大小分别为5.1cm×4.4cm和2.8cm×2.6cm）。影像学表现符合未经治疗的先天性肾上腺皮质增生及由此导致的双侧肾上腺髓样脂肪瘤

表82.1　实验室检查

生化检测	结果	参考区间
血钠（mmol/L）	137	135～145
血钾（mmol/L）	4.2	3.6～5.2
肌酐（mg/dl）	0.9	0.8～1.3
17-羟孕酮（ng/dl）	13 400	＜220
雄烯二酮（ng/dl）	2 250	＜150
DHEA-S（μg/dl）	206	89～457
总睾酮（ng/dl）	736	240～950
生物可利用睾酮（ng/dl）	523	83～257
ACTH（pg/ml）	445	10～60

注：ACTH，促肾上腺皮质激素；DHEA-S，硫酸脱氢表雄酮。

化酶的基因）检测发现存在纯合致病突变（g.655A/C＞G）。

治疗

　　若肾上腺占位未引起临床表现，则无需手术。告知患者诊断为*CYP21A2*-缺陷型CAH，需要应用糖皮质激素替代治疗。

随访和预后

　　予患者地塞米松0.25mg qn口服，后复查血清雄烯二酮正常，为188ng/dl，治疗目标是雄烯二酮控制在参考值上限或轻度高于参考值上限，以避免过度使用糖皮质激素造成医源性库欣综合征。

讨论

　　我们近期发表了一项包含305例肾上腺髓样脂肪瘤患者的回顾性研究，其中双侧病变16例（5.3%）。最近一项系统综述指出，CAH患者肾上腺占位的患病率为29.3%。*CYP21A2*突变患者中，髓样脂肪瘤的患病率为8.6%，其中93.5%的髓样脂肪瘤患者被漏诊CAH或控制不佳，这从肾上腺CT扫描中可以看出端倪（图82.2和图82.3）。

要点
- 肾上腺占位内部富含脂肪成分提示髓样脂肪瘤。

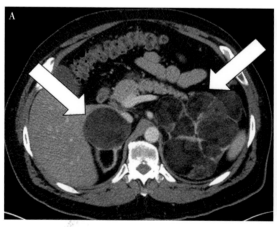
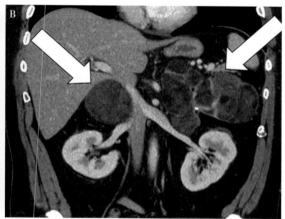

图82.2　21-羟化酶缺乏型先天性肾上腺皮质增生症（CAH）患者长期不规律应用糖皮质激素替代治疗时，其肾上腺CT具有典型特点。尽管图82.2及图82.3来自不同患者，但影像学表现一样。这是一例48岁21-羟化酶缺乏型CAH患者，服药依从性差，血清17-羟孕酮高达29 200ng/dl（正常值＜220），雄烯二酮高达3250ng/dl（正常值＜150），ACTH高达972pg/ml（正常值＜60），腹部增强CT轴位图（A）和冠状位图（B）可见双侧内含脂肪成分的肾上腺占位（箭头所示），右侧为6.7cm×5.9cm，左侧为14.2cm×12.1cm

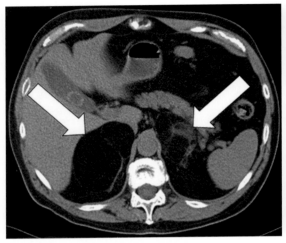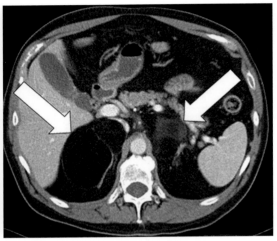

图82.3 21-羟化酶缺乏型先天性肾上腺皮质增生症（CAH）患者长期不规律应用糖皮质激素替代治疗时，其肾上腺CT具有典型特点。尽管图82.2及图82.3来自不同患者，但影像学表现一样。这是来自一位62岁男性21-羟化酶缺乏型CAH患者腹部CT平扫和增强的轴位图像，右侧肾上腺占位为10.0cm×6.0cm×10.0cm，左侧为6.0cm×5.0cm×6.5cm，患者长期未规律应用糖皮质激素治疗，血清17-羟孕烯酮高达6204ng/dl（正常值<220）。平扫CT值为-124HU，证实为内含脂肪成分的双侧肾上腺髓样脂肪瘤

- 所有肾上腺髓样脂肪瘤患者，特别是双侧病变时，都应测定血清17-羟孕酮，以筛查先天性肾上腺皮质增生症。

（崔云英 译）

参考文献

1. Nermoen I, Rørvik J, Holmedal SH, Hykkerud DL, Fougner KJ, Svartberg J, Husebye ES, Løvås K. High frequency of adrenal myelolipomas and testicular adrenal rest tumours in adult Norwegian patients with classical congenital adrenal hyperplasia because of 21-hydroxylase deficiency. *Clin Endocrinol* (*Oxf*). 2011;75(6):753–759.

2. Hamidi O, Raman R, Lazik N, et al. Clinical course of adrenal myelolipoma: a long-term longitudinal follow-up study. *Clin Endocrinol* (*Oxf*). 2020;93(1):11–18.

3. Nermoen I, Falhammar H. Prevalence and characteristics of adrenal tumors and myelolipomas in congenital adrenal hyperplasia: a systematic review and meta-analysis. *Endocr Pract*. 2020;26(11):1351–1365.

单侧乏脂性肾上腺占位：肾上腺组织胞浆菌病的不典型表现

摘要

　　肾上腺乏脂性肿块是肾上腺疾病的雷区，它虽然可能是良性无功能皮质腺瘤，但难以与小的肾上腺皮质癌（病例6和病例23）或激素正常的嗜铬细胞瘤（病例36）等疾病相鉴别。这种情况下，非手术治疗的临床风险较高。除非强烈怀疑转移性疾病或感染，否则应避免肾上腺活检。几乎所有的肾上腺疾病都有不典型表现，这些患者的诊治过程大多比较曲折。在此，介绍这样一个病例。

关键词

　　肾上腺组织胞浆菌病；肾上腺意外瘤；肾上腺占位；肾上腺结节；肾上腺皮质癌；嗜铬细胞瘤

病例报道

　　59岁男性患者，因意外发现右肾上腺占位就诊。患者诊断高血压15年，使用β受体阻滞剂、噻嗪类利尿剂和钙通道阻滞剂治疗，居家监测血压平均为150/60mmHg，无低钾血症病史。既往有吸烟史（60包/年），1年前因肺结节行胸部增强CT检查，意外发现右侧肾上腺有一2.5cm占位，随后被转诊至梅奥医学中心。除持续性高血压外，患者无其他嗜铬细胞瘤的症状、体征，无恶性肿瘤或感染性疾病的临床表现（无发热、咳嗽、体重下降等）。体格检查：BMI为28.9kg/m^2，血压为136/73mmHg，心率为77次/分，无库欣综合征体征。

辅助检查

　　基线实验室检查结果见表83.1。除空腹血糖升高外，其他结果均正常。行肾上腺CT检查，可见右肾上腺单发占位，为2.7cm×1.7cm

表83.1　实验室检查

生化检测	结果	参考区间
血钠（mmol/L）	147	135～145
血钾（mmol/L）	3.8	3.6～5.2
空腹静脉血糖（mg/dl）	147	70～100
肌酐（mg/dl）	1.3	0.9～1.3
1mg过夜DST血清皮质醇（μg/dl）	1.8	<1.8
醛固酮（ng/dl）	22	≤21
血浆肾素活性［ng/（ml·h）］	1.4	≤0.6～3
血浆甲氧基肾上腺素（nmol/L）	0.28	<0.5
血浆甲氧基去甲肾上腺素（nmol/L）	0.5	<0.9
24小时尿		
甲氧基肾上腺素（μg）	166	<400
甲氧基去甲肾上腺素（μg）	533	<900
去甲肾上腺素（μg）	51	<80
肾上腺素（μg）	2.8	<20
多巴胺（μg）	350	<400

注：DST，地塞米松抑制试验。

（图83.1），平扫CT值为39HU，增强扫描存在强化，造影剂消退缓慢，余右肾上腺其他部位及左肾上腺正常（图83.2）。患者6年前曾因右侧胸膜疼痛首次发现双肺结节。右侧胸腔积液，活检结果为阴性。1年前胸部CT报告双肺结节及部分纵隔淋巴结肿大。

治疗

新发现乏脂性和血供丰富的肾上腺占位时需警惕激素正常的嗜铬细胞瘤、早期肾上腺皮质癌或转移性疾病（尽管该患者未诊断出其他部位的原发肿瘤）。我们建议检查胸部CT，到呼吸科就诊。如果肺部存在明确的占位，可考虑行CT引导下的肺部或肾上腺穿刺活检。如果肺部无明显异常，下一步可行腹腔镜下右肾上腺切除术。患者要求回当地医院完善评估。

随访和预后

患者在当地医院接受了腹腔镜下右侧肾上腺切除术，组织样本被送到梅奥医学中心进一步检查，病理可见肾上腺增生，重26g（正常为4～5g），未查到明确的腺瘤或肿瘤，Grocott-Gomori六胺银染色显示大部分病变为坏死性肉芽肿性炎和荚膜组织胞浆菌。两年后，患者当地内分泌科随诊医生记录显示，复查影像学未见对侧（左侧）肾上腺异常，肺部病变消失。

讨论

荚膜组织胞浆菌是美国中西部和南部地区特有的一种双相真菌，从含有蝙蝠或鸟类粪便的土壤或洞穴中吸入这种真菌可致病。患者临床表现多样，可为无症状，或有急、

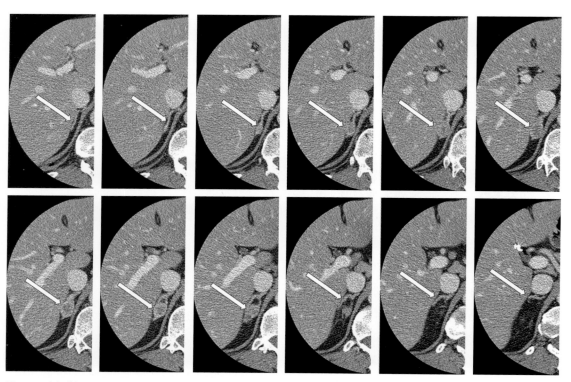

图83.1 腹部增强CT显示右肾上腺多个轴位图像（从上到下，从左到右），可见其内肿块为2.7cm×1.7cm，平扫CT值为39HU，增强CT存在强化。肾上腺动态增强及10分钟延迟成像显示10分钟延迟期对比剂洗脱率＜50%

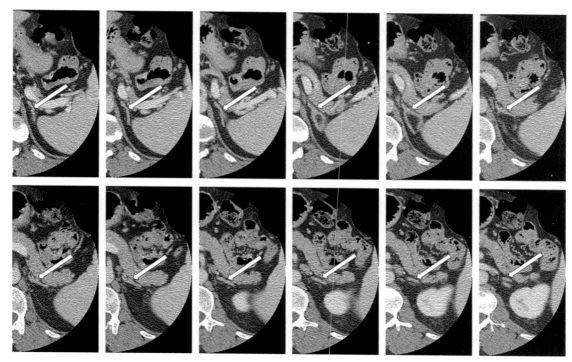

图83.2　腹部增强CT显示左肾上腺（箭头所示）多个轴位图像（从上到下，从左到右），所有切面均正常

慢性呼吸系统症状，播散性感染可累及肺、肝、脾、骨髓、中枢神经系统和肾上腺。在梅奥医学中心诊断的111例队列中，78例为播散性组织胞浆菌病，55例为单纯真菌荚膜组织胞浆菌病。患者平均年龄为55岁，66%为男性，59%的患者免疫功能低下。发热是最常见的症状（63%），其次是呼吸道症状（43%）及体重减轻（37%）。肾上腺受累通常为双侧，患者可出现原发性肾上腺皮质功能不全的症状。组织胞浆菌病累及肾上腺表现为单侧肾上腺结节的报道很少。

要点

- 医生在肾上腺意外瘤的诊治过程中如果没有挫折感，说明还没有见过足够多的这类疾病。
- 肾上腺乏脂性肿块是肾上腺疾病的雷区，虽然可能是良性无功能皮质腺瘤，但难以与小的肾上腺皮质癌或激素正常的嗜铬细胞瘤等疾病相鉴别。这种情况下，非手术治疗的临床风险较高，除非强烈怀疑转移性疾病或感染，否则应避免肾上腺活检。

- 几乎所有的肾上腺疾病都有不典型表现，例如，组织胞浆菌病累及肾上腺时往往都是双侧的，但本例患者表现为单侧肾上腺结节。

（崔云英　译）

参考文献

1. Assi MA, Sandid MS, Baddour LM, Roberts GD, Walker RC. Systemic histoplasmosis: a 15-year retrospective institutional review of 111 patients. *Medicine* (Baltimore). 2007;86(3):162–169.

2. Roxas MCA, Sandoval MAS, Salamat MS, Matias PJ, Cabal NP, Bartolo SS. Bilateral adrenal histoplasmosis presenting as adrenal insufficiency in an immunocompetent host in the Philippines. *BMJ Case Rep.* 2020;13(5):e234935.

3. Herndon J, Nadeau AM, Davidge-Pitts CJ, Young WF, Bancos I. Primary adrenal insufficiency due to bilateral infiltrative disease. *Endocrine.* 2018;62(3):721–728.

4. May D, Khaled D, Gills J. Unilateral adrenal histoplasmosis. *Urol Case Rep.* 2018;19:54–56.

多发性内分泌腺瘤病 1 型合并双侧肾上腺大结节样增生

摘要

双侧肾上腺大结节样增生（BMAH）通常可经CT做出诊断，多发性内分泌腺瘤病1型（MEN-1）患者可表现为肾上腺形态正常、孤立性肾上腺腺瘤或BMAH，当在MEN-1患者存在肾上腺结节时，首先需要明确占位是否存在皮质醇自主分泌功能：是具有典型临床表现的库欣综合征还是亚临床库欣综合征。当BMAH存在皮质醇自主分泌时，无需进行肾上腺静脉取血，因为根据定义，这种疾病是双侧性的。治疗方案的制订需要结合患者的症状程度和并发疾病，可选择观察、单侧肾上腺切除术或双侧肾上腺切除术。如果患者为亚临床库欣综合征（皮质醇自主分泌轻度增多），切除增大的肾上腺可以控制这种疾病。在此，分享这样一个病例。

关键词

肾上腺占位；肾上腺结节；双侧肾上腺大结节样增生；库欣综合征；多发性内分泌腺瘤病1型；亚临床库欣综合征

病历报道

63岁女性患者，6年前（有甲状旁腺功能亢进和MEN-1家族史）诊断MEN-1，近期因胰腺疾病检查腹部CT，结果发现BMAH，于是来梅奥医学中心就诊（图84.1）。患者7年前CT检查就已发现肾上腺结节，但未进行评估。患者虽无典型的库欣综合征临床表

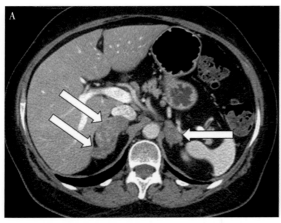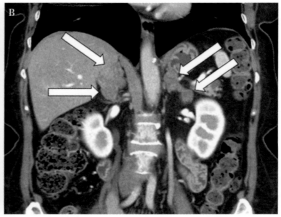

图84.1 腹部CT平扫轴位（A）和冠状位（B）图像可见双侧肾上腺多发结节（箭头所示）。右侧肾上腺最大结节直径3.9cm，平扫CT值为−0.8HU；左侧肾上腺最大结节直径2.1cm，平扫CT值8HU

现，但易出现瘀伤，面部轻度圆红，因2型糖尿病口服2种降糖药（二甲双胍、格列吡嗪），因高血压口服2种降压药（赖诺普利和美托洛尔），最近发现骨量减少。体格检查：BMI为29.3kg/m^2，血压为148/86mmHg，心率为63次/分。无库欣综合征临床表现，皮肤无多毛、紫纹及水肿，近端肌力正常。

辅助检查

实验室检查结果见表84.1。血清促肾上腺皮质激素（ACTH）减低，硫酸脱氢表雄酮（DHEA-S）处于正常低值，24小时尿游离皮质醇轻度升高，8mg过夜地塞米松抑制试验（DST）后血清皮质醇未被完全抑制（表84.1）。

表84.1　实验室检查

生化检测	基线结果	术后4年结果	参考值
血钠（mmol/L）	140		135～145
血钾（mmol/L）	5.3		3.6～5.2
肌酐（mg/dl）	0.7		0.6～1.1
醛固酮（ng/dl）	5.2		≤21
血浆肾素活性[ng/（ml·h）]	1.2		≤0.6～3
8AM 血清皮质醇（μg/dl）	6.8	11.0	7～25
DHEA-S（μg/dl）	38.0	38.7	16～195
ACTH（pg/ml）	<5	11.0	10～60
1mg过夜DST皮质醇（μg/dl）	7.0		<1.8
8mg过夜DST皮质醇（μg/dl）	6.1		<1.0
24小时尿皮质醇（μg）	52.33		<45

注：ACTH，促肾上腺皮质激素；DHEA-S，硫酸脱氢表雄酮；DST，地塞米松抑制试验。

告知患者其双侧肾上腺均能自主产生皮质醇，为亚临床型（皮质醇自主分泌轻度增多），而非典型库欣综合征，因此建议切除体积较大的右侧肾上腺。

治疗

患者行腹腔镜右肾上腺切除术，围手术期应用糖皮质激素（术中及术后8小时静脉给予100mg氢化可的松）。病理检查发现右肾上腺重35.4g（正常为4～5g），其内可见弥漫性结节，周围包被薄层正常组织。患者出院时口服氢化可的松10mg bid，嘱患者术后2周减量至每日早晨服用15mg。

随访和预后

术后1个月及4个月患者早晨血清皮质醇分别为8.7μg/dl和9.3μg/dl（正常值为7～25μg/dl）。术后4个月，患者停用氢化可的松，生化检测见表84.1。虽然进行了单侧肾上腺切除手术，但患者体重以及血压和血糖控制情况无变化，继续使用当前的降压、降糖药物。减瘤手术虽然未使患者明显获益，但却延缓了需要双侧肾上腺切除的时间。

要点

- 30%～40%的MEN-1患者会出现肾上腺病变。
- MEN-1患者发生库欣综合征时，病因通常是分泌ACTH的垂体腺瘤，然而仍有约20%的患者是肾上腺病变所致。
- MEN-1患者容易发生肾上腺皮质功能亢进，病因可能是肾上腺腺瘤、BMAH或肾上腺皮质癌（病例32）。因胰腺神经内分泌肿瘤而行腹部CT检查时，应关注是否存在肾上腺占位。
- 1mg过夜DST异常的患者可通过8mg过夜

DST明确是否存在糖皮质激素自主分泌，正常情况下服用8mg地塞米松后血清皮质醇应检测不到。

- 如果MEN-1合并BMAH的患者存在亚临床库欣综合征（皮质醇自主分泌轻度增多），首选治疗为切除较大的肾上腺，同时需要注意的是将来可能还需要进行对侧肾上腺切除术。

（崔云英　译）

参考文献

1. Burgess JR, Harle RA, Tucker P, Parameswaran V, Davies P, Greenaway TM, Shepherd JJ. Adrenal lesions in a large kindred with multiple endocrine neoplasia type 1. *Arch Surg.* 1996;131(7):699–702.

2. Langer P, Cupisti K, Bartsch DK, et al. Adrenal involvement in multiple endocrine neoplasia type 1. *World J Surg.* 2002;26:891–896.

3. Waldmann J, Bartsch DK, Kann PH, Fendrich V, Rothmund M, Langer P. Adrenal involvement in multiple endocrine neoplasia type 1: results of 7 years prospective screening. *Langenbecks Arch Surg.* 2007;392:437–443.

4. Whitley SA, Moyes VJ, Park KM, et al. The appearance of the adrenal glands on computed tomography in multiple endocrine neoplasia type 1. *Eur J Endocrinol.* 2008;159:819–824.

5. Barzon L, Pasquali C, Grigoletto C, Pedrazzoli S, Boscaro M, Fallo F. Multiple endocrine neoplasia type 1 and adrenal lesions. *J Urol.* 2001;166:24–27.

6. Simonds WF, Varghese S, Marx SJ, Nieman LK. Cushing's syndrome in multiple endocrine neoplasia type 1. *Clin Endocrinol (Oxf).* 2012;76(3):379–386.

7. Yoshida M, Hiroi M, Imai T, et al. A case of ACTH-independent macronodular adrenal hyperplasia associated with multiple endocrine neoplasia type 1. *Endocr J.* 2011;58(4):269–277.

假性肾上腺肿块

摘要

患者因肾上腺肿块就诊于内分泌科，结果证实肿块并非肾上腺来源的情况并不少见。起初因诊断肾上腺肿块而行手术，实际并非肾上腺疾病的病例约占所有肾上腺手术的3.5%。需要鉴别的疾病包括：恶性的腹膜后肿瘤（例如，肾肿瘤、淋巴瘤、肉瘤），良性的血管和淋巴疾病（例如，囊性淋巴管瘤、血管平滑肌脂肪瘤），其他腹膜后肿瘤（例如，节细胞神经瘤、副神经节瘤），以及被误认为是肾上腺组织的正常解剖结构（例如，胃憩室）。这里分享几个病例，以提高大家对上述疾病的认识。

关键词

肾上腺意外瘤；肾上腺肿块；假性肾上腺肿块

病例报道：肾脏恶性上皮样血管平滑肌脂肪瘤

31岁女性患者，每日上腹疼痛，质子泵抑制剂治疗有效，腹部超声发现右侧腹膜后有一直径8cm的肿块，腹部CT和MRI可见右侧腹膜后一6.5cm×4.0cm占位，密度不均，其来源可能是肾脏、肾上腺或肝脏（图85.1），行CT引导下穿刺活检，免疫组化提示突触素、S-100、波形蛋白染色阳性，嗜铬粒蛋白染色阴性，病理考虑肿瘤可能起源于肾上腺皮质而非肾脏，因此病理报告为："肾上腺皮质肿瘤，具有嗜酸细胞特征"。患者被转诊至内分泌科评估肾上腺肿瘤，体格检查未见肾上腺皮质或髓质激素过多的症状或体征，血压正常，体重无变化，24小时尿皮质醇、儿茶酚胺及其代谢产物均正常。随后患者接受右肾根治性切除术和右肾上腺切除术。术后病理提示为肾脏恶性上皮样血管平滑肌脂肪瘤，大小约为9.2cm×8.0cm×3.0cm，肾上腺解剖学正常。肾脏上皮样血管平滑肌脂肪瘤是一种以

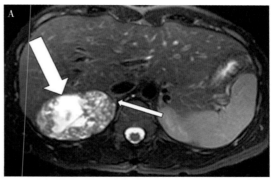

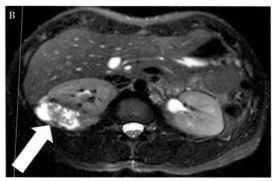

图85.1 增强MRI轴位图像。（A）7.3cm腹膜后不均质肿块（大箭头）及肿块腹内侧（小箭头）正常的部分肾上腺。（B）肿块（箭头所示）似乎来自右肾上极

上皮样细胞增生为特征的恶性间叶性肿瘤，较为罕见。截至目前患者已随访14年，定期复查腹部CT未见肿瘤复发。

病例报道：腹膜后淋巴管瘤

58岁男性患者，影像学检查意外发现生长缓慢的左侧腹膜后囊性肿块（图85.2），7年前直径为2.3cm×1.8cm，近期CT显示为6.7cm×6.6cm（图85.2）。肿块位于左侧肾上腺的外侧肢旁，与左肾、胰腺、周围血管结构分界清晰，其内未见明显的实性成分或强化。患者无嗜铬细胞瘤的症状或体征，近1年来每天感觉左腰疼痛，疼痛评分为6～7级。血浆儿茶酚胺代谢产物正常。鉴于患者存在腰痛，而且近7年来肿块缓慢增大，建议手术切除。患者行腹腔镜手术，术中可见囊性肿块紧邻但未侵及肾上腺，病理证实为淋巴管瘤。术后患者腰痛完全缓解，6个月时复查腹部CT，未见肿块残留。淋巴管瘤是一种罕见的良性淋巴管增生性疾病，因淋巴回流受阻导致液性囊肿。如果肿块引发疼痛或明显增大，应考虑手术切除。

病例报道：胃憩室

64岁女性患者，因CT检查偶然发现左肾上腺肿块就诊，肿块直径为1.6cm，平扫CT值为20.4HU（图85.3）。然而经过仔细阅片后发现，肿块位于左肾上腺上方，符合胃贲门小憩室（图85.3）。向患者解释病情，无需进一步行内分泌相关检查。11年后患者因腹痛行CT检查，可见胃憩室较前略大，内含空气，冠状位图像可见肿块与左肾上腺界限清晰（图85.3）。

病例报道：肾淋巴管肌瘤合并肺淋巴管肌瘤病

17岁女性患者，因反复气胸行胸腔镜（VATS）活检，病理显示为肺淋巴管肌瘤病，然而胸部CT检查时意外发现一4.5cm的"左肾上腺肿块"（图85.4），肾上腺功能检测未见异常，CT引导下穿刺活检证实肾淋巴管肌瘤，建议观察。6个月后患者因肾淋巴管肌瘤出血导致左腰剧烈疼痛再次就诊，行左侧肾上动脉栓塞治疗，原因是该肿瘤

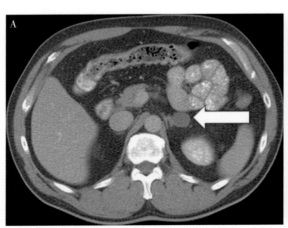
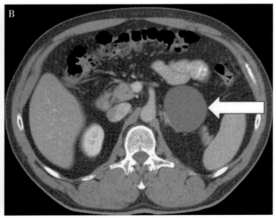

图85.2 增强CT轴位图像。（A）7年前可见一2.3cm×1.8cm腹膜后囊性肿块（箭头所示），邻近左侧肾上腺的外侧肢，平扫CT值为18.3HU。（B）7年后CT可见一6.7cm×6.6cm单房囊性所示病变，其内未见明显的实性成分或强化，囊肿紧邻左肾、胰尾、脾静脉、左肾静脉和十二指肠升部，未侵及上述脏器

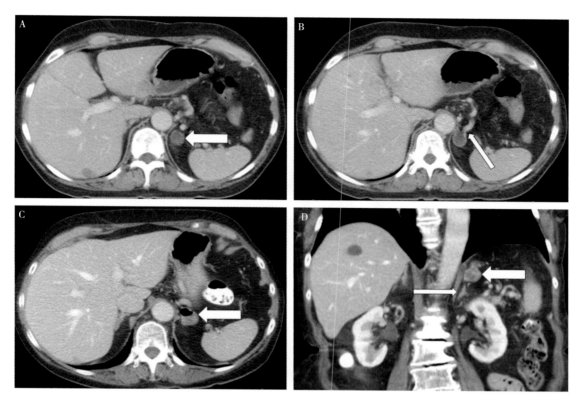

图85.3　当时发现左侧腹膜后肿块时的增强CT轴位图像。（A）可见一1.6cm圆形肿块（箭头），平扫CT值为20.4HU。（B）肿块与胃连接（箭头），符合胃憩室。图C和D是11年后增强CT结果。（C）横断面图像显示胃憩室（箭头）稍大，含有空气。（D）冠状位图像显示胃憩室（大箭头）与肾上腺（小箭头）界限清晰

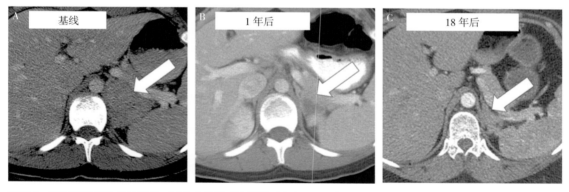

图85.4　多次CT检查的轴位图像：（A）初次发现左侧肾脏上部4.5cm有三角形乏脂性肿块（47.5HU）；（B）动脉栓塞治疗后6个月；（C）疾病诊断18年后

95%的血供来自左侧肾上动脉。此后18年，患者定期复查腹部CT，可见残余肿瘤体积缩小，病情稳定（图85.4）；由于反复气胸，给予雷帕霉素治疗肺淋巴管肌瘤病。

病例报道：脾动脉瘤

63岁男性患者，因肾上腺疾病之外的原因检查腹部CT，意外发现"肾上腺肿块"，于是被转诊至内分泌科。如图85.5所示，该

肿块看上去不像肾上腺组织，血管造影证实为直径4cm的脾动脉瘤（图85.5）。由于存在破裂的风险，该患者进行了脾动脉结扎和脾切除术。

要点

- CT引导下对肾上腺或假性肾上腺肿块进行穿刺活检的免疫组织化学结果可以指导病理诊断，但不能作为诊断的最终依据。

- 临床医生应该知道，起初因诊断肾上腺肿块而行手术，实际并非肾上腺疾病的病例约占所有肾上腺手术的3.5%。需要鉴别的疾病包括：恶性的腹膜后肿瘤（例如，肾肿瘤、淋巴瘤、肉瘤），良性的血管和淋巴疾病（例如，囊性淋巴管瘤、血管平滑肌脂肪瘤），其他腹膜后肿瘤（例如，节细胞神经瘤、副神经节瘤），以及被误认为是肾上腺组织的正常解剖结构（例如，胃憩室、脾动脉瘤）。

（崔云英　译）

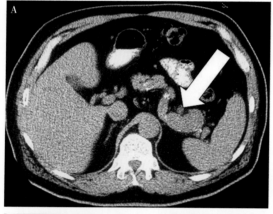

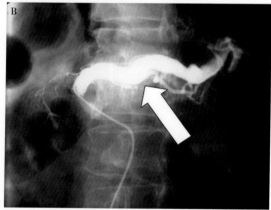

图85.5　（A）CT显示左侧肾上腺葫芦状肿块（箭头所示），最初考虑为肾上腺占位；然而动脉造影冠状位图像（B）显示CT上的肿块实际为脾动脉瘤

参考文献

1. Frey S, Caillard C, Toulgoat F, Drui D, Hamy A, Mirallié É. Non-adrenal tumors of the adrenal area; what are the pitfalls? *J Visc Surg*. 2020;157(3):217–230.

2. Brimo F, Robinson B, Guo C, Zhou M, Latour M, Epstein JI. Renal epithelioid angiomyolipoma with atypia: a series of 40 cases with emphasis on clinicopathologic prognostic indicators of malignancy. *Am J Surg Pathol*. 2010;34(5):715–722.

3. Makni A, Chebbi F, Fetirich F, et al. Surgical management of intra-abdominal cystic lymphangioma: report of 20 cases. *World J Surg*. 2012;36(5):1037–1043.

肾上腺和卵巢病变引起的雄激素过多

成年后，雄激素分泌过多的临床表现主要见于女性，症状包括多毛、痤疮、皮肤多油、脱发，严重时还会出现生殖器男性化。雄激素增多症可能是内源性的（肾上腺或卵巢病变），也可能是使用外源性脱氢表雄酮（DHEA）或睾酮所致（表H.1）。绝经后雄激素增多症最常见的原因有卵泡膜细胞增生症、卵巢或肾上腺肿瘤及非典型先天性肾上腺皮质增生症。绝经前雄激素增多症最常见的原因是多囊卵巢综合征、非典型先天性肾上腺皮质增生症及卵巢或肾上腺肿瘤。

对于雄激素增多症患者，应当仔细询问他们的症状及其进展情况、发病年龄、持续时间、月经史（女性）、药物应用、种族和家族史等。体格检查包括评估是否存在多毛、痤疮、皮质醇增多的体征及妇科检查。

生化检测包括检测雄激素［总睾酮、雄烯二酮、硫酸脱氢表雄酮（DHEA-S）］和17-羟孕酮（用于诊断先天性肾上腺皮质增生症），地塞米松抑制试验可用于区分肿瘤性和非肿瘤性雄激素增多症（病例88）。

如果怀疑肿瘤性雄激素增多症，则需检查妇科超声以了解卵巢形态（即使超声检查未发现占位，也不排除肿瘤存在），检查肾上腺CT以明确是否存在肾上腺肿瘤。

对于影像学检查结果不明的女性患者，有时需要通过卵巢和肾上腺静脉联合取血来确定雄激素增多症的来源，这种方法常用于绝经后雄激素增多症，此时病变定位非常困难，而影像学检查可能产生误导。

应当根据患者症状、体征的持续时间及雄激素升高的水平进行疾病评估。如果患者突然出现明显的症状、体征，血清睾酮显著升高，则需全面测定雄激素谱，并行卵巢和

表H.1 与雄激素增多症有关的情况

肾上腺	
促肾上腺皮质激素依赖性	*非促肾上腺皮质激素依赖性*
促肾上腺皮质激素依赖性库欣综合征 *CYP21A2*缺乏症 *CYP11B1*缺乏症 11-β-羟基类固醇脱氢酶缺乏症1型 糖皮质激素受体抵抗综合征	分泌雄激素的肾上腺皮质癌 分泌雄激素的肾上腺腺瘤（非常罕见） 双侧肾上腺大结节性增生（罕见）
卵巢	
多囊卵巢综合征	
卵泡膜细胞增生症	
卵巢肿瘤	
医源性	
脱氢表雄酮	
睾酮	

肾上腺影像学检查。另一方面，如果雄激素
增多症的相关症状、体征是慢性、轻微的，
雄激素水平仅轻度升高，则可能不需要影像
学评估。

（崔云英　译）

参考文献

1. Martin KA, Anderson RR, Chang RJ, et al. Evaluation and treatment of hirsutism in premenopausal women: an Endocrine Society clinical practice guideline. *J Clin Endocrinol Metab*. 2018;103(4):1233–1257.

2. Mamoojee Y, Ganguri M, Taylor N, Quinton R. Clinical case seminar: postmenopausal androgen excess-challenges in diagnostic work-up and management of ovarian thecosis. *Clin Endocrinol (Oxf)*. 2018;88(1):13–20.

3. Yance VRV, Marcondes JAM, Rocha MP, et al. Discriminating between virilizing ovary tumors and ovary hyperthecosis in postmenopausal women: clinical data, hormonal profiles and image studies. *Eur J Endocrinol*. 2017;177(1):93–102.

4. Di Dalmazi G. Hyperandrogenism and adrenocortical tumors. *Front Horm Res*. 2019;53:92–99.

先天性肾上腺皮质增生症控制不佳导致肾上腺巨大髓样脂肪瘤

摘要

先天性肾上腺皮质增生症（CAH）患者经常并发肾上腺肿瘤，比例为25%～30%，这与CAH控制不佳有关。在此，分享一例CAH患者并发巨大髓样脂肪瘤。

关键词

先天性肾上腺皮质增生症；糖皮质激素替代；髓样脂肪瘤

病例报道

52岁男性患者，出生2个月时因生长迟缓就医，经检查诊断为21-羟化酶缺乏症，曾因CAH间断随访。此次就诊前几个月，患者因冠状动脉钙化行CT检查，意外发现肾上腺巨大肿块，遂在当地医院行肾上腺活检，病理提示可能是髓样脂肪瘤或脂肪肉瘤，准备行开腹肾上腺切除术，但是患者意欲寻求其他治疗方案，于是就诊梅奥医学中心。

患者无库欣综合征症状，偶有发作性头晕、腹部不适和便秘，除CAH外，还有高血压。目前用药包括氢化可的松（晨起15mg，下午5mg）和替米沙坦，未用氟氢可的松。体格检查：BMI为45.9kg/m²，血压为126/74mmHg，心率为79次/分，无库欣综合征表现和水肿。

辅助检查

实验室检查结果见表86.1。血清雄烯二酮明显升高，硫酸脱氢表雄酮（DHEA-S）轻度升高，提示CAH控制欠佳；血浆肾素活性升高。外院CT显示左侧肾上腺一约22.5cm×19.1cm×14.7cm不均质肿块，内含明显脂肪成分，右侧肾上腺可见多发含脂结节，直径为2～3cm（图86.1）。

表86.1　实验室检查

生化检测	基线	12个月后	参考区间
17-羟孕酮（ng/dl）	14 700		<220
DHEA-S（μg/dl）	446	209	20～299
雄烯二酮（ng/dl）	6150	1290	40～150
总睾酮（ng/dl）	592	147	240～950
生物可利用睾酮（ng/dl）	326	44	50～190
血浆肾素活性[ng/（ml·h）]	69	18	<0.6～3.0

注：DHEA-S，硫酸脱氢表雄酮。

治疗

患者行开放性左侧肾上腺切除术，无手术并发症，围手术期给予糖皮质激素治疗。病理提示左肾上腺髓样脂肪瘤，大小为31.0cm×21.3cm×11.6cm，重4335g（图86.2）。

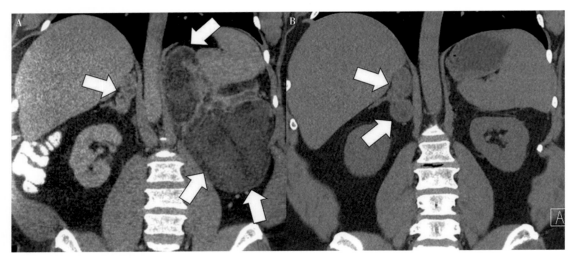

图86.1 入院时（A）和左肾上腺切除术后12个月（B）的腹部CT冠状位图像。（A）增强CT显示左侧肾上腺一约22.5cm×19.1cm×14.7cm不均质肿块，内含明显脂肪成分，右侧肾上腺可见多发含脂结节，直径2～3cm（如箭头所示）。（B）CT平扫图像显示左侧肾上腺缺失，右侧肾上腺多发结节，体积较前增大，直径分别为3.7、5.2和1.2cm（如箭头所示）

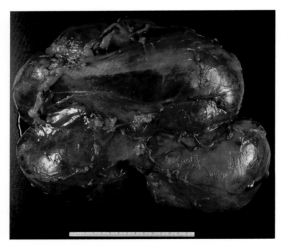

图86.2 大体病理照片显示完整的左侧肾上腺肿块，大小为31.0cm×21.3cm×11.6cm，重4335g。病理分析表明肿块由脂肪组织、造血细胞及可能来源于肾上腺皮质的上皮细胞组成

随访

患者糖皮质激素替代方案改为口服氢化可的松，晨起10mg，中午10mg；泼尼松2.5mg睡前口服；此外，加用氟氢可的松50μg qd。几个月后，患者自述症状改善，直到肾上腺切除术后12个月才来院随访，化验检查显示雄烯二酮有所改善，DHEA-S，恢复正常，而CAH控制仍不理想（表86.1）。CT平扫显示右侧肾上腺多发结节较前增大1～3cm（图86.1B）。确认患者规律服药后调整糖皮质激素治疗方案，拟3个月后重新评估。

讨论

肾上腺髓样脂肪瘤被诊断时，直径中位数为2.0cm，15%的患者瘤体巨大（>6cm），在一项305例肾上腺髓样脂肪瘤患者的病例系列研究中，最大直径为18cm。髓样脂肪瘤患者的手术指征包括存在占位效应、肿瘤快速增长和出血。临床上很少对肾上腺髓样脂肪瘤患者进行CAH排查，即使肿瘤很大或双侧病变。

CAH患者中肾上腺肿瘤的患病率为29%，其中髓样脂肪瘤的患病率为7.4%～8.6%，髓样脂肪瘤经常发生于未及时诊断或控制不佳的CAH患者。与女性相比，男性CAH患者更易发生肾上腺肿瘤，可能是因为他们CAH控制不佳的概率更大。

要点

- 任何髓样脂肪瘤患者都应考虑CAH的诊断，特别是当肿瘤较大或双侧发病时。
- CAH患者出现肾上腺肿块提示疾病控制不佳，应重新评估依从性，必要时调整糖皮质激素治疗方案。

（崔云英　译）

参考文献

1. Nermoen I, Falhammar H. Prevalence and characteristics of adrenal tumors and myelolipomas in congenital adrenal hyperplasia: a systematic review and meta-analysis. *Endocr Pract*. 2020;26(11):1351–1365.
2. Hamidi O, Raman R, Lazik N, et al. Clinical course of adrenal myelolipoma: a long-term longitudinal follow-up study. *Clin Endocrinol (Oxf)*. 2020;93(1):11–18.

如何在先天性肾上腺皮质增生症患者中平衡糖皮质激素和雄激素过量

摘要

先天性肾上腺皮质增生症（CAH）最常见的类型是21-羟化酶缺乏症，活产婴儿中的发生率为1/10 000。CAH的治疗包括：①糖皮质激素和盐皮质激素缺乏的替代治疗；②雄激素过多的控制。本文通过1个典型的失盐型CAH病例阐述CAH管理的基本原则。

关键词

先天性肾上腺皮质增生症；糖皮质激素替代；医源性库欣综合征；盐皮质激素替代；治疗

病例报道

24岁男性患者，既往有21-羟化酶缺乏症病史，现转诊至成人内分泌诊所进行随访。

既往病史

患者出生后第10天被诊断为21-羟化酶缺乏症，当时因呕吐和体重下降住院，检查发现存在低钠血症（血Na^+，121mmol/L）和高钾血症（血K^+，7.1mmol/L），疑诊为21-羟化酶缺乏症导致的肾上腺危象，进一步检查发现血清17-羟孕酮明显升高而确诊，于是开始糖皮质激素和盐皮质激素替代治疗（具体剂量不清）。患者在儿童期规律随访，身高保持在第25～50百分位数，起初口服氢化可的松，每日3次，为了更好地控制病情，后来改用泼尼松，然后是地塞米松。此外，他还服用氟氢可的松150μg/d。

目前情况

患者感觉疲劳、乏力，体重增加，腹部和臀部皮肤出现条纹，有时下肢水肿。治疗药物包括地塞米松0.75mg qn和氟氢可的松150μg/d，依从性良好。体格检查：BMI为32.38kg/m²，血压为145/102mmHg，心率为79次/分，腹型肥胖，颈背部和锁骨上轻度脂肪垫，腹部和臀部皮肤有明显紫纹，皮肤不薄，全身未见明显瘀斑，双下肢轻度水肿。

辅助检查

实验室检查结果见表87.1。血清雄烯二酮水平减低，17-羟孕酮正常。骨密度分析显示骨量减少，腰椎T值为-2.8，髋关节T值-1.7。检查睾丸超声以了解是否存在睾丸肾上腺残基瘤（TARTs），结果正常。生化检测显示空腹血糖正常，但血脂异常（总胆固醇为220mg/dl，正常值<200）。

治疗和随访

将地塞米松改为氢化可的松，30mg/d，

表87.1　实验室检查

生化检测	基线	随访	参考区间
	地塞米松0.75mg/d 氟氢可的松150μg/d	氢化可的松30mg/d 氟氢可的松100μg/d	
17-羟孕酮（ng/dl）	205	2390	＜220
DHEA-S（μg/dl）	—	76	89～457
雄烯二酮（ng/dl）	29	116	40～150
总睾酮（ng/dl）	—	288	240～950
生物可用睾酮（ng/dl）	—	127	50～190
血浆肾素活性［ng/（ml·h）］	0.8	2.7	＜0.6～3.0

注：DHEA-S，硫酸脱氢表雄酮。

分为上午15mg，下午10mg，晚上5mg；3个月后患者体重减轻10kg，乏力症状缓解。此外，血脂异常改善（总胆固醇从220mg/dl降至168mg/dl，正常值＜200mg/dl）。激素检查显示17-羟孕酮升高，但雄烯二酮和睾酮正常（表87.1）。

2年后复查骨密度，腰椎骨密度增长了8.8%。

讨论

成人CAH的治疗目标已经从保证生长、发育转变为提高患者的整体健康水平和生活质量。成人CAH患者肥胖、代谢综合征、心血管疾病和骨量减少的患病率较高，这都是因为糖皮质激素过多所致，因此重新评估他们的糖皮质激素治疗十分重要。糖皮质激素治疗具有双重作用：①为肾上腺功能不全提供生理替代治疗；②控制雄激素过多及其不良影响。17-羟孕酮检测对于指导糖皮质激素治疗作用有限，其水平在正常范围往往说明糖皮质激素应用过量。药物选择方面，首先建议氢化可的松，每日2～3次，随餐服用，它能最大限度地减少医源性库欣综合征的发生风险和糖皮质激素过多导致的代谢紊乱；然而，氢化可的松的半衰期较短，晚上服用时并不总能充分抑制促肾上腺皮质激素（ACTH），此时可以睡前加用少量泼尼松。只有在其他治疗措施无效时，才建议使用地塞米松，因为它的半衰期长、作用强，即使服用很小的剂量（＜0.5mg/d），也经常引起医源性库欣综合征。

氟氢可的松的治疗剂量通常为50～200μg/d，需要根据患者的症状、体征（血压水平，有无直立性低血压）和生化检测结果（血钾和血浆肾素活性是否正常）调整剂量。

要点

- 成人CAH的管理目标是提高患者的整体健康水平和生活质量。
- 糖皮质激素治疗CAH具有双重作用：①为肾上腺功能不全提供生理替代治疗；②控制雄激素过多及其不良影响。
- 成人CAH患者应定期评估糖皮质激素是否过量，包括临床表现（体格检查）、影像学检查（骨密度）和生化分析（雄激素、糖化血红蛋白和血脂）。

- 血清17-羟孕酮水平在正常范围说明糖皮质激素治疗过量。

（崔云英　译）

参考文献

1. Merke DP, Auchus RJ. Congenital adrenal hyperplasia due to 21-hydroxylase deficiency. *N Engl J Med.* 2020;383(13):1248–1261.

2. Auchus RJ. Management considerations for the adult with congenital adrenal hyperplasia. *Mol Cell Endocrinol.* 2015;408:190–197.

3. Riehl G, Reisch N, Roehle R, Claahsen van der Grinten H, Falhammar H, Quinkler M. Bone mineral density and fractures in congenital adrenal hyperplasia: findings from the dsd-LIFE study. *Clin Endocrinol (Oxf).* 2020;92(4):284–294.

4. Falhammar H, Filipsson Nystrom H, Wedell A, Thoren M. Cardiovascular risk, metabolic profile, and body composition in adult males with congenital adrenal hyperplasia due to 21-hydroxylase deficiency. *Eur J Endocrinol.* 2011;164(2):285–293.

5. Whittle E, Falhammar H. Glucocorticoid regimens in the treatment of congenital adrenal hyperplasia: a systematic review and meta-analysis. *J Endocr Soc.* 2019;3(6):1227–1245.

硫酸脱氢表雄酮——令人既"爱"又"恨"的激素

摘要

硫酸脱氢表雄酮（DHEA-S）的测定结果让内分泌医生既爱又恨，对于肾上腺占位患者来说，其血清水平极低或极高都很有用：如果DHEA-S水平较低，说明垂体的促肾上腺皮质激素（ACTH）分泌受到长期抑制，这不是亚临床型糖皮质激素自主分泌就是肾上腺来源的库欣综合征；另一方面，如果DHEA-S水平较高，则提示可能存在分泌雄激素的肾上腺瘤，通常为肾上腺皮质癌，因此说DHEA-S是一种有用的生物标志物。然而在美国，临床医生检测血清DHEA-S最常用于排查绝经前女性多毛症的病因，这种情况下其水平多为轻到中度升高。绝经前女性血清DHEA-S升高需警惕肿瘤发生，即使比较罕见，也应进行肾上腺和卵巢的影像学检查。在此分享一种方法，来明确绝经前女性血清DHEA-S水平升高的临床原因。

关键词

肾上腺腺瘤；肾上腺皮质癌；雄激素分泌过多；先天性肾上腺皮质增生症；硫酸脱氢表雄酮；分泌雄激素的肿瘤

病例报道

25岁女性患者，近10年来面部毛发逐渐增多，曾行激光治疗，但效果不佳。11岁时月经初潮，月经周期一直不规律。10多岁时皮肤痤疮，目前明显减轻。无发际线后移，无胸、腹、背部毛发增多，性欲无改变。就诊前3个月，血清DHEA-S和总睾酮检测水平均升高，分别为565μg/dl（正常值为83~377）和76ng/dl（正常值为8~60）；后来检查腹部CT（肾上腺形态未见异常）和经阴道卵巢超声（卵巢大小正常，伴有多个囊肿），DHEA-S进一步升高。患者中度超重，但近期体重没增加，无库欣综合征的症状或体征。无高血压或低钾血症史，未服用任何常规药物。体格检查：BMI为32.7kg/m^2，血压为118/76mmHg，心率为84次/分。颏下和脸颊明显多毛，其他部位多毛症程度轻微到中等，Ferriman-Gallwey评分为11（正常值<8；最大值=36），无脱发，阴蒂外观正常，无皮质醇增多症的体征。

辅助检查

实验室检查结果如表88.1所示。血清DHEA-S仍然较高，526μg/dl（正常值为83~377），睾酮水平轻度升高。为了确定DHEA-S过量分泌的病因是不是肿瘤，于是行7天地塞米松抑制试验（DST）：患者每晚睡前服用地塞米松0.5mg，连续7天，第8天早上测定血清DHEA-S，结果发现，7天DST后DHEA-S水平恢复正常，为103μg/dl。

表88.1　实验室检查

生化检测	结果	参考区间
血钠（mmol/L）	140	135～145
血钾（mmol/L）	4.2	3.6～5.2
血肌酐（mg/dl）	0.8	0.6～1.1
总睾酮（ng/dl）	72	8～60
生物可利用睾酮（ng/dl）	3.8	0.8～4.0
DHEA-S（μg/dl）	605	83～377
雄烯二酮（ng/dl）	122	30～200
LH（IU/L）	9.0	1.9～14.6[a]
FSH（IU/L）	5.2	2.9～14.6[a]
8AM血清ACTH（pg/ml）	20	10～60
8AM血清皮质醇（μg/dl）	14	7～25
4PM血清皮质醇（μg/dl）	7.2	2～14
午夜唾液皮质醇（ng/dl）	<50	<100
24小时尿皮质醇（μg）	18	3.5～45

注：[a]，卵泡期参考值；ACTH，促肾上腺皮质激素；DHEA-S，硫酸脱氢表雄酮；FSH，卵泡刺激素；LH，黄体生成素。

治疗

告知患者，她很可能患有多囊卵巢综合征，DHEA-S升高并非由肿瘤引起，并与其讨论了月经紊乱和多毛症的治疗方案。

随访和预后

患者决定服用口服避孕药，治疗后，月经周期和睾酮水平恢复正常，血清DHEA-S降低（480μg/dl），但未达到正常范围。随后6个月，患者多毛症减少至轻度，于是开始选用螺内酯。

讨论

在美国，临床医师检测DHEA-S最常见的原因不是评估肾上腺占位，而是排查绝经前女性多毛症的病因，在后者中血清DHEA-S多为轻-中度升高。女性DHEA-S的参考值随着年龄而变化（表88.2）。即使罕见，绝经前女性血清DHEA-S升高仍需警惕肿瘤发生，即使比较罕见，也应进行肾上腺和卵巢的影像学检查。本文所述的1周DST可用于排除DHEA-S过多是否来源于肿瘤。目前尚不清楚这些女性DHEA-S水平升高的原因，生殖系细胞基因检测并未发现3β-羟类固醇脱氢酶基因（3β-HSD2）的致病突变。3β-HSD2突变可导致一种罕见的先天性肾上腺皮质增生症，同时伴有皮质醇、醛固酮和性腺激素缺乏；而绝经前多毛症女性血清DHEA-S升高可能与类固醇激素生物合成过程中3β-羟基类固醇脱氢酶活性下降有关。其中原因仍不清楚。不过，正如本例所示，1周DST有助于确定血清DHEA-S升高的病因是否为良性。

表88.2　不同年龄女性血清硫酸脱氢表雄酮的参考值[a]

年龄范围（岁）	参考值下限（μg/dl）	参考值上限（μg/dl）
18～30	83	377
31～40	45	295
41～50	27	240
51～60	16	195
61～70	9.7	159
≥71	5.3	124

注：[a]参考值来自梅奥医学中心。

要点

• 如果肾上腺占位患者的血清DHEA-S较低，说明垂体的ACTH分泌受到长期抑制，这不是亚临床型糖皮质激素自主分泌就是肾上腺来源的库欣综合征。

- 如果肾上腺占位患者的血清DHEA-S显著升高，则提示可能存在分泌雄激素的肾上腺肿瘤，通常为肾上腺皮质癌，在此情况下，DHEA-S是一种非常有用的生物标志物。

- 有多毛症的绝经前女性血清DHEA-S轻–中度升高十分常见且并不特异，此时可用7天DST排除DHEA-S分泌过多是否因肿瘤所致。

（崔云英　译）

参考文献

1. Martin KA, Anderson RR, Chang RJ, Ehrmann DA, Lobo RA, Murad MH, Pugeat MM, Rosenfield RL. Evaluation and treatment of hirsutism in premenopausal women: an endocrine society clinical practice guideline. *J Clin Endocrinol Metab*. 2018;103(4):1233–1257.

探究绝经后女性肾上腺、卵巢肿瘤患者雄激素分泌过多的来源

摘要

绝经后雄激素过多分泌的病因可能是卵巢肿瘤、肾上腺肿瘤或卵巢卵泡膜细胞增生症，完整的雄激素检测谱及卵巢和肾上腺的影像学检查对于疾病评估来说非常重要。当雄激素过多的绝经后女性被检出肾上腺肿瘤时，可能需要进行肾上腺和性腺静脉取血，以确定雄激素过多分泌的来源。

关键词

肾上腺静脉取血；雄激素分泌过多；性腺静脉取血；分泌睾酮的卵巢肿瘤

病例报道

59岁女性因减重就诊，查体发现存在多毛症，没有皮质醇增多的症状和体征，长期以来一直面部轻微多毛。此次就诊前的几年里，患者发现多毛较前加重，面部特征日渐粗糙，无皮肤痤疮，但皮脂分泌增多，每天需刮毛剃须。既往病史包括类风湿关节炎，使用甲氨蝶呤和泼尼松治疗；还有慢性抑郁症，口服度洛西汀；20年前（因月经过多）行子宫及右侧卵巢切除术。患者无更年期潮热等血管舒缩症状，也未接受过雌激素治疗。

体格检查：BMI为42.8，血压为134/72mmHg，心率为70次/分。腹部、胸部、颏下、背部和面部明显多毛。根据改良的Ferriman-Gallwey评分，多毛症程度为30（正常值<8；最大值=36）。

辅助检查

实验室检查结果如表89.1所示，可见睾酮分泌增多。经腹及经阴道超声检查发现左侧卵巢有一2.2cm的实性肿块，这在盆腔CT中也得到了证实（图89.1B），肾上腺CT显示直径1.9cm、富含脂质的左侧肾上腺腺瘤（图89.1A）。问题是睾酮分泌过多的来源是肾上腺还是卵巢？下一步需要对患者进行肾上腺和性腺静脉取血，肾上腺静脉取血时没有静脉输注24肽促皮质素（cosyntropin）。结果显示，左侧性腺静脉的睾酮水平几乎是下腔静脉、肾上腺静脉和右侧性腺静脉的100倍（表89.2），证实睾酮分泌过多源自左侧卵巢肿块。

治疗

患者行左侧输卵管卵巢切除术，病理证实为类固醇细胞瘤，大小为2.8cm×2.0cm×1.6cm。

随访和预后

左侧卵巢切除术后两周复查血清总睾酮，结果<7ng/dl（正常值为8~60）。

表89.1　实验室检查

生化检测	结果	参考区间
血钠（mmol/L）	137	135～145
血钾（mmol/L）	4.2	3.6～5.2
血肌酐（mg/dl）	0.96	0.6～1.1
总睾酮（ng/dl）	510	8～60
雄烯二酮（ng/dl）	113	30～200
促肾上腺皮质激素（pg/ml）	9.4	7.2～63
DHEA-S（μg/dl）	128	15～157
17-羟孕酮（ng/dl）	119	绝经后：＜51
LH（IU/L）	18	绝经后：5.3～65.4
FSH（IU/L）	25	绝经后：16～157
雌二醇（pg/ml）	28	绝经后：＜10
醛固酮（ng/dl）	9.9	≤21
血浆肾素活性 [ng/（ml·h）]	1.3	0.6～3
1mg过夜DST后血清皮质醇（μg/dl）	2.2	＜1.8
24小时尿皮质醇（μg）	40	3.5～45

注：DHEA-S，硫酸脱氢表雄酮；DST，地塞米松抑制试验；FSH，卵泡刺激激素；LH，黄体生成素。

讨论

绝经后雄激素过多的诊断和治疗具有挑战性，而影像学结果可能会产生误导。雄激素分泌过多的病因可能是卵巢肿瘤、肾上腺肿瘤或卵巢卵泡膜细胞增生症。完整的雄激素检测谱及卵巢和肾上腺的影像学检查对于疾病评估来说非常重要。当雄激素过多的绝经后妇女被检出肾上腺肿瘤时，可能需要进行肾上腺和性腺静脉取血，以确定雄激素过量分泌的来源。本例患者，影像学可见肾上腺和卵巢肿瘤，肾上腺和性腺静脉取血提示雄激素过多源自卵巢，病理学证实为卵巢类固醇细胞瘤。卵巢类固醇细胞瘤非常罕见，在所有卵巢肿瘤中的占比＜0.1%，大多发生在年轻女性中，但绝经后发病亦有报道，首选治疗方法是卵巢切除术，总体预后良好。

要点

- 绝经后雄激素分泌过多的病因可能是卵巢肿瘤、肾上腺肿瘤、卵巢卵泡膜细胞增生症。

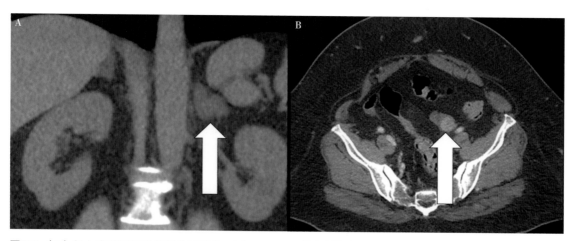

图89.1（A）肾上腺CT平扫轴位图像显示有一1.9cm×1.2cm的左侧肾上腺肿块（箭头所示），富含脂质（−9HU）。（B）增强CT冠状面图像显示有一2.2cm×2.7cm的左侧卵巢实性强化肿块，患者既往已行子宫及右侧输卵管–卵巢切除术

表89.2　肾上腺和性腺静脉取血

	右侧AV	IVC	左侧AV	右侧性腺静脉	左侧性腺静脉
睾酮（ng/dl）	236	296	250	311	24，700
皮质醇（μg/dl）	16	6	15		

注：AV，肾上腺静脉；IVC，下腔静脉。

- 当雄激素过多的绝经后妇女检出肾上腺肿瘤时，可能需要进行肾上腺和性腺静脉取血，以确定雄激素过量分泌的来源。

（崔云英　译）

参考文献

1. Durmus Y, Kilic C, Cakir C, et al. Sertoli-Leydig cell tumor of the ovary: analysis of a single institution database and review of the literature. *J Obstet Gynaecol Res.* 2019;45(7):1311–1318.
2. Young RH, Scully RE. Ovarian Sertoli-Leydig cell tumors. a clinicopathological analysis of 207 cases. *Am J Surg Pathol.* 1985;9(8):543–569.

绝经前妇女患有分泌睾酮的原发性肾上腺皮质癌

摘要

　　绝经前女性雄激素分泌过多的病因可能是卵巢肿瘤、肾上腺肿瘤、多囊卵巢综合征或非经典型先天性肾上腺皮质增生症。女性雄激素过多的诊断评估有赖于患者的临床表现和雄激素分泌过多的程度。例如，有多囊卵巢综合征的典型病史女性患者，如果与雄激素过多相关的体征和症状较轻，病程较长，血清睾酮水平仅轻度升高，则不需要行肾上腺影像学检查；然而，如果体征和症状突然明显加重，而且血清睾酮显著升高，则需要对患者行全面的雄激素谱检测及卵巢和肾上腺的影像学检查。如果雄激素过多的女性患者影像学检查怀疑肾上腺肿瘤时，应明确是否还有自主分泌的其他肾上腺皮质激素。在此，介绍一个几乎单纯分泌睾酮的肾上腺皮质癌（ACC）病例。

关键词

　　肾上腺皮质癌；雄激素分泌过多；分泌睾酮的肿瘤

病例报道

　　患者44岁女性，因过去2年内多毛症进行性加重就诊，Ferriman-Gallwey自评分数为25（正常值<8；最大值=36），存在明显的雄激素性脱发，既往月经周期正常，直到5个月前月经变得不规律，3年前诊断难治性高血压，为了寻找继发性高血压的原因行腹部CT检查，结果发现左侧肾上腺有一2.6cm×2.9cm×2.7cm的肿块（图90.1）。患者超重，但体重变化不大，无库欣综合征的体征或症状，无低钾血症史。治疗药物包括氨氯地平，5mg/d；氢氯噻嗪，25mg/d；螺内酯，100mg/d。体格检查：BMI为36kg/m^2，血压为176/104mmHg，心率为89次/分，明显多毛症，男性型秃顶，无其他男性化特征。

辅助检查

　　实验室检查结果如表90.1所示。患者睾酮分泌明显增多，尽管午夜唾液皮质醇和24小时尿皮质醇正常，但血清促肾上腺皮质激素处于正常低值，并且2mg过夜地塞米松抑制试验提示存在糖皮质激素自主分泌。上述结果表明患者睾酮分泌过多伴有轻度自主皮质醇共分泌，尽管肾上腺肿块相对较小，但CT表现和多种激素实验室检查结果支持ACC。

治疗

　　该患者接受了围手术期糖皮质激素治疗，并行腹腔镜左肾上腺切除术，病理证实肿瘤为3.3cm×2.8cm×2.2cm的高分化ACC，具有嗜酸细胞特征（图90.2）；患者出院后每天早上服用5mg泼尼松。

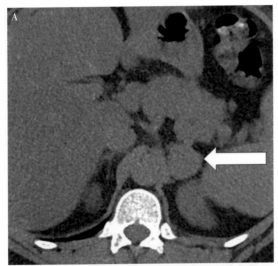

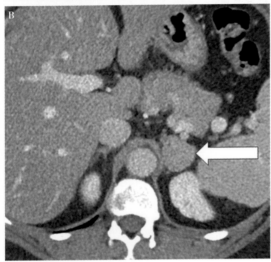

图90.1 腹部CT轴位扫描显示左侧肾上腺有一2.6cm×2.9cm×2.7cm的肿块。（A）CT平扫可见乏脂性（31.8HU）肾上腺肿块（箭头所示）。（B）增强CT可见中度强化的肾上腺肿块（箭头所示）

表90.1　实验室检查

生化检测	结果	参考区间
钠（mmol/L）	142	135～145
钾（mmol/L）	4.6	3.6～5.2
肌酐（mg/dl）	0.8	0.6～1.1
醛固酮［ng/（dl·h）］	6.9	<21
血浆肾素活性［ng/（ml·h）］	1.6	<0.6～3.0
总睾酮（ng/dl）	412	8～60
游离睾酮（ng/L）	16	0.06～0.095
生物可用睾酮（ng/dl）	185	<10
DHEA-S（μg/dl）	160	27～240
17-羟孕酮（ng/dl）	84	<285
8AM ACTH（pg/ml）	11	10～60
8AM血清皮质醇（μg/dl）	12	<725
午夜唾液皮质醇（ng/dl）	<50	<100
2mg过夜DST皮质醇（μg/dl）	9.3	<1.8
血浆甲氧基肾上腺素（nmol/L）	<0.2	<0.5
血浆去甲-甲氧基肾上腺素（nmol/L）	0.66	<0.9
24小时尿		
皮质醇（μg）	11	3.5～45
甲氧基肾上腺素（μg）	49	<400
去甲-甲氧基肾上腺素（μg）	206	<900
去甲肾上腺素（μg）	25	<80
肾上腺素（μg）	1	<20
多巴胺（μg）	137	<400

注：ACTH，促肾上腺皮质激素；DHEA-S，硫酸脱氢表雄酮；DST，地塞米松抑制试验。

随访和预后

　　左肾上腺切除术后10天，患者血清总睾酮恢复正常，为9.5ng/dl（正常值为8～60）。术后1个月，清晨血清皮质醇为11μg/dl（正常值为7～25），停用泼尼松。在随后的6个月里，患者多毛症明显改善，月经周期恢复正常。后续对患者进行了多次血清睾酮检测及胸腹部和盆腔CT检查，术后第4年最后一次随访时，血清睾酮水平正常（10ng/dl），胸腹部和盆腔CT未见肿瘤复发。

要点

• 绝经前雄激素分泌过多的病因可能是卵巢肿瘤、肾上腺肿瘤、多囊卵巢综合征或非

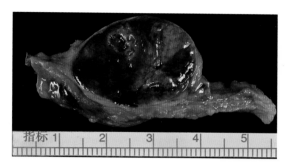

图90.2　大体病理照片显示的是3.3cm×2.8cm×2.2cm
高分化ACC的切面，显微镜下具有嗜酸细胞特征，肾
上腺重14g（正常为4~5g）。免疫组化结果：肿瘤细胞
Melan-A弥漫性阳性，calretinin罕见染色阳性，支持原发
性肾上腺皮质肿瘤的诊断。Ki-67指数非常低（<5%），
有丝分裂活性不显著；然而，肿瘤已浸润静脉和包膜，
并伴有核异型和局灶退行性变。由于肿瘤细胞呈嗜酸
性，并伴有静脉及包膜浸润，因此诊断为ACC

经典型先天性肾上腺皮质增生，应当根据
患者体征和症状的进展情况及雄激素过量
的程度进行疾病评估。

- 大约50%的ACC患者都有激素过多的症状
  和体征，ACC最常见的是糖皮质激素和肾
  上腺雄激素分泌过多。

- ACC伴单一激素分泌过多为主的病例比较
  罕见，例如本病例和病例29。

（高寅洁　译）

参考文献

1. Di Dalmazi G. Hyperandrogenism and adrenocortical tumors. *Front Horm Res*. 2019;53:92–99.

2. Tong A, Jiang J, Wang F, Li C, Zhang Y, Wu X. Pure androgen-producing adrenal tumor: clinical features and pathogenesis. *Endocr Pract*. 2017;23(4):399–407.

3. Else T, Kim AC, Sabolch A, et al. Adrenocortical carcinoma. *Endocr Rev*. 2014;35(2):282–326.

绝经前妇女患有分泌睾酮的卵巢肿瘤

摘要

　　绝经前女性雄激素分泌过多的病因可能是卵巢肿瘤、肾上腺肿瘤、多囊卵巢综合征或非经典型先天性肾上腺皮质增生症。女性雄激素过多的诊断评估有赖于患者的临床表现和雄激素分泌过多的程度。在此，介绍一例因卵巢Sertoli-Leydig细胞瘤分泌睾酮而突然出现明显多毛症的患者。

关键词

　　肾上腺皮质癌；雄激素分泌过多；Sertoli-Leydig细胞瘤；产生睾酮的肿瘤

病例报道

　　25岁女性患者，18岁时发现自己颏下长出一些胡须，此前健康状况良好；2年前，颏下和颈部的毛发明显增多。大约1年前，患者整个胸部和腹部也长出了体毛，前臂和上臂的体毛日益浓密，并且出现继发性闭经，但头发、音调、性欲和皮肤油性没有改变，也无皮肤痤疮，少量举重训练就能轻易使肌肉变得健硕有力，血压正常，无库欣综合征的临床表现。本次就诊前4个月，患者总睾酮为349ng/dl（正常值为8～60）。超声发现双侧卵巢增大，但无肿块。体格检查：BMI为23.7kg/m^2，血压为115/57mmHg，心率为58次/分。根据改良的Ferriman-Gallwey评分，多毛症程度为28分（正常值<8；最大值=36）（图91.1），无阴蒂肥大，未见库欣综合征的症状和体征。

辅助检查

　　实验室检查结果如表91.1所示，可见睾酮和雄烯二酮分泌明显增多。腹部CT扫描显示双侧肾上腺有微结节样改变；经阴道超声可见右侧卵巢增大，其内有一1.7cm×2.4cm×2.0cm质地不均的囊性区，看上去像是出血性黄体囊肿，但在本例患者中，也可能是分泌睾酮的卵巢肿瘤（图91.2）。肾上腺和性腺静脉取血不能确定雄激素过多的来源（表91.2）。对于卵巢来源的雄激素增多女性患者来说，腺静脉取血一般都能成功定位（病例92），但与肾上腺静脉取血一样，也难以达到100%的准确度。^{18}F-FDG PET（2-^{18}F-2-脱氧-D-葡萄糖正电子发射断层扫描）显示右侧卵巢有轻度FDG摄取（图91.3）。

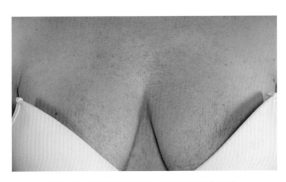

图91.1　患者胸部照片，可见明显多毛症

表91.1　实验室检查

生化检测	结果	正常值
钠（mmol/L）	140	135～145
钾（mmol/L）	4.4	3.6～5.2
肌酐（mg/dl）	0.9	0.7～1.2
总睾酮（ng/dl）	392	8～60
游离睾酮（ng/dl）	10.6	0.3～1.9
生物可利用睾酮（ng/dl）	243	0.8～10
雄烯二酮（ng/dl）	944	30～200
雌二醇（pg/ml）	500	绝经前：15～350
LH（IU/L）	13.2	黄体期：0.7～12.9

注：DHEA-S和17-羟孕酮水平正常。DHEA-S，硫酸脱氢表雄酮；LH，黄体生成素。

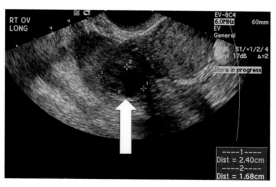

图91.2　经阴道超声显示右侧卵巢增大（5.0cm×3.0cm×3.7cm），其内有一1.7cm×2.4cm×2.0cm质地不均的囊性区（箭头所示），看上去像是出血性黄体囊肿，但在本例患者中，也可能是分泌睾酮的卵巢肿瘤

表91.2　肾上腺和性腺静脉取血[a]

	右侧 AV	IVC	左侧 AV	右侧 性腺	左侧 性腺
睾酮（ng/dl）	504	223	491	669	316
皮质醇（μg/dl）	660	28	860		

注：[a]，在静脉持续输注24肽促皮质素（cosyntropin）50μg/h下连续肾上腺静脉取血（AVS）。AV，肾上腺静脉；IVC，下腔静脉。

治疗

根据[18]F-FDG PET和卵巢超声检查结果行右侧输卵管卵巢切除术，右侧卵巢内含有一个分化型的Sertoli-Leydig细胞瘤（4.2cm×2.7cm×2.3cm），伴有卵巢间质增生（图91.4）；同时行右侧盆腔和主动脉周围淋巴结切除术，33个淋巴结未见肿瘤转移。

随访和预后

右侧输卵管卵巢切除术后第3天，血清总睾酮恢复正常，11ng/dl（正常值为8～60）；术后1个月，血清总睾酮为27ng/dl；随后6个月，患者的多毛症明显改善，并且恢复了

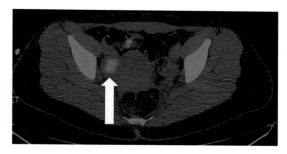

图91.3　[18]F-FDG PET轴位图像显示右侧卵巢轻度FDG摄取（如箭头所示）

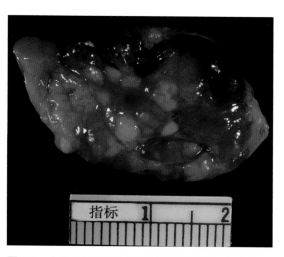

图91.4　大体病理照片显示右侧卵巢切面，其中有一个中等分化的Sertoli-Leydig细胞瘤（4.2cm×2.7cm×2.3cm），伴有卵巢间质增生

正常的月经周期；1年后，血清总睾酮为19ng/dl。术后15年最后一次随访时，患者月经周期规律，并且没有肿瘤复发的症状或生化表现。

讨论

　　Sertoli-Leydig细胞瘤是罕见的卵巢恶性肿瘤，复发率低，预后良好。年轻患者的首选治疗方法是手术切除，同时保留生育能力。一项单中心病例系列研究报道了17名Sertoli-Leydig细胞瘤患者，中位年龄为30岁（范围为18～67岁）。本文所述的患者来自2006年*Journal of Clinical Endocrinology and Metabolism*杂志中的一篇个案报道"Imaging in Endocrinology"。

要点

- 绝经前雄激素分泌过多的病因可能是卵巢肿瘤、肾上腺肿瘤、多囊卵巢综合征或非经典型先天性肾上腺皮质增生症，应当根据患者体征和症状的进展情况及雄激素增多的程度进行疾病评估。

- Sertoli-Leydig细胞瘤是一类罕见的卵巢恶性肿瘤，有时很难确定其来源；如果CT、超声和静脉取血仍无定论，^{18}F-FDG PET可用于定位睾酮分泌性肿瘤。

（高寅洁　译）

参考文献

1. Durmuş Y, Kılıç Ç, Çakır C, et al. Sertoli-Leydig cell tumor of the ovary: analysis of a single institution database and review of the literature. *J Obstet Gynaecol Res*. 2019;45(7):1311–1318.
2. Mattsson C, Stanhope CR, Sam S, Young WF Jr. Image in endocrinology: testosterone-secreting ovarian tumor localized with (fluorine-18)-2-deoxyglucose positron emission tomography. *J Clin Endocrinol Metab*. 2006;91(3):738–739.

探究绝经后女性肾上腺肿块患者雄激素过多的来源

摘要

绝经后雄激素分泌过多的病因可能是卵巢肿瘤、肾上腺肿瘤或卵巢卵泡膜细胞增生症，完整的雄激素检测谱及卵巢和肾上腺的影像学检查对于疾病评估来说非常重要。当雄激素过多的绝经后女性被检出肾上腺肿瘤时，可能需要进行肾上腺和性腺静脉取血，以确定雄激素过多分泌的来源。在此，介绍这样一个病例。

关键词

肾上腺静脉取血；雄激素分泌过多；性腺静脉取血；分泌睾酮的卵巢肿瘤；分泌睾酮的肿瘤

病例报道

71岁女性患者，因腹部不适而进行CT检查，偶然发现右肾上腺有一直径3.4cm的肿块（图92.1）。患者无糖皮质激素或儿茶酚胺分泌过多的体征或症状，但其长期患有多毛症，主要分布在四肢和耻骨上区域。从3年前开始，患者的多毛症逐渐加重，累及到整个腹部、前胸部、颏下、上唇和背部，需要每天进行颏下、上唇刮毛，每周2次腹部和胸部刮毛。患者无痤疮，没有第二性征或性欲改变，育有2个孩子，52岁绝经，未行雌激素或黄体酮替代治疗；高血压病史5年，接受单药治疗（雷米普利，20mg/d），无低钾血症。体格检查：BMI为31.8kg/m^2，血压为142/70mmHg，心率为70次/分。根据改良的Ferriman-Gallwey评分，多毛症程度为33分（正常值<8；最大值=36）；阴蒂肥大（2.5cm×1.0cm）。

辅助检查

实验室检查结果如表92.1所示，可见睾酮分泌增多。经腹和经阴道盆腔超声提示子宫底有一个部分钙化的纤维瘤，直径1.3cm，子宫内膜和双侧卵巢正常。问题是睾酮分泌过多的来源是肾上腺还是卵巢？下一步需要对患者进行肾上腺和性腺静脉取

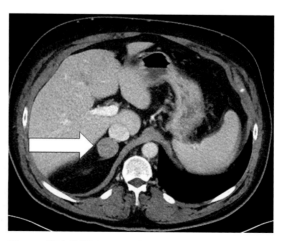

图92.1 肾上腺增强CT可见右侧肾上腺一3.4cm×2.8cm的椭圆形肿块（如箭头所示）。平扫CT上该肿块富含脂质（-2.9HU）

血。根据肾上腺静脉与下腔静脉（IVC）的皮质醇比值大于5：1，说明肾上腺静脉取血成功（表92.2）。肾上腺静脉中睾酮与皮质醇的比值低于IVC中的比值，证明睾酮过多的来源并非肾上腺。另一方面，右侧和左侧性腺静脉中的睾酮水平分别比IVC中的水平高27倍和22倍（表92.2），证实双侧卵巢睾酮分泌过多，符合卵巢卵泡膜细胞增生症。

表92.1 实验室检查

生化检测	结果	参考区间
钠（mmol/L）	142	135 ~ 145
钾（mmol/L）	4.9	3.6 ~ 5.2
肌酐（mg/dl）	1.2	0.6 ~ 1.1
总睾酮（ng/dl）	417	8 ~ 60
游离睾酮（ng/dl）	60	0.3 ~ 1.9
雄烯二酮（ng/dl）	89	30 ~ 200
DHEA-S（μg/dl）	39.5	15 ~ 157
17-羟孕酮（ng/dl）	91	绝经后：< 51
LH（IU/L）	22.1	绝经后：5.3 ~ 65.4
FSH（IU/L）	71.1	绝经后：16 ~ 157
雌二醇（pg/ml）	11	绝经后：< 10
醛固酮（ng/dl）	7.9	≤21
1mg过夜DST皮质醇（μg/dl）	1.8	< 1.8
24小时尿皮质醇（μg）	6.1	3.5 ~ 45

注：DHEA-S，硫酸脱氢表雄酮；DST，地塞米松抑制试验；FSH，卵泡刺激素；LH，黄体生成素。

表92.2 肾上腺和性腺静脉取血[a]

	右侧 AV	IVC	左侧 AV	右侧性腺静脉	左侧性腺静脉
睾酮（ng/dl）	1070	223	550	6030	5010
皮质醇（μg/dl）	2460	52	391		

注：[a]，在静脉持续输注24肽促皮质素（cosyntropin）50μg/h下连续肾上腺静脉取血（AVS）。AV，肾上腺静脉；IVC，下腔静脉。

治疗

患者接受了经阴道子宫切除术和双侧输卵管卵巢切除术。切除的子宫可见萎缩的子宫内膜和5个子宫壁内平滑肌瘤（最大直径为0.3 ~ 2.1cm不等），卵巢显示双侧弥漫性间质增生（图92.2）。

随访和预后

双侧卵巢切除术后第3天，血清总睾酮恢复正常，为33ng/dl（正常值为8 ~ 60）。

讨论

绝经后雄激素过多的诊断和治疗具有挑战性，而影像学结果可能会产生误导。雄激素分泌过多的病因可能是卵巢肿瘤（通常太小，经阴道超声难以发现）、肾上腺肿瘤（CT成像中总能见到）或卵巢卵泡膜细胞增生症（经阴道超声检查显示卵巢增大或外观正常）。完整的雄激素检测谱及卵巢和肾上腺的影像学检查对于疾病评估来说非常重要。当雄激素过多的绝经后妇女被检出肾上腺肿瘤时，可能需要进行肾上腺和性腺静脉取血，以确定雄激素过量分泌的来源。

卵巢卵泡膜细胞增生症的特点是卵巢黄素化卵泡膜细胞丰富，可分泌雄激素，是绝经后妇女出现严重雄激素增多症最常见的原因，卵巢超声检查可能无法检出卵巢卵泡膜增生症，子宫切除术联合双侧输卵管卵巢切除术是首选的治疗方法。在三级医学中心的一项回顾性研究中，34名绝经后妇女被诊断患有男性化卵巢肿瘤（38%）或卵巢卵泡膜细胞增生症（62%），雄激素增多症的临床表现在男性化卵巢肿瘤患者中比卵泡膜细胞增生症中更为普遍；此外，与卵泡膜细胞增生症相比，男性化卵巢肿瘤患者的睾酮和雌

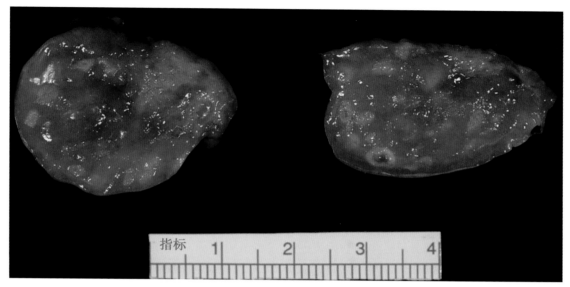

图92.2　大体病理照片显示双侧卵巢切面，可见弥漫性间质增生

二醇水平较高，促性腺激素水平较低（尽管两组之间存在明显重叠）。

要点

- 绝经后雄激素分泌过多的病因可能是卵巢肿瘤、肾上腺肿瘤或卵巢卵泡膜细胞增生症。
- 如果绝经后雄激素分泌过多的女性肾上腺CT正常，则几乎可以肯定雄激素来自卵巢，并且最常见的是双侧卵巢卵泡膜细胞增生症。
- 当雄激素过多的绝经后妇女检出肾上腺肿瘤时，可能需要进行肾上腺和性腺静脉取血，以确定雄激素过量分泌的来源。

（高寅洁　译）

参考文献

1. Mamoojee Y, Ganguri M, Taylor N, Quinton R. Clinical case seminar: postmenopausal androgen excess-challenges in diagnostic work-up and management of ovarian thecosis. *Clin Endocrinol (Oxf)*. 2018;88(1):13–20.
2. Yance VRV, Marcondes JAM, Rocha MP, et al. Discriminating between virilizing ovary tumors and ovary hyperthecosis in postmenopausal women: clinical data, hormonal profiles and image studies. *Eur J Endocrinol*. 2017;177(1):93–102.

绝经后女性患有分泌睾酮的良性肾上腺腺瘤

摘要

绝经后女性雄激素分泌过多的病因可能是卵巢肿瘤、肾上腺肿瘤、卵巢卵泡膜细胞增生症或非典型先天性肾上腺皮质增生症。女性雄激素过多的诊断评估依赖于临床表现和雄激素分泌过多的程度。当患者突然出现雄激素分泌明显增多的体征和症状并且血清睾酮水平显著升高时，应进行完整的雄激素谱检测及卵巢和肾上腺的影像学检查，当影像学发现肾上腺肿瘤时，应明确是否还有自主分泌的其他肾上腺皮质激素。在此，介绍一个特殊病例：单纯分泌睾酮的肾上腺腺瘤。

关键词

肾上腺腺瘤；肾上腺皮质癌；雄激素分泌过多；产生睾酮的肿瘤

病例报道

52岁女性患者，因发现面部多毛1年半就诊于梅奥医学中心。她曾接受过激光治疗，每3周1次。近1年来，患者多毛症状逐渐加重，并出现痤疮、发际线后移、胸腹背部体毛增多，她只需少量的举重训练就能保持健硕的肌肉，而且性欲增强，阴蒂增大。患者就诊前3个月，血清睾酮水平明显升高，为334ng/dl（正常值为8～60），

于是检查腹部CT，结果发现右肾上腺有一2.8cm×3.5cm的肿块（图93.1）。5年前，患者曾因子宫肌瘤行子宫全切除术和双侧输卵管卵巢切除术（术后开始雌激素替代治疗）。患者体重正常，未见库欣综合征的体征或症状，无低钾血症。治疗药物：硫酸哌嗪雌酮1.5mg/d和左甲状腺素88μg/d。

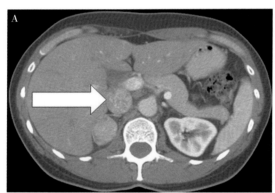

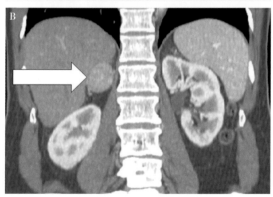

图93.1 腹部增强CT（A，轴位；B，冠状位）可见右侧肾上腺一2.8cm×3.5cm质地不均的强化肿块（箭头所示）。平扫CT值为36.6HU

体格检查：BMI为21.7kg/m²，血压为135/85mmHg，心率为57次/分。颏部、腹部明显多毛，Ferriman-Gallwey评分为17（正常值<8，最大值=36）。轻度雄激素性脱发，阴蒂肥大，无糖皮质激素过多的体征。

辅助检查

实验室检查结果如表93.1所示，睾酮和雄烯二酮分泌明显增多。患者存在睾酮相关性红细胞增多症，糖皮质激素和盐皮质激素检测结果正常，单一激素分泌增多提示该病为分泌睾酮的良性肾上腺腺瘤。

治疗

患者接受了腹腔镜右肾上腺切除术。病理：肾上腺皮质腺瘤，大小为4.2cm×3.1cm×2.2cm（图93.2）。

随访和预后

右肾上腺切除术后第2天，患者血清总睾酮水平为11ng/dl（正常值为8～60）。为了确认该肿块为良性，建议患者每3个月复查1次血清睾酮，持续1年；之后每4个月复查1次，持续1年；然后每6个月复查1次，持

表93.1　实验室检查

生化检测	结果	参考区间
血钠（mmol/L）	140	135～145
血钾（mmol/L）	4.9	3.6～5.2
血肌酐（mg/dl）	0.9	0.6～1.1
血红蛋白（g/dl）	16.2	12～15.5
血细胞比容（%）	47.5	34.9～44.5
醛固酮（ng/dl）	6.1	<21
血浆肾素活性［ng/（ml·h）］	1.7	<0.6～3.0
总睾酮（ng/dl）	418	8～60
生物可利用睾酮（ng/dl）	75	0.8～4.0
DHEA-S（μg/dl）	214	15～200
雄烯二酮（ng/dl）	1240	30～200
8AM血ACTH（pg/ml）	10	10～60
8AM血清皮质醇（μg/dl）	13	7～25
4PM血清皮质醇（μg/dl）	9.1	2～14
午夜唾液皮质醇（ng/dl）	78	<100
24小时尿皮质醇（μg）	8.4	3.5～45

注：ACTH，促肾上腺皮质激素；DHEA-S，硫酸脱氢表雄酮。

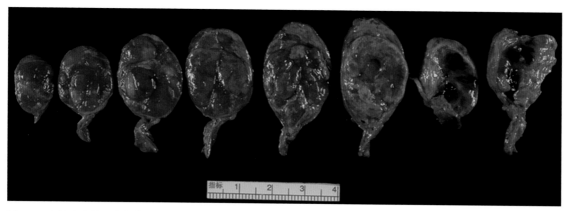

图93.2　大体病理显示黄橙色右肾上腺腺瘤的连续切片，大小为4.2cm×3.1cm×2.2cm，还有一小部分正常肾上腺组织。肾上腺重18.8g（正常为4～5g）。

续5年。术后8年最后一次随访时，患者血清睾酮水平正常，腹部MRI未见肿瘤复发。

固醇代谢组学改变有利于提高ACC的检出率。

（王 宇 译）

要点

- 绝经后雄激素分泌过多的病因可能是卵巢肿瘤、肾上腺肿瘤、卵巢卵泡膜细胞增生症或非典型先天性肾上腺皮质增生症，应当根据患者体征和症状的进展情况及雄激素增多的程度进行疾病评估。

- 大多数分泌雄激素的肾上腺肿瘤为肾上腺皮质癌（ACC），怀疑ACC的一个线索是多种激素分泌过多（即除了雄激素外，ACC还分泌过多的糖皮质激素和盐皮质激素），因此尿类固醇激素代谢组学改变可作为筛查肾上腺恶性肿瘤的生物标志物（病例24）。最近研究表明，肾上腺肿瘤直径＞4cm、平扫CT值＞20HU及尿类

参考文献

1. Di Dalmazi G. Hyperandrogenism and adrenocortical tumors. *Front Horm Res*. 2019;53:92–99.
2. Tong A, Jiang J, Wang F, Li C, Zhang Y, Wu X. Pure androgen-producing adrenal tumor: clinical features and pathogenesis. *Endocr Pract*. 2017;23(4):399–407.
3. Else T, Kim AC, Sabolch A, et al. Adrenocortical carcinoma. *Endocr Rev*. 2014;35(2):282–326.
4. Arlt W, Biehl M, Taylor AE, et al. Urine steroid metabolomics as a biomarker tool for detecting malignancy in adrenal tumors. *J Clin Endocrinol Metab*. 2011;96(12):3775–3784.
5. Bancos I, Taylor AE, Chortis V, et al. Urine steroid metabolomics for the differential diagnosis of adrenal incidentalomas in the EURINE-ACT study: a prospective test validation study. *Lancet Diabetes Endocrinol*. 2020;8(9):773–781.

妊娠期肾上腺疾病

肾上腺疾病的评估和治疗复杂且富有挑战性，如果妊娠期诊断出肾上腺疾病，其复杂程度增加不止10倍。

在病例94～病例96中，重点介绍妊娠期嗜铬细胞瘤或副神经节瘤（PPGL）的诊断和治疗。孕期分泌儿茶酚胺的PPGL对于母亲和胎儿来说都极其危险，这种情况的治疗措施主要包括阻断肾上腺素能受体，择期剖宫产，将PPGL手术推迟到产后数周再进行。对于肾上腺嗜铬细胞瘤，也可以在妊娠中期进行腹腔镜肾上腺切除术。除非肿瘤负荷大或病情进展迅速，转移性嗜铬细胞瘤并不是妊娠的禁忌证。

在病例97～病例99中，讨论了妊娠期糖皮质激素过多、糖皮质激素缺乏和先天性肾上腺皮质增生症的诊断和治疗，这些疾病的诊治过程充满陷阱，需要小心。

病例100充分体现了妊娠期原发性醛固酮增多症（PA）的诊断和治疗是多么富有挑战性。妊娠期PA对于母亲和胎儿来说风险都很高，最常见的并发症是先兆子痫，有时还会导致早产。提高临床医生和患者对PA的认识是预防这种复杂临床情况的最佳方法，因此需要做好孕前诊断和治疗。所有育龄期的高血压女性患者都应筛查PA，尤其是在生育第一个孩子之前。妊娠期筛查PA与非妊娠期女性相同，但应避免卡托普利、CT检查和肾上腺静脉取血。妊娠期PA患者可以使用规范的降压药物和补钾药物，但应避免口服螺内酯。如果MRI发现单侧肾上腺巨大腺瘤，可在妊娠中期行腹腔镜肾上腺切除术。

（王　宇　译）

参考文献

1. Bancos I, Atkinson E, Eng C, Young WF Jr, Neumann HPH; International Pheochromocytoma and Pregnancy Study Group. Maternal and fetal outcomes in phaeochromocytoma and pregnancy: a multicentre retrospective cohort study and systematic review of literature. *Lancet Diabetes Endocrinol*. 2021;9(1):13–21.
2. Zelinka T, Petrák O, Rosa J, Holaj R, Štrauch B, Widimský J Jr. Primary aldosteronism and pregnancy. *Kidney Blood Press Res*. 2020;45(2):275–285.

妊娠期恶性嗜铬细胞瘤

摘要

如同在其他病例中所强调的，分泌儿茶酚胺的嗜铬细胞瘤或副神经节瘤（PPGLs）在诊断和治疗上富有挑战性，而在妊娠期诊断出PPGL时，其复杂性更是增加10倍以上。在此分享一个妊娠期诊断恶性嗜铬细胞瘤复发的病例。

关键词

儿茶酚胺；基因检测；妊娠期高血压；恶性嗜铬细胞瘤；转移性嗜铬细胞瘤；副神经节瘤；嗜铬细胞瘤

病例报道

28岁女性患者，孕13周时因恶性嗜铬细胞瘤复发就诊于梅奥医学中心。8年前（20岁），患者因"反复发作性恶心、呕吐、头痛、心悸1年"就诊于梅奥医学中心，诊断为右肾上腺嗜铬细胞瘤。术前血浆甲氧基去甲肾上腺素为21.2nmol/L（正常值<0.9），甲氧基肾上腺素为18.7nmol/L（正常值<0.5），腹部CT显示右肾上腺有一直径6.5cm的坏死性肿块，质地不均（图94.1）。术中见大小为7.3cm×7.8cm×4.9cm的右肾上腺嗜铬细胞瘤并切除，无并发症或肿瘤包膜侵犯（图94.2）。术后儿茶酚胺代谢产物水平正常，建议行生殖细胞基因检测，患者因保险原因拒绝。患者每年进行1次生化检测，直到2年前上次随诊时均正常。6个月前，患者晨

起感觉面色潮红、心悸气短，持续5~10分钟。13周前患者怀孕后，上述症状日趋加重和频繁，她仅服用维生素。体格检查：BMI为22.1kg/m²，血压为115/72mmHg，心率为77次/分。视网膜检查正常，双侧虹膜未见Lisch结节；甲状腺触诊无异常；皮肤检查

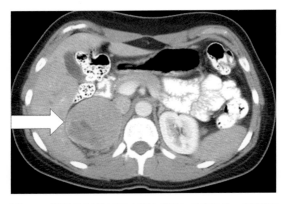

图94.1 增强CT轴位可见右肾上腺有一直径6.5cm的坏死性肿块，质地不均（如箭头所示）

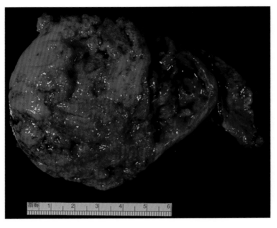

图94.2 右肾上腺大体病理切面图，其中包含一个7.3cm×7.8cm×4.9cm的嗜铬细胞瘤，重128g（正常4~5g）

正常，未见牛奶咖啡斑、腋窝或腹股沟雀斑及皮下神经纤维瘤。

辅助检查

梅奥医学中心实验室检查提示肾上腺素能儿茶酚胺分泌瘤（表94.1），腹部MRI可见右侧肾上腺区下腔静脉后方腹膜后软组织肿块（2.7cm×6.3cm×5.7cm）（图94.3）。

治疗

根据多学科团队（内分泌科、外科、产科、新生儿科和麻醉科）讨论意见，告知患者在妊娠期间使用肾上腺素受体阻滞剂进行治疗，产后行开腹手术切除右肾上腺区复发的嗜铬细胞瘤。予多沙唑嗪1mg bid治疗后，患者早晨的儿茶酚胺相关症状明显缓解。孕19周时，血浆儿茶酚胺代谢产物水平与孕13周时相比变化不大（表94.1）。然而孕30周时，血浆甲氧基肾上腺素升高至18.0nmol/L（孕13周时为10.0nmol/L，孕19周时8.1nmol/L）（表94.1），复查MRI以了解肿瘤是否增长，结果显示右侧肾上腺

区肿块大小如初（图94.4）。通过服用α肾上腺素受体阻滞剂，整个妊娠期间收缩压维持在100～110mmHg；口服美托洛尔缓释剂25mg/d，心率维持在80次/分。为了优化α肾上腺素能阻断，在分娩前10天，将多沙唑嗪改为酚苄明10mg tid。妊娠37.5周时，患者进行了剖宫产手术，产下一名健康男婴，术中患者血流动力学稳定。产后6周，她又接受了开腹手术，在肝脏和胆囊壁后方的肾上腺区发现了多个肿瘤种植病灶，病理分析显示，切除的肿瘤包括下腔静脉周围复发的嗜铬细胞瘤（11.2cm×5.7cm×3.8cm）、大网膜2个结节（2.1cm和0.6cm）、胆囊边缘两个结节（1.7cm和1.9cm）、肝周结节（0.4cm）、右肾包膜及多个直径0.2cm的小结节、右隔膜多个直径0.2～0.6cm的结节，以及3个肝周和下腔静脉周围结节（1.5cm、1.5cm和0.7cm），所有肉眼可见的肿瘤均被切除。术后检测血浆儿茶酚胺代谢产物水平正常，停用α和β肾上腺素受体阻滞剂。告知患者患有恶性嗜铬细胞瘤，其临床过程取决于初次手术时肿瘤包膜是否破裂，然而肿瘤包膜

表94.1　实验室检查

生化检测	孕周				参考区间
	13周	19周	30周	产后6周	
血钠（mmol/L）	138				135～145
血钾（mmol/L）	4.4				3.6～5.2
血肌酐（mg/dl）	0.6				0.59～1.04
血浆甲氧基肾上腺（nmol/L）	10	8.1	18	13	<0.5
血浆甲氧基去甲肾上腺素（nmol/L）	5.3	4.8	7.0	8.6	<0.9
24小时尿					
甲氧基肾上腺素（μg）	5356				<400
甲氧基去甲肾上腺素（μg）	1450				<900

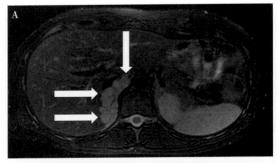

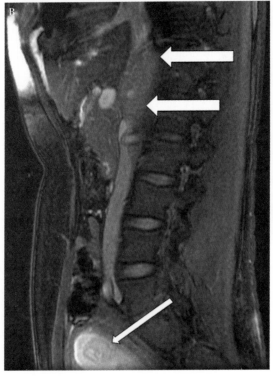

图94.3　妊娠13周腹部MRI。（A）轴位图像示右侧肾上腺区下腔静脉后方腹膜后软组织肿块（箭头所示），T2相呈高信号，横径×前后径为2.2cm×6.3cm。（B）矢状位图像示右侧肾上腺肿块（如大箭头所示）高度为5.7cm，肿瘤挤压下腔静脉并延伸至门静脉主干后方的腹主动脉区，左侧肾上腺正常，宫内妊娠（如小箭头所示）

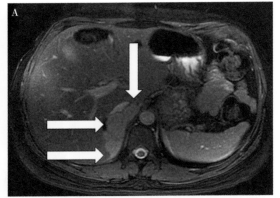

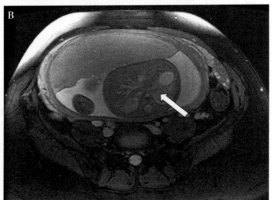

图94.4　妊娠30周腹部MRI。（A）轴位图像示右侧肾上腺区的分叶状肿块（如箭头所示），大小和形态与妊娠13周相比无明显变化。肿块挤压下腔静脉（IVC）从横膈膜水平向前移位，并沿下腔静脉向后向内延伸至右肾静脉水平。（B）子宫和胎儿的轴位图像显示胎儿发育正常，而且胎儿的肾上腺看上去也很正常（箭头所指的是左肾上腺）

并未破裂，那么她的嗜铬细胞瘤一定是在手术前自行种植到腹膜后的，随着时间的推移，她的疾病可能还会复发，建议患者密切随访。

随访和预后

　　术后1年复查激素水平（甲氧基肾上腺

素，0.36nmol/L；甲氧基去甲肾上腺素，0.54nmol/L）和2年（甲氧基肾上腺素，0.4nmol/L；甲氧基去甲肾上腺素，0.61nmol/L）均正常，但术后第3年，血浆甲氧基肾上腺素升高（0.65nmol/L），甲氧基去甲肾上腺素为正常高值（0.82nmol/L），⁶⁸Ga- DOTATATE PET-CT显示右肝下叶和右肾之间有一个0.7cm×0.5cm的摄取结节。增强CT还发现了另外2个不到1cm的结节（位于肝曲和右肾下极内侧）。患者血压正常，无阵发性症状。告知患者手术无法治愈，建议继续观察。1年后（产后4年）随访显示血浆甲氧基肾上腺素水平略有升高（0.7nmol/L），甲氧基去甲肾上腺素保持正常（0.79nmol/L）。增强CT显示上述3个腹膜后结节大小无明显变化（图94.5）。生殖细胞基因检测二代测序未发现任何已知的嗜铬细胞瘤易感基因致病突变，建议患者每年进行生化和影像学随访。

要点

- 妊娠合并嗜铬细胞瘤将增加孕妇和胎儿的风险。
- 妊娠合并嗜铬细胞瘤患者可以通过阻断肾上腺素受体阻滞剂进行药物治疗，择期行剖宫产，也可在妊娠中期行腹腔镜肾上腺切除术，但是后者不适合本例患者，因为她需要开腹手术，广泛切除复发的嗜铬细胞瘤。
- 恶性嗜铬细胞瘤不是妊娠禁忌证——除非肿瘤负荷大或疾病进展迅速。
- 尽管恶性嗜铬细胞瘤无法治愈，但大多数患者疾病进展缓慢，应根据肿瘤的侵袭性来决定是否积极治疗。

（王　宇　译）

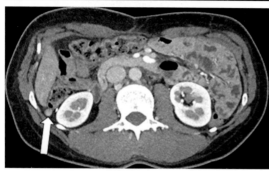
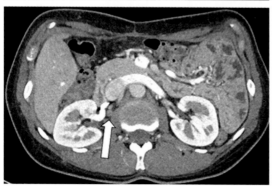

图94.5　产后4年和右肾上腺切除术后12年检查增强CT，显示右侧腹膜后3个小的肿瘤种植灶（箭头所示）

参考文献

1. Bancos I, Atkinson E, Eng C, Young WF Jr, Neumann HPH. International Pheochromocytoma and Pregnancy Study Group. Maternal and fetal outcomes in phaeochromocytoma and pregnancy: a multicentre retrospective cohort study and systematic review of literature. *Lancet Diabetes Endocrinol*. 2021;9(1):13–21.
2. Hamidi O, Young WF Jr, Gruber L, Smestad J, Yan Q, Ponce OJ, Prokop L, Murad MH, Bancos I. Outcomes of patients with metastatic phaeochromocytoma and paraganglioma: a systematic review and meta-analysis. *Clin Endocrinol (Oxf)*. 2017;87(5):440–450.
3. Young WF. Metastatic pheochromocytoma: in search of a cure. *Endocrinology*. 2020;161(3):bqz019.

妊娠期分泌儿茶酚胺的副神经节瘤

摘要

　　如同在其他病例中所强调的，分泌儿茶酚胺的嗜铬细胞瘤或副神经节瘤（PPGL）的诊断和治疗富有挑战性；而在妊娠期诊断出PPGL时，其复杂性更是增加10倍以上。在此，分享一个妊娠期诊断腹膜后巨大副神经节瘤（PGL）的病例。

关键词

　　儿茶酚胺；基因检测；妊娠期高血压；转移性嗜铬细胞瘤；副神经节瘤；嗜铬细胞瘤

病例报道

　　35岁女性患者，孕2产1，孕28周时因心悸、剧烈头痛、头晕到急诊科就诊。患者2年前曾出现4次雷击样头痛，被诊断为可逆性脑血管收缩综合征，长期口服美托洛尔缓释片25mg bid。在急诊科时，患者血压一度高达190/101mmHg，可自行降至正常。患者住院观察期间仍有血压波动，可能与体位改变（如坐下、转身等）有关，监护显示患者先出现短暂的血压下降，继而血压升高，心动过缓。患者夜间服用美托洛尔45分钟后收缩压升至220mmHg，持续约10分钟，同时出现胎心下降；停用美托洛尔后，症状似乎有所改善。诊断考虑嗜铬细胞瘤可能。生化检测提示血浆甲氧基去甲肾上腺素水平明显升高，22.4nmol/L（正常值<0.9），甲氧

基肾上腺素<0.2nmol/L（正常值<0.5）。孕29周时检查腹部MRI，结果发现右肾下极、主动脉及下腔静脉旁PGL，大小为3.8cm×4.9cm×6.8cm（图95.1），肿瘤压迫下腔静脉及子宫后上方。患者无PPGL家族史，既往未行腹部影像学检查。

治疗

　　根据多学科团队（内分泌科、外科、产科、新生儿科和麻醉科）讨论意见，告知患者在妊娠期间使用肾上腺素受体阻滞剂进行治疗，产后行开腹手术切除PGL。由于体位对血压的影响，患者在孕期持续卧床，酚苄明逐渐滴定至10mg tid，并且加用β受体阻滞剂普萘洛尔10mg tid，同时予高钠饮食，口服氯化钠（1g/片）2片tid。经过上述治疗，患者坐位收缩压波动于上午80~90mmHg，下午100~120mmHg，发作性症状完全缓解。患者在妊娠36周时如期行剖宫产术，术中血流动力学稳定，产下一男婴，健康状况良好。

　　患者分娩2周后复查腹部增强MRI示腹膜后PGL，T2加权相中呈高信号、不均匀强化，大小为4.3cm×5.6cm×6.9cm，与妊娠期相比稍增大（图95.2）。[68]Ga-DOTATATE PET/CT示PGL高摄取，未发现转移性病灶或其他副神经节瘤（图95.2）；但MRI发现胃窦附近胃大弯侧有一2.4cm×2.1cm×1.7cm的肿块（图95.3），该病灶在[68]Ga DOTATATE PET/

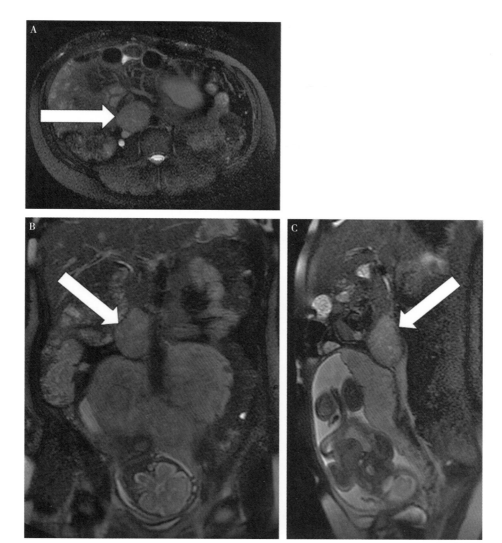

图95.1　妊娠29周时腹腔和盆腔MRI轴位（A）、冠状位（B）、矢状位（C）显示右侧腹膜后肿块，大小为3.8cm×4.9cm×6.8cm，压迫下腔静脉和子宫后上方

CT中无摄取，考虑胃肠间质瘤（GIST）可能性大，而存在琥珀酸脱氢酶生殖细胞致病突变的PGL患者容易合并GIST。患者标本已经送检PPGL易感基因的生殖细胞致病突变，结果未归。

分娩4周后患者行开腹手术，术中见PGL未侵犯下腔静脉及其他周围结构，肿瘤被完整切除（图95.4）。正如术前MRI所示，胃窦远端可见一个胡桃大小的肿块（图95.5），经病理证实为GIST。

随访和预后

不出所料，遗传性基因突变检测结果显示*SDHB*基因致病突变（c.137G＞A；p.R46Q）。术后患者血压正常，阵发性症状缓解，血浆儿茶酚胺代谢产物水平正常。因为存在PGL复发及再发其他部位PGL的风险，建议患者此后每年复查血浆儿茶酚胺代谢产物。患者术后6个月需复查腹腔和盆腔MRI，此后每年复查，如果肿瘤无复发，可延长至每2～3年复查一次。此外，还需

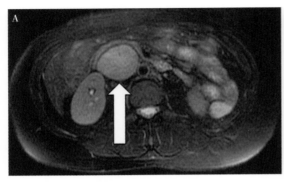
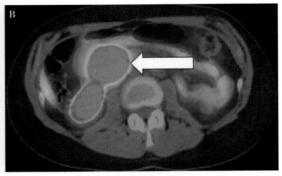

图95.2　分娩2周后的腹部增强MRI（A）和⁶⁸Ga-DOTATATE PET/CT（B）轴位图像。MRI示肿块大小为4.3cm×5.6cm×6.9cm，较前稍增大（如箭头所示）。⁶⁸Ga-DOTATATE PET/CT中呈明显高摄取（标准单位值33.7），未见转移性病灶或其他副神经瘤

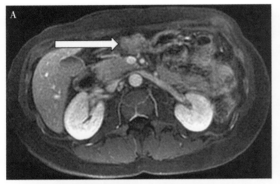

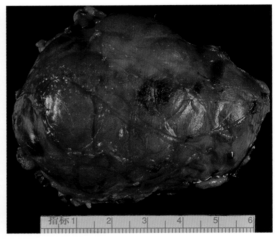

图95.4　腹膜后副神经节瘤的大体病理图像，肿块大小为7.5cm

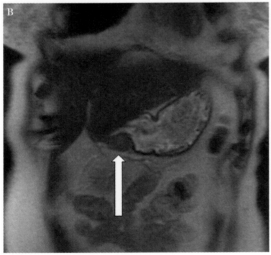

图95.3　分娩2周后的增强MRI轴位（A）和冠状位（B）图像，胃窦附近胃大弯侧可见一2.4cm×2.1cm×1.7cm的肿块（如箭头所示），不摄取⁶⁸Ga-DOTATATE

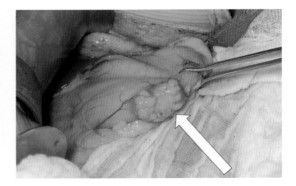

图95.5　术中图像，箭头所示为胃窦远端胃肠间质瘤（GIST），病理显示大小为2.8cm×2.0cm×1.7cm

每2～3年复查颅底和颈部MRI，每5年复查胸部MRI，每5年复查全身^{68}Ga-DOTATATE PET/CT（和末次胸部MRI相隔2.5年）。

要点

- 妊娠合并分泌儿茶酚胺的PGL将增加孕妇和胎儿的风险。
- 妊娠合并分泌儿茶酚胺的PGL患者可以通过肾上腺素受体阻滞剂进行药物治疗，择期行剖宫产。
- 具有*SDHx*致病突变的患者除PPGL外，还可能发生GIST和肾细胞癌等肿瘤。

- 存在*SDHx*致病突变的患者有PGL复发和再发其他的风险，需终身进行生化检测和影像学监测。

（李天翊　译）

参考文献

1. Bancos I, Atkinson E, Eng C, Young WF Jr, Neumann HPH; International Pheochromocytoma and Pregnancy Study Group. Maternal and fetal outcomes in phaeochromocytoma and pregnancy: a multicentre retrospective cohort study and systematic review of literature. *Lancet Diabetes Endocrinol*. 2021;9(1):13–21.
2. Neumann HPH, Young WF Jr, Eng C. Pheochromocytoma and paraganglioma. *N Engl J Med*. 2019;381(6):552–565.

围产期诊断嗜铬细胞瘤，揭开基因之谜

摘要

如同在其他病例中所强调的，分泌儿茶酚胺的嗜铬细胞瘤或副神经节瘤（PPGL）的诊断和治疗富有挑战性；而在妊娠期诊断出PPGL时，其复杂性更是增加10倍以上。在此，分享一个围产期诊断嗜铬细胞瘤的病例，该患者有嗜铬细胞瘤家族史，但基因检测阴性，由此引发了一个意外发现。

关键词

儿茶酚胺；基因检测；妊娠期高血压；副神经节瘤；嗜铬细胞瘤

病例报道

32岁女性患者，孕1产0，既往无高血压或糖尿病病史，在妊娠早期发现高血糖，妊娠晚期发现肝功能异常，并因此引产。引产过程中，患者血压升高至180/90～100mmHg。分娩持续24小时，患者全程血压升高，予硫酸镁治疗。患者产出一男婴，并发气胸和低血糖，于新生儿重症监护病房住院治疗5天。分娩后产妇继续使用硫酸镁治疗24小时，但血压仍控制不佳，并出现心动过速、明显心悸、头痛、恶心、呕吐，予甲氧氯普胺对症止吐治疗，此后患者感觉心神不宁，全身大汗，心电图表现符合急性心肌梗死，患者随即从产科转至冠心病监护病

房（CCU），超声心动图检查提示射血分数45%，心尖运动减低，肌钙蛋白 I 升至10ng/ml（正常值<0.04ng/ml），冠脉造影示冠状动脉正常，予卡维地洛治疗。患者在CCU自述多个家庭成员曾诊断嗜铬细胞瘤，于是对其行24小时尿儿茶酚胺及其代谢产物测定，结果显示：去甲肾上腺素为1555μg（正常值<80μg），甲氧基去甲肾上腺素为13 000μg（正常值<900μg）。予酚苄明治疗，并检查腹部CT，发现右肾上腺有一直径4.5cm的肿块（图96.1）。患者分娩5周后转至梅奥医学中心，加用酚苄明（10mg bid），血压控制在100/60mmHg左右。

患者有明显的家族史，其祖父从第二次世界大战复员后，47岁时死于高血压和嗜铬细胞瘤，其姑姑38岁时行嗜铬细胞瘤切除术，姑姑的孩子在18岁时行嗜铬细胞瘤切除术，此外，其叔祖父的3个孩子也患有嗜铬细胞瘤。患者无甲状腺髓样癌、甲旁亢、小脑肿瘤、脊髓肿瘤、视网膜血管瘤、胰腺肿瘤、肾脏肿瘤、神经纤维瘤及其他肿瘤家族史。她父亲有高血压、冠心病病史，但未筛查过嗜铬细胞瘤。患者有2个兄弟和1个姐妹，也均未筛查过嗜铬细胞瘤。

患者目前用药包括酚苄明10mg bid，卡维地洛6.25mg bid。体格检查：BMI为

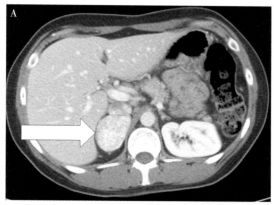

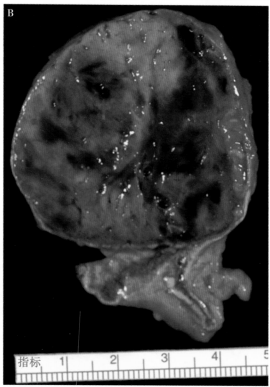

图96.1　先证者。（A）增强CT轴位可见右肾上腺直径5cm的混合密度肿块（如箭头所示）。（B）右肾上腺大体病理切面图，其中包含一个5.3cm×5.0cm×2.0cm的嗜铬细胞瘤，重40.1g（正常4～5g）

24.1kg/m²，血压为102/67mmHg，心率为100次/分。视网膜检查正常，双侧虹膜未见Lisch结节；甲状腺触诊无异常；皮肤查体正常，未见牛奶咖啡斑、腋窝或腹股沟雀斑以及皮下神经纤维瘤。

辅助检查

梅奥医学中心进行的实验室检查再次证实了去甲肾上腺素能儿茶酚胺分泌瘤的诊断（表96.1）。复查超声心动图正常，未见节段性室壁运动不良，射血分数61%。甲氧基异丁基异腈（sestamibi）心肌灌注运动负荷试验正常，未诱发出心肌缺血。

表96.1　实验室检查

生化检测	结果	参考区间
钠（mmol/L）	140	135～145
钾（mmol/L）	4.3	3.6～5.2
肌酐（mg/dl）	0.9	0.7～1.2
血浆甲氧基肾上腺素（nmol/L）	＜0.2	＜0.5
血浆甲氧基去甲肾上腺素（nmol/L）	28.6	＜0.9
24小时尿		
甲氧基肾上腺素（µg）	117	＜400
甲氧基去甲肾上腺素（µg）	8760	＜900
去甲肾上腺素（µg）	781	＜80
肾上腺素（µg）	2.4	＜20
多巴胺（µg）	197	＜400

治疗

患者行腹腔镜右侧肾上腺切除术，完整切除嗜铬细胞瘤，术中小心操作避免肿瘤包膜破裂。肿瘤大小为5.3cm×5.0cm×2.0cm（图96.1）。

随访和预后

患者恢复良好，术后第二天出院。术后2天复查血浆儿茶酚胺代谢产物无异常，血压正常，无需口服降压药物。遗传性基因突变检测未发现已知与PPGL基因相关的致病突变。患者每年复查生化指标，至15年后最后一次随访时，始终保持正常。

揭开基因之谜

患者存在嗜铬细胞瘤家族史，但2005年遗传性基因突变检测（*VHL*，*RET*，*SDHB*，*SDHD*，*SDHC*）结果为阴性，建议患者的父母和兄弟姐妹进行生化检测筛查嗜铬细胞瘤。患者父亲，72岁，右肾上腺有一直径2.8cm的嗜铬细胞瘤（图96.2）。患者哥哥，34岁，右肾上腺有一直径1.8cm的嗜铬细胞瘤（图96.3）。

后来，我们与Patricia Dahia博士（圣安东尼奥得克萨斯大学健康科学中心医学教授）讨论了患者家族的患病情况。Dahia博士一直致力癌症遗传学研究，尤其是遗传性内分泌肿瘤和癌症易感基因，她对患者的胚系DNA进行了全外显子测序，未发现已知PPGL易感基因的错义或截断突变，然而在*VHL*基因第2外显子上检测到了一个杂合的同义突变（c.414A＞G，p.Pro138Pro）。

对于遗传学家之外的其他人而言，了解这一结果需要某些背景知识。大多数致病突变都会通过以下途径导致特定蛋白质的合成缺陷：①错义突变，单个核苷酸的变化导致蛋白质中的一个氨基酸被另一个氨基酸取代；②无义突变，单个核苷酸的变化导致

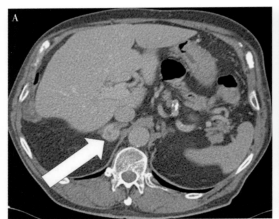
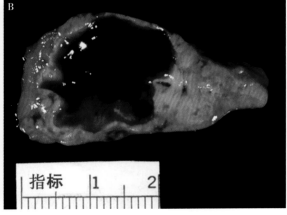

图96.2 患者父亲。（A）腹部增强CT轴位可见右肾上腺直径2.3cm的肿块，血流丰富（如箭头所示）。（B）右肾上腺大体病理切面图，其中包含一个2.8cm×2.0cm×1.7cm的嗜铬细胞瘤，重16.4g（正常4～5g）

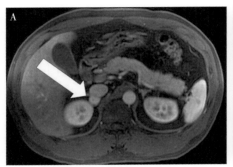
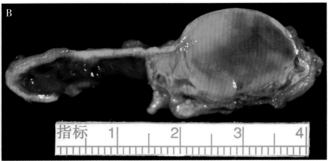

图96.3 患者哥哥。（A）轴位腹部增强MRI可见右肾上腺直径1.8cm的肿块，血流丰富（如箭头所示）。（B）右肾上腺大体病理切面图，其中包含一个1.8cm×1.5cm×1.2cm的嗜铬细胞瘤，重10.4g（正常4～5g）

终止密码子出现，使蛋白质合成提前终止；③插入突变，通过插入一段DNA，增加基因中DNA碱基对的数目；④缺失突变，通过移除一段DNA，导致基因中DNA碱基对数目减少；⑤重复突变：一段DNA被异常复制一次或者多次；⑥移码突变，DNA碱基对的增加或缺失导致基因读码框改变（移码突变可因DNA插入、缺失或重复引起）；⑦重复片段扩增，一个短的DNA序列被多次重复。

与错义突变类似，同义突变时一个核苷酸被另一个核苷酸取代，但由于基因编码的冗余性，其编码的氨基酸保持不变。遗传密码由称为密码子的单位构成，后者是含有三个核苷酸的序列。每个密码子对应一种特定氨基酸，氨基酸组成蛋白质。DNA有四种碱基：腺嘌呤（A）、鸟嘌呤（G）、胞嘧啶（C）和胸腺嘧啶（T）。例如，密码子AGC编码丝氨酸。将4种碱基排列到3个碱基对的组合中能形成64个密码子，其中61个编码特定氨基酸，3个编码终止信号，因此20种氨基酸中的大多数都由一个以上的密码子

编码，例如，脯氨酸由密码子CCT、CCC、CCA、CCG编码。对该患者来说，第138号密码子中腺嘌呤（A）被鸟嘌呤（G）取代，密码子由CCA变为CCG，CCA和CCG都编码脯氨酸，因此氨基酸没有变化。由于同义突变不改变编码的蛋白质序列，因此通常被认为是不影响功能的；然而，同义突变有可能影响剪接位点、转录过程、mRNA转运或翻译，因此有时也会改变表型。

对患者16位亲属的胚系DNA进行Sanger测序，发现该家系的*VHL* c.414A＞G突变与嗜铬细胞瘤共分离。尽管该突变的位置远离经典剪接位点区域，但研究表明它可导致外显子2跳跃。在另外4个家系中也发现了相同的*VHL*致病突变。我们对患者的孩子进行了胚系基因突变检测。她的儿子在她诊断嗜铬细胞瘤时出生，现年14岁，也遗传了该致病突变，通过检测24小时尿甲氧基去甲肾上腺素（2392μg，正常值＜900μg）诊断患有儿茶酚胺分泌瘤，腹部磁共振成像发现左侧肾上腺旁直径2.7cm的肿块，病理证实为副神经节瘤（图96.4）。

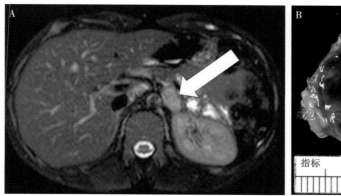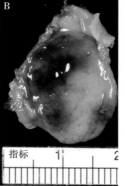

图96.4　患者儿子。（A）腹部MRI轴位显示左侧肾上腺旁一2.7cm×1.3cm×3.1cm卵圆形肿块（如箭头所示）。（B）副神经节瘤大体病理切面图，大小为3.2cm×2.5cm×2.2cm

要点

- 妊娠合并嗜铬细胞瘤将增加孕妇和胎儿的风险。
- 无冠状动脉狭窄的心肌梗死是嗜铬细胞瘤的不典型表现。
- 可能导致PPGL危象的情况包括使用甲氧氯普胺（如该病例）、β肾上腺素受体阻滞剂、大剂量皮质醇、麻醉诱导、胰高血糖素和血管造影。
- 建议所有PPGL患者进行胚系基因检测。
- PPGL患者的一级亲属存在PPGL时，必定存在PPGL易感基因的胚系致病突变。

（李天翊 译）

参考文献

1. Flores SK, Cheng Z, Jasper AM, et al. A synonymous VHL variant in exon 2 confers susceptibility to familial pheochromocytoma and von Hippel-Lindau disease. *J Clin Endocrinol Metab*. 2019;104(9):3826–3834.

2. Bancos I, Atkinson E, Eng C, Young WF Jr, Neumann HPH, and International-Pheochromocytoma-and-Pregnancy-Study Group. Maternal and fetal outcomes in pheochromocytoma and pregnancy: a multi-center retrospective cohort study and systematic review of literature. *Lancet Diabetes Endocrinol*. 2021;9(1):13–21.

3. Melson E, Amir S, Shepherd L, Kauser S, Freestone B, Kempegowda P. Myocardial Infarction with non- obstructed coronaries – atypical presentation of pheochromocytoma. *Endocrinol Diabetes Metab Case Rep*.2019:EDM190089. doi: 10.1530/EDM-19-0089.

4. Boulkina LS, Newton CA, Drake AJ 3rd, Tanenberg RJ. Acute myocardial infarction attributable to adrenergic crises in a patient with pheochromocytoma and neurofibromatosis 1. *Endocr Pract*. 2007;13(3):269–273.

41 岁有妊娠史的女性存在未确诊的库欣综合征

摘要

所有存在肾上腺肿块的患者，无论是否有激素过量的症状，都应筛查非促肾上腺皮质激素（ACTH）依赖性皮质醇增多症。但实际上，只有少数肾上腺意外瘤患者进行了检查。虽然库欣综合征（CS）会引起体貌和代谢改变，但大约一半的肾上腺CS患者是偶然发现的，这提示临床实践中对CS的认知存在欠缺。未确诊的CS患者可能表现为月经异常和不孕不育；即使怀孕，如果未能及时诊断和治疗CS，也会导致孕妇和胎儿的不良结局。

关键词

非ACTH依赖性皮质醇增多症；不良结局；库欣综合征；妊娠

病例报道

41岁女性患者，为评估肾上腺肿块就诊。患者在网上搜索自己的症状，看到了关于"库欣综合征"的描述，要求进一步检查。患者近5年肌力下降、体重增加、发作性多汗、月经不规律，症状逐渐加重；近2年出现满月脸、颈背部和锁骨上脂肪垫、皮肤红斑、失眠、注意力不集中、焦虑和抑郁；2年前诊断高血压和血脂异常；体重近5年增加了22.5kg，近2年增加了9kg。

患者几年前备孕12个月失败后，进行了辅助生殖治疗。妊娠期间，她患上了妊娠糖尿病，需使用胰岛素治疗。

此外，患者既往有肾结石病史，两年前腹部CT检查发现右肾上腺有一直径3cm的肿块，当时未行生化检测。

目前用药包括卡维地洛、氯沙坦、舍曲林和阿普唑仑。体格检查：血压为138/88 mmHg，BMI为46.64kg/m^2。未见紫纹，无近端肌病，但有颈背部和锁骨上脂肪垫、面部圆红，下肢轻度水肿。

辅助检查

将患者近期与2年前的腹部增强CT进行对比，可见右肾上腺一3.3cm×2.1cm×3.1cm肿块，大小无明显变化，左肾上腺萎缩（图97.1）。行皮质醇增多症相关激素检查，包括晨起ACTH和硫酸脱氢表雄酮（DHEA-S）水平、1mg过夜地塞米松抑制试验（DST）及24小时尿游离皮质醇。检查结果符合非ACTH依赖性皮质醇增多症（表97.1），建议患者行腹腔镜肾上腺切除术。

治疗

患者在外院行腹腔镜右侧肾上腺切除术，病理提示肾上腺皮质腺瘤。患者接受了肾上腺皮质功能不全相关的患者教育，并开

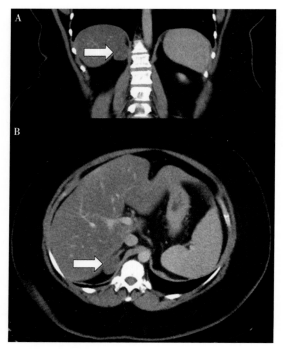

图97.1 增强CT轴位（A）和冠状位（B）可见右肾上腺—3.3cm×2.1cm×3.1cm肿块（如箭头所示）

表97.1 实验室检查

生化检测	结果	参考区间
1mg过夜地塞米松抑制试验（μg/dl）	12.4	<1.8
晨起皮质醇（μg/dl）	13	7～25
ACTH（pg/ml）	<5	7.2～63
DHEA-S（μg/dl）	14	27～240
尿游离皮质醇（μg/24h）	"升高"，未在梅奥医学中心重复检测	3.5～45
醛固酮（ng/dl）	4.4	<21
血浆肾素活性[ng/（ml·h）]	2.1	2.9～10.8
血浆甲氧基肾上腺素（nmol/L）	<0.20	<0.5
血浆甲氧基去甲肾上腺素（nmol/L）	0.38	<0.9

注：ACTH，促肾上腺皮质激素；DHEA-S，硫酸脱氢表雄酮。

始氢化可的松替代治疗。

讨论

该患者表现为进行性加重的非ACTH依赖性CS，病程至少5年，但未确诊。患者几年前偶然发现肾上腺肿块，但当时未行生化检测，肿块被误认为没有临床意义，未能早期诊断。如果没有其他明确诊断（如嗜铬细胞瘤），无论是否存在激素过量的症状，所有肾上腺肿块患者均应行DST。该患者具有皮质醇增多症的临床特点，因此诊断为显性CS（表C.1）。生化检测提示ACTH和DHEA-S低于检测下限，DST异常，24小时尿皮质醇升高，符合非ACTH依赖性皮质醇增多症。右侧肾上腺肿块是致病原因，建议行肾上腺切除术。此类患者术后可能会出现肾上腺功能不全和糖皮质激素戒断症状，应予相应治疗（详见C部分）。

回顾病程，CS未能及时诊治可能导致或加剧了患者的月经不调和不孕不育。文献报道肾上腺CS是最常见的妊娠期CS类型。未经治疗的孕期CS患者发生妊娠相关并发症的风险较高，如妊娠期糖尿病（37%）、妊娠期高血压（41%）和先兆子痫（26%），最常见的胎儿不良结局为早产和低出生体重。

患者如果在妊娠期间确诊CS，根据病情的严重程度和妊娠周数，处理合并症，分娩前行肾上腺切除术，或行药物治疗。美替拉酮是最常用于治疗妊娠期CS的药物。对于此类患者，需要严密监测美替拉酮相关的高血压和低钾血症等不良反应，预防并治疗肾上腺皮质功能不全，调整降糖治疗。

要点

- 所有存在肾上腺肿块的患者，无论症状如何，均应筛查非ACTH依赖性皮质醇增多症。

- 未经治疗的CS与妊娠期孕妇和胎儿的不良结局相关。
- 妊娠期CS的管理取决于病情严重程度、病因和诊断时所处的妊娠阶段，干预措施包括处理合并症、手术或药物治疗。

（李天翊　译）

参考文献

1. Ebbehoj A, Li D, Kaur RJ, et al. Epidemiology of adrenal tumours in Olmsted County, Minnesota, USA: a population-based cohort study. *Lancet Diabetes Endocrinol*. 2020;8(11):894–902.

2. Lado-Abeal J, Rodriguez-Arnao J, Newell-Price JD, et al. Menstrual abnormalities in women with Cushing's disease are correlated with hypercortisolemia rather than raised circulating androgen levels. *J Clin Endocrinol Metab*. 1998;83(9):3083–3088.

3. Lindsay JR, Jonklaas J, Oldfield EH, Nieman LK. Cushing's syndrome during pregnancy: personal experience and review of the literature. *J Clin Endocrinol Metab*. 2005;90(5):3077–3083.

4. Caimari F, Valassi E, Garbayo P, et al. Cushing's syndrome and pregnancy outcomes: a systematic review of published cases. *Endocrine*. 2017;55(2):555–563.

5. Azzola A, Eastabrook G, Matsui D, et al. Adrenal Cushing syndrome diagnosed during pregnancy: successful medical management with metyrapone. *J Endocr Soc*. 2021;5(1):bvaa167.

原发性肾上腺功能不全患者的妊娠

摘要

妊娠是一种生理性高皮质醇血症的状态。妊娠期肾上腺功能不全的管理包括根据生理需要调整治疗，并通过加强患者教育、使用应激剂量的糖皮质激素避免肾上腺危象。在此，将讨论妊娠前和妊娠期的糖皮质激素和盐皮质激素治疗方法。

关键词

艾迪生病；肾上腺危象的预防；教育；糖皮质激素替代治疗；盐皮质激素替代治疗；原发性肾上腺皮质功能不全；妊娠

病例报道

36岁女性患者，既往有艾迪生病和乳糜泻病史。目前用药：氢化可的松晨起15mg，午后5mg，下午5点2.5mg；氟氢可的松隔天0.05mg。患者服药规律，未曾出现肾上腺危象，每年监测自身免疫性疾病，包括恶性贫血和甲状腺功能异常。这一次，她比年度评估时间提前2个月与内分泌科医生讨论妊娠期肾上腺功能不全的管理问题。体格检查：BMI为26.1kg/m^2，血压为103/75mmHg，心率为78次/分，无皮肤色素沉着、医源性库欣综合征表现、下肢水肿或直立性低血压。她在1周前（孕9周）确诊妊娠，对于肾上腺功能不全，有较高的自我管理水平，能够意识到何种情况下需要增加氢化可的松的治疗剂量。她从未自己注射过糖

皮质激素，但曾接受过相关教育，知道必要时可以使用，而且近期开了三瓶氢化可的松注射液备用。她的医疗警示手环上面写着"肾上腺功能不全，需要可的松"，其伴侣也参加了肾上腺功能不全的患者教育课程。

随访和管理

妊娠19周时，氢化可的松剂量增加至晨起17.5mg，午后5mg，下午5点2.5mg。患者定期参加疾病管理的知识培训［"病期规则（sick day rules）"］，在妊娠28周和34周时再次评估时无任何不适症状，体格检查也没有糖皮质激素或盐皮质激素替代治疗剂量不足或过量的表现，电解质均在正常范围，因此氢化可的松和氟氢可的松的治疗剂量未做调整。

剖宫产手术之前，医疗团队根据内分泌专家和产科医师的综合意见给她注射了100mg氢化可的松，此后每6小时注射50mg；术后过渡为口服氢化可的松，剂量较前略有增加，晨起20mg，中午10mg，下午5点5mg，持续1周后恢复孕前方案。

讨论

如果管理得当，肾上腺皮质功能不全的女性可以顺利生下健康的孩子。通常在妊娠中期或晚期需要调整氢化可的松剂量，这主要取决于孕前糖皮质激素用量和孕期的临床评估。由于孕酮具有拮抗盐皮质激素的作

用，因此孕期可能需要调整氟氢可的松剂量。盐皮质激素替代治疗的评估依赖于体格检查（血压测量）和电解质检测。需要注意的是，孕期血浆肾素水平升高，不能用于临床决策。应当加强患者的教育工作，重点在于病期管理和预防肾上腺危象的重要性（表98.1）。此外，患者及产科医生应充分了解分娩过程中和产后的糖皮质激素治疗方案。

表98.1 为了规范管理肾上腺皮质功能不全、避免肾上腺危象，患者和医生应当采取哪些措施

患者	临床医生
肾上腺皮质功能不全的长期管理	
• 按照处方剂量规律服用氢化可的松和氟氢可的松 • 了解糖皮质激素和盐皮质激素替代不足和过量的症状，以便与医疗团队有效地沟通剂量问题 • 确保氢化可的松和氟氢可的松片剂和糖皮质激素注射液的供应（包括旅行期间）	• 提供书面的用药方案，包括标准的糖皮质激素替代治疗和生病时如何增加剂量（即病期管理指南） • 每次随访时评估糖皮质激素和盐皮质激素替代治疗是否合适 • 提供最佳的药物供应，包括需要增加剂量的时候
预防和治疗肾上腺危象	
• 参加病期管理指南相关的教育课程 • 有指征时需服用应激剂量的糖皮质激素 • 了解何时需要使用应激剂量的糖皮质激素 • 佩戴医疗预警标识（如手环、项圈） • 在需要时能够得到注射用糖皮质激素，并能进行自我注射	• 教育患者佩戴医疗警示标识的重要性，并随身携带一份用药方案的副本，以防紧急情况发生 • 每次随访都要评估使用应激剂量糖皮质激素的指征，并确保患者具有注射用糖皮质激素的有效处方 • 教育急诊科医生如何识别和及时处理肾上腺危象

注：摘录自参考文献2，4，5。

要点

• 肾上腺功能不全的女性在妊娠期间，糖皮质激素和盐皮质激素的治疗剂量可能会根据临床评估情况进行调整。

• 由于孕期血浆肾素水平升高，因此肾素检测无助于指导盐皮质激素治疗，而应根据临床评估和血清电解质情况进行判断。

• 所有肾上腺皮质功能不全患者都需要制定一个完善的方案，在分娩过程中使用应激剂量的糖皮质激素。

（李天翊 译）

参考文献

1. Bothou C, Anand G, Li D, et al. Current management and outcome of pregnancies in women with adrenal insufficiency: experience from a multicenter survey. *J Clin Endocrinol Metab*. 2020;105(8).

2. Hahner S, Ross RJ, Arlt W, et al. Adrenal insufficiency. *Nat Rev Dis Primers*. 2021;7(1):19.

3. Lebbe M, Arlt W. What is the best diagnostic and therapeutic management strategy for an Addison patient during pregnancy? *Clin Endocrinol (Oxf)*. 2013;78(4):497–502.

4. Li D, Genere N, Behnken E, et al. Determinants of self-reported health outcomes in adrenal insufficiency: a multisite survey study. *J Clin Endocrinol Metab*. 2021;106(3):e1408–e1419.

5. Bancos I, Hahner S, Tomlinson J, Arlt W. Diagnosis and management of adrenal insufficiency. *Lancet Diabetes Endocrinol*. 2015;3(3):216–226.

21-羟化酶缺乏症患者合并妊娠

摘要

21-羟化酶缺乏症是先天性肾上腺皮质增生症（CAH）最常见的一种类型，活产婴儿中的发生率为万分之一。CAH的治疗目标包括：①糖皮质激素和盐皮质激素缺乏的替代治疗；②控制雄激素过量。女性21-羟化酶缺乏症患者可能表现为不孕不育，但是通过适当的糖皮质激素替代治疗，患者仍然可以正常妊娠。在此，将讨论妊娠前和妊娠期的糖皮质激素替代治疗。

关键词

先天性肾上腺增生；糖皮质激素替代治疗；盐皮质激素替代治疗；妊娠

病例报道

27岁女性患者，既往有21-羟化酶缺乏症病史，此次为咨询妊娠期间如何进行疾病管理而就诊，基因检测显示其丈夫不是21-羟化酶缺乏症携带者。

既往病史

患者在出生时即被诊断21-羟化酶缺乏症，当时她出现了肾上腺危象，体格检查显示外生殖器性别不明，予糖皮质激素和盐皮质激素替代治疗。多年来她的糖皮质激素治疗进行了多次调整，最初是氢化可的松，后来又用了9年泼尼松，最近更换为地塞米松。在2岁和7岁时，她接受了阴蒂修复手术；12岁时出现月经初潮，但是月经周期不规律。

26岁时，患者第一次自然怀孕。在此之前，她和丈夫备孕4年，但都没有成功。

当前评估

目前用药包括地塞米松0.75mg/d，氟氢可的松150μg/d，患者规律服药。体格检查：BMI为34.22，血压为103/72mmHg，心率为76次/分。无多毛、痤疮，腋窝及下腹部可见白纹。血清雄烯二酮水平处于正常低限，为53ng/dl（正常范围为30~200ng/dl），血清17-羟孕酮低于检测下限。考虑患者服用地塞米松剂量过高，建议逐渐减量至0.25mg/d，使血清雄烯二酮达到正常范围的中间水平。此外，因地塞米松可透过胎盘，因此计划怀孕时建议更换为氢化可的松。

随访

患者停用地塞米松，改为氢化可的松替代治疗，经过一个疗程的氯米芬治疗后，她在29岁时第二次怀孕；35岁时，在无任何辅助生殖治疗的情况下第三次怀孕。两次怀孕期间，患者因为恶心、呕吐无法在早上服用糖皮质激素，改为睡前服用泼尼松5~7.5mg，滴定泼尼松剂量使雄烯二酮处于正常范围的中间水平。剖宫产手术之前，患者注射了100mg氢化可的松，此后24小时内每6小时注射50mg，分娩后第二天过渡为口服糖皮质激素。产后患者的糖皮质激素替代治疗更换为氢化可的松，一日3次。

讨论

　　患有21-羟化酶缺乏症的女性可能由于雄激素和孕酮过多及排卵减少而导致不孕不育，通过优化糖皮质激素治疗，适当抑制卵泡期孕酮水平，可以实现正常妊娠。氢化可的松不透过胎盘，是妊娠期首选的糖皮质激素。在妊娠中期和晚期应重新评估糖皮质激素和盐皮质激素的治疗剂量，根据症状、体格检查和生化检测（电解质、雄烯二酮）制订个体化治疗方案。与任何原因的肾上腺皮质功能不全一样（病例98），所有21-羟化酶缺乏症患者都应在分娩过程中使用应激剂量的糖皮质激素。

要点

- 患有21-羟化酶缺乏症的女性可能出现不孕不育，通过优化糖皮质激素治疗，适当抑制卵泡期孕酮水平，可以改善生育能力。
- 氢化可的松不透过胎盘，是妊娠期首选的糖皮质激素。

- 糖皮质激素和盐皮质激素替代治疗的剂量在孕期需要重新评估。
- 所有21-羟化酶缺乏症患者都需要制订一个完善的方案，在分娩过程中使用应激剂量的糖皮质激素。

（李天翊　译）

参考文献

1. Merke DP, Auchus RJ. Congenital adrenal hyperplasia due to 21-hydroxylase deficiency. *N Engl J Med.* 2020;383(13):1248–1261.
2. Casteras A, De Silva P, Rumsby G, Conway GS. Reassessing fecundity in women with classical congenital adrenal hyperplasia (CAH): normal pregnancy rate but reduced fertility rate. *Clin Endocrinol (Oxf).* 2009;70(6):833–837.
3. Hagenfeldt K, Janson PO, Holmdahl G, et al. Fertility and pregnancy outcome in women with congenital adrenal hyperplasia due to 21-hydroxylase deficiency. *Hum Reprod.* 2008;23(7):1607–1613.
4. Bidet M, Bellanne-Chantelot C, Galand-Portier MB, et al. Fertility in women with nonclassical congenital adrenal hyperplasia due to 21-hydroxylase deficiency. *J Clin Endocrinol Metab.* 2010;95(3):1182–1190.
5. Speiser PW, Arlt W, Auchus RJ, et al. Congenital adrenal hyperplasia due to steroid 21-hydroxylase deficiency: an Endocrine Society clinical practice guideline. *J Clin Endocrinol Metab.* 2018;103(11):4043–4088.

原发性醛固酮增多症患者的妊娠

摘要

　　原发性醛固酮增多症（PA）在妊娠中并不常见，文献报道不超过64例，其中大部分为分泌醛固酮的肾上腺皮质腺瘤（APA）。PA可导致胎儿生长受限、早产、胎死宫内和胎盘早剥。妊娠女性PA的筛查试验与非妊娠期患者相同：早晨采血检测醛固酮和肾素水平。肾素抑制、醛固酮水平>10ng/dl为阳性。如果患者血浆醛固酮水平高（≥20ng/dl）、肾素抑制，且同时存在自发性低钾血症，则不需要进行确诊试验。对于筛查试验阳性但血钾正常的患者，应进行确诊试验。然而，卡托普利试验在妊娠期存在禁忌，生理盐水试验可能难以耐受，这种情况下可检测24小时尿钠和醛固酮水平。妊娠期应避免进行计算机断层扫描（CT）和肾上腺静脉取血（AVS），因此腹部磁共振成像（MRI）平扫是首选的分型检测方法。对于年龄小于35岁且MRI上明确存在单侧肾上腺腺瘤的PA患者，不需要进行AVS。妊娠期PA的治疗方法取决于高血压、低血钾控制的难易程度。如果患者在妊娠期间PA病情缓解，则在分娩之前可不行手术或醛固酮受体拮抗剂（MRA）治疗。如果PA在妊娠期间加重，且存在显著的高血压和低钾血症，则需要手术治疗和/或MRA治疗。对于确诊PA且明确存在单侧肾上腺大腺瘤（>10mm）的孕妇，可在妊娠中期行腹腔镜单侧肾上腺切除术。

关键词

　　原发性醛固酮增多症；妊娠期高血压；肾上腺腺瘤；肾上腺切除术

病例报道

　　22岁女性患者，孕2产1，孕12周时因疲劳、乏力就诊外院。患者存在高血压和低钾血症，血浆醛固酮水平>20ng/dl，肾素活性受到抑制，予氯化钾、螺内酯治疗。由于高血压病情加重（160/105mmHg），在妊娠28周时，转诊至梅奥医学中心。

辅助检查

　　在梅奥医学中心进行的实验室检查提示PA诊断明确。血浆醛固酮水平230ng/dl（正常值<21ng/dl），血浆肾素活性受到抑制。腹部MRI平扫发现右侧肾上腺3.0cm×2.0cm×2.0cm肿块，影像学表现符合腺瘤（图100.1）。

治疗

　　停用螺内酯，加用其他降压药，但是此后4周，患者的高血压（165/115mmHg）和蛋白尿（24小时尿蛋白4.8g）仍持续加重。她在妊娠32周时因合并先兆子痫进行引产，分娩一个男婴，重1705g，外生殖器检查正常，婴儿因呼吸窘迫综合征在新生儿重症监护室住院治疗并行营养支持15天。产后2个

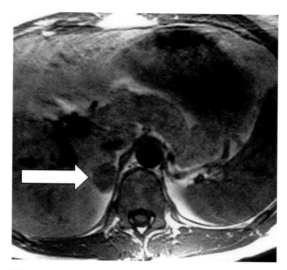

图100.1　孕28周时进行的腹部MRI轴位图像显示右侧肾上腺有一3.0cm×2.0cm×2.0cm大小肿块（如箭头所示）

月，患者行右侧肾上腺切除术，未出现并发症，病理提示肾上腺皮质腺瘤，直径2cm，符合APA。

随访和预后

术后1个月复查血浆醛固酮水平＜1ng/dl；在1年后的末次随访中，患者的血压和血钾均正常，不需口服降压药或补钾治疗。

讨论

妊娠期PA的一个特点是病情既可能改善也可能加重。在某些女性PA患者中，妊娠导致孕酮水平升高，拮抗盐皮质激素受体，部分阻断醛固酮的作用，因而妊娠期PA的症状得到改善。而在存在β-连环蛋白（β-catenin）突变的APA孕妇中，黄体生成素绒毛膜促性腺激素受体表达增加，同时妊娠促使血液中人绒毛膜促性腺激素水平升高，最终导致PA病情加重。

妊娠期PA的治疗方法取决于高血压和低钾血症控制的困难程度。如果患者在妊娠期PA病情缓解，则在分娩前可不行手术或MRA治疗。对于存在明显高血压和低钾血症的患者，则需要手术和/或药物干预。对于确诊PA且存在单侧肾上腺大腺瘤（＞10mm）的患者，可考虑在妊娠中期进行腹腔镜单侧肾上腺切除术。

螺内酯能够透过胎盘，有导致新生雄性大鼠雌性化的报道，是美国食品药品监督管理局（FDA）妊娠期C类药物。然而查阅文献，仅有一例病例报道显示孕期使用螺内酯可以导致男婴外生殖器性别不明，这位孕妇因多囊卵巢综合征在妊娠前和妊娠后的前5周接受了螺内酯治疗。依普利酮是FDA妊娠期B类药物，因此对于需要药物治疗的妊娠期高血压患者，应当使用FDA批准的妊娠期降压药。如果出现低钾血症，则需口服补钾药物。对于难治性高血压和/或低钾血症患者，可以谨慎使用依普利酮。

要点

- 妊娠合并PA将增加孕妇和胎儿的风险，最常见的并发症是先兆子痫，在某些情况下还会导致早产（如本例患者）。最佳预防方法是提高临床医生和患者对PA的认识，在孕前进行诊断和治疗。所有育龄期高血压妇女都应进行PA筛查，尤其是在生育第一个孩子之前。

- 妊娠期PA的筛查试验与非妊娠期相同，但应避免卡托普利试验、CT和AVS。

- 妊娠期PA患者通过规范使用降压药和补钾治疗是可以控制的。如果MRI发现单侧肾上腺大腺瘤，可在妊娠中期进行腹腔镜肾上腺切除术。妊娠期应避免使用螺内酯。

（李天翊　译）

参考文献

1. Zelinka T, Petrák O, Rosa J, Holaj R, Štrauch B, Widimský J Jr. Primary aldosteronism and pregnancy. *Kidney Blood Press Res*. 2020;45(2):275–285.

2. Campino C, Trejo P, Carvajal CA, et al. Pregnancy normalized familial hyperaldosteronism type I: a novel role for progesterone? *J Hum Hypertens*. 2015;29(2):138–139.

3. Ronconi V, Turchi F, Zennaro MC, Boscaro M, Giacchetti G. Progesterone increase counteracts aldosterone action in a pregnant woman with primary aldosteronism. *Clin Endocrinol (Oxf)*. 2011;74(2):278–279.

4. Albiger NM, Sartorato P, Mariniello B, et al. A case of primary aldosteronism in pregnancy: do LH and GNRH receptors have a potential role in regulating aldosterone secretion? *Eur J Endocrinol*. 2011;164(3):405–412.

5. Teo AE, Brown MJ. Pregnancy, primary aldosteronism, and somatic CTNNB1 mutations. *N Engl J Med*. 2016;374(15):1494.

6. Shah A. Ambiguous genitalia in a newborn with spironolactone exposure (abstract). *93rd Annual Meeting of the Endocrine Society*. 2011;4:227.

7. Riester A, Reincke M. Progress in primary aldosteronism: mineralocorticoid receptor antagonists and management of primary aldosteronism in pregnancy. *Eur J Endocrinol*. 2015;172(1):R23–R30.

8. Cabassi A, Rocco R, Berretta R, Regolisti G, Bacchi-Modena A. Eplerenone use in primary aldosteronism during pregnancy. *Hypertension*. 2012;59(2):e18–e19.